社会福祉士シリーズ

権利擁護と成年後見
民法総論

19

権利擁護と
成年後見制度

［第4版］

福祉臨床シリーズ編集委員会編

責任編集＝福田幸夫・森　長秀

弘文堂

はじめに

　「社会福祉士及び介護福祉士法」の改正により、社会福祉士の養成カリキュラムも2009（平成21）年度から大幅に見直されました。
　従来の「法学」に代わって新たに設けられた科目が、この「権利擁護と成年後見制度」です。
　従来、ソーシャルワーカーに求められる法学の知識は、日本国憲法の規定や従来からの民法の戸籍にかかわる結婚・離婚、養子縁組、相続等の規定、そして行政法のうち社会福祉の実施体制に関連する法規定、地方自治に関するもの等々の知識であり、それらに関する問題が国家試験でも出題されていました。
　ところが2000（平成12）年度に介護保険制度が施行され、高齢者福祉を中心としたサービス利用にあたって、行政措置からサービス利用契約への移行や民間事業者の福祉サービス事業への参入等が本格的に導入されました。そして、その前年から施行された地域福祉権利擁護事業（現・日常生活自立支援事業）と、介護保険制度と同時に施行された成年後見制度の規定は、判断能力の低下した福祉サービス利用者の権利擁護を具現化する制度として、おおいに注目されることとなりました。
　成年後見制度は、従来の財産管理を中心とした後見活動に加え、認知症高齢者、知的障害者、精神障害者といった判断能力が不十分な人たちの自己決定とサービス利用の選択、そしてサービス利用契約にかかわる本人の身上監護を重視するなど広い分野をカバーしており、その活動範囲は社会福祉士と多くが重なります。つまり、社会福祉士には成年後見人という新たな活躍の場が与えられることとなったのです。
　本科目の新設にあたり、社会福祉士が持つべき知識としてのサービス利用者の権利擁護の考え方と、それを具現化する成年後見制度について、社会福祉士養成カリキュラムに準拠した内容で編集されたものが本書です。
　「権利擁護と成年後見制度」は、まだ類書が少なく、前半は従来の法学から引き継いだ日本国憲法や民法、行政法、社会福祉関連法の規定が続きます。そして後半には成年後見制度、その他権利擁護に関連するさまざまな内容から構成されています。
　本書の最大の特徴は、法律分野の専門家がイニシアティブをとる類書に対し、ソーシャルワーカーである社会福祉士の養成に関連する書としての位置を再確認するとともに、成年後見制度と権利擁護に、実際にかかわる社会福祉士を執筆陣に加えていることです。特に第14章の「権利擁護活

動の実際」で取り上げている事例は、まさに社会福祉士が現在進行形で対処しているケースであり、従来のテキストにはないリアリティが感じられる内容だと思います。

また、成年後見制度の中心的内容となる第6章の「成年後見制度の概要①―法定後見制度―」は、社会福祉士とチームワークを組む成年後見制度の実務家としても著名な弁護士が、その実践にかける熱意を文章に込めた内容となっています。続く第7章の「成年後見制度の概要②―任意後見制度―」も、司法書士でありながら社会福祉士資格も有する著者が、わかりやすい制度解説を心がけています。

ジェネリックポイントやコラムについても、権利擁護や成年後見を実践している実務家ならではの視点に富む内容となっており、従来のテキストにはない本書の特徴となっています。

巻末の「国家試験対策用語集」は、社会福祉士国家試験受験対策に役立つ知識を整理できるよう、基本的事項を確認していただくための項目を厳選しています。

2016（平成28）年、「成年後見の事務の円滑化を図るための民法及び家事事件手続法の一部を改正する法律」および「成年後見制度の利用の促進に関する法律」が成立しました。これら新たな制度改正や、司法判断等の状況を踏まえて、第4版を刊行することになりました。

本書が、社会福祉士をめざす多くの方々に読まれ、そうした方々が権利擁護と成年後見制度に関する正しい知識を獲得し、将来社会福祉士として成年後見活動や福祉サービス利用者の権利擁護にかかわる実務に携わるための一助となれば幸いです。

2018年1月

責任編者を代表して
福田幸夫

社会福祉士シリーズ 第19巻 権利擁護と成年後見制度［第4版］

目次

はじめに ……………………………………………………………………………… iii

第1章　権利擁護と相談援助の意義 …………………………………………… 1

1. 権利擁護の必要性 ………………………………………………………………… 2
　　　　　A. 国連「世界人権宣言」と「世界人権規約」………………………………… 2
　　　　　B. 日本国憲法における福祉と権利 ………………………………………… 2
2. 福祉サービスの利用と契約 ……………………………………………………… 3
　　　　　A. 規制緩和と社会福祉基礎構造改革 ……………………………………… 3
　　　　　B. 介護保険制度と障害者福祉サービスの動向 …………………………… 4
3. 消費者被害と消費者保護 ………………………………………………………… 6
4. 自己破産・借家保証 ……………………………………………………………… 8
5. 行政処分と不服申立て …………………………………………………………… 9
　　　　　A. 行政処分 …………………………………………………………………… 9
　　　　　B. 不服申立て ………………………………………………………………… 9
　　（コラム）介護保険制度と成年後見制度の関連 ………………………………… 12

第2章　基本的人権と権利擁護 ……………………………………………… 13

1. 基本的人権の尊重 ……………………………………………………………… 14
　　　　　A. 日本国憲法と基本的人権 ………………………………………………… 14
　　　　　B. 公共の福祉と違憲審査基準 ……………………………………………… 15
　　　　　C. 人権規定の私人間効力 …………………………………………………… 15
2. 個別の基本的人権の内容 ……………………………………………………… 16
　　　　　A. 人権規定の分類 …………………………………………………………… 16
　　　　　B. 精神的自由①―内面的精神活動の自由 ………………………………… 16
　　　　　C. 精神的自由②―外面的精神活動の自由 ………………………………… 18
　　　　　D. 経済的自由 ………………………………………………………………… 19
　　　　　E. 人身の自由 ………………………………………………………………… 20
　　　　　F. 参政権 ……………………………………………………………………… 21
　　　　　G. 社会権 ……………………………………………………………………… 22
　　　　　H. 国務請求権 ………………………………………………………………… 23

    Ⅰ. 国民の義務 ………………………………………………23
3. 基本的人権と社会福祉 …………………………………………24
    A. 包括的基本権 ……………………………………………24
    B. 法の下の平等 ……………………………………………25
    C. 生存権 ……………………………………………………25
（コラム）基本的人権とは …………………………………………28

第3章　権利擁護と民法 …………………………………………29
1. 総則・物権 ………………………………………………………30
    A. 人の能力 …………………………………………………30
    B. 意思表示 …………………………………………………30
    C. 代理 ………………………………………………………31
    D. 時効 ………………………………………………………32
    E. 物権 ………………………………………………………33
2. 契約 ………………………………………………………………33
    A. 契約総論 …………………………………………………33
    B. 契約各論 …………………………………………………35
3. 不法行為 …………………………………………………………37
4. 親族 ………………………………………………………………39
    A. 親族関係とは ……………………………………………39
    B. 婚姻に関する法 …………………………………………41
    C. 親子に関する法 …………………………………………45
5. 相続 ………………………………………………………………50
    A. 相続法概説 ………………………………………………50
    B. 相続人─財産を承継するのはだれか─ ………………51
    C. 相続の効力 ………………………………………………53
    D. 相続の承認および放棄（民915条～940条）…………55
    E. 相続人の不存在（民951条～959条）…………………55
    F. 遺言 ………………………………………………………56
    G. 遺留分（民1028条～1044条）…………………………58
（コラム）離婚時年金分割 …………………………………………60

第4章　行政法と権利擁護 61

1. 行政のあり方と行政行為 62
- A. 行政の組織と機能 62
- B. 行政行為（処分） 63
- C. その他の行政活動 65

2. 行政救済制度 66
- A. 行政手続法 66
- B. 国家賠償法 68
- C. 行政不服審査法 70
- D. 行政事件訴訟法 73
- E. 情報公開法・個人情報保護法 77

コラム 社会保障法と民法の相違 79

第5章　社会福祉関連法と権利擁護 81

1. 社会福祉法 82
- A. 社会福祉法総則における規定 82
- B. 福祉サービスの適切な利用に関する規定 83

2. 児童虐待の防止等に関する法律 85
- A. 児童虐待の現状 85
- B. 児童虐待の定義と法規定 87

3. DV防止法 89
- A. DV防止法の概要 89
- B. 配偶者からの暴力防止対策 90

4. 高齢者虐待防止法および障害者虐待防止法 91
- A. 高齢者虐待防止法の規定 91
- B. 高齢者虐待への市町村による支援 92
- C. 障害者虐待防止法の創設 92

5. 成年後見制度に関連する法改正等 93
- A. 民法関連 93
- B. 成年後見制度の利用の促進に関する法律（成年後見制度利用促進法） 94

コラム 事理弁識能力について 96

第6章　成年後見制度の概要①―法定後見制度― ……………………………97

1. 成年後見制度の概要 ……………………………………………………………98
- A. 制度の意義 ……………………………………………………………98
- B. 制度創設の経緯 ………………………………………………………98
- C. 介護保険制度との関係 ………………………………………………99
- D. 成年後見制度の種類 …………………………………………………99

2. 法定後見3類型の概要 …………………………………………………………100
- A. 成年後見 ……………………………………………………………102
- B. 保佐 …………………………………………………………………105
- C. 補助 …………………………………………………………………109
- D. 本人の行為と相手方の取引の安全 …………………………………111
- E. 成年後見人等の資格と欠格事由 ……………………………………111

3. 成年被後見人、被保佐人、被補助人の行為能力および資格制限 …………112
- A. 行為能力の意義 ……………………………………………………112
- B. 制限行為能力者 ……………………………………………………112
- C. 成年被後見人、被保佐人、被補助人の行為能力 …………………112
- D. 成年被後見人、被保佐人、被補助人の身分行為 …………………113
- E. 成年被後見人、被保佐人、被補助人の資格制限 …………………113

4. 申立手続と鑑定 …………………………………………………………………114
- A. 関係者からの事情聴取、本人との面接・調査 ……………………114
- B. 家庭裁判所に対する手続の準備 ……………………………………114
- C. 申立後の家庭裁判所における手続 …………………………………123
- D. 後見開始等の審判の告知・通知 ……………………………………124
- E. 審判の確定と効力発生時期 …………………………………………124
- F. 嘱託による登記 ……………………………………………………124
- G. 審判前の保全処分 …………………………………………………124

5. 成年後見人、保佐人、補助人の職務 …………………………………………125
- A. 成年後見人の職務 …………………………………………………125
- B. 保佐人の職務 ………………………………………………………128
- C. 補助人の職務 ………………………………………………………128
- D. 成年後見人・保佐人・補助人の身上配慮義務・善管注意義務 ……129
- E. 成年後見人、保佐人、補助人の報酬 ………………………………129
- F. 成年後見人、保佐人、補助人の職務の終了 ………………………129
- G. 成年後見監督人、保佐監督人、補助監督人 ………………………130

6. 後見類型に利用される後見制度支援信託	130
7. 成年後見制度の各類型および財産管理等委任契約を利用する際の留意点	132
A. 各類型および財産管理等委任契約の長所・短所を理解しておく	132
B. どの類型・方法を利用すべきかを検討する際の着眼点	133
8. 親権と扶養	134
A. 親権	134
B. 扶養	136
（コラム）本人の「意思」を見つめるということ	143

第7章 成年後見制度の概要②―任意後見制度― ... 145

1. 任意後見制度の現状と特徴	146
A. 相談から任意後見契約締結へ至るまで	146
B. 任意後見制度の現状	147
C. 任意後見制度の特徴	147
2. 任意代理契約と任意後見契約の3類型	148
A. 見守りと財産管理等任意代理契約	148
B. 任意後見契約の3類型	148
3. 任意後見契約とは	149
A. 公正証書による契約	149
B. 契約の発効時期（任意後見4条）	150
C. 後見事務の範囲（代理権目録）	152
D. 複数後見に関して	156
4. 親なきあと問題	156
A. 任意後見契約による場合	157
B. 信託のスキームを活用する方法	157
5. 契約の終了事由	158
6. 契約の終了に伴う事務	159
（コラム）第26回（平成25年度）国家試験問題	162

第8章 日常生活自立支援事業（地域福祉権利擁護事業）の概要 ... 163

1. 事業内容と利用手続	164
A. 事業の概要	164
B. 利用のしくみ	165

2. 生活支援専門員と生活支援員の役割 ················167
A. 生活支援専門員の役割 ················167
B. 生活支援員の役割 ················167
3. 今後の課題 ················167
A. 援助内容について ················167
B. 運営上の課題について ················169

第9章　成年後見制度利用支援事業の概要 ················171
1. 支援事業の位置づけ ················172
A. 高齢者福祉分野の位置づけ ················172
B. 障害者福祉分野の位置づけ ················173
2. 支援事業の現状と課題 ················174
A. 成年後見制度利用支援事業のしくみ ················174
B. 事業の現状 ················174
C. 制度運用上の課題 ················175
コラム　権利擁護と費用負担 ················178

第10章　権利擁護に係るマンパワー ················179
1. 弁護士 ················180
2. 司法書士 ················181
3. 社会福祉士 ················181
4. その他の専門職（公証人・医師） ················183
A. 公証人 ················183
B. 医師 ················184
5. 市民後見人 ················185
コラム　後見活動における個人業務と兼業 ················188

第11章　権利擁護に係る組織 ················189
1. 家庭裁判所 ················190
A. 概要 ················190
B. 組織 ················190
C. 役割 ················190
2. 法務局 ················192
A. 概要 ················192

		B. 組織	192
		C. 役割	192
3.	市町村		193
		A. 概要	193
		B. 組織	194
		C. 役割	194
4.	行政関与の権利擁護センター		195
		A. 概要	195
		B. 組織	195
		C. 役割	196
5.	公証役場		196
		A. 概要	196
		B. 組織	196
		C. 役割	197
6.	消費生活センター		197
		A. 概要	197
		B. 組織	198
		C. 役割	198

コラム 消費者基本法が描く人間像 ……………………200

第12章　団体の役割と実際 ……………………201

1. 日本弁護士連合会、各都道府県弁護士会権利擁護セクション ……202
2. 日本司法書士連合会リーガルサポート ……203
3. 公益社団法人日本社会福祉士会権利擁護センター「ぱあとなあ」……204
   - A. 公益社団法人日本社会福祉士会について ……204
   - B. 権利擁護センター「ぱあとなあ」の活動 ……204
4. 社会福祉協議会、運営適正化委員会等 ……205
   - A. 社会福祉協議会の役割 ……205
   - B. 運営適正化委員会 ……205
   - C. 社会福祉協議会による後見活動 ……206
5. 市民後見人養成団体等 ……206
   - A. 高齢社会NGO連携協議会（新・高連協）……206
   - B. 地域における成年後見関連支援ネットワーク ……207

コラム 市民後見人養成の動向 ……………………208

第13章　権利擁護と相談援助活動 ……209

1. ソーシャルワークと利用者の権利擁護 ……210
A. ノーマライゼーションの実現に向けて ……210
B. 被後見人等への対応とソーシャルワーク理論 ……211

2. 権利擁護活動と危機介入アプローチ ……212
A. 危機介入理論 ……212
B. 成年後見活動と危機介入 ……213

3. ソーシャル・インクルージョンと権利擁護 ……214
A. ソーシャル・インクルージョン理論と権利擁護 ……214
B. 地域包括支援体制と権利擁護のあり方 ……214

コラム　成年後見人の倫理 ……218

第14章　権利擁護活動の実際 ……219

1. 法定後見事例1 ……220
事例　経済的虐待対応—地域包括支援センターの実践 ……220
A. 本人の状況 ……220
B. 支援経過 ……220
C. 考察 ……221

2. 法定後見事例2 ……222
事例　市町村長申立てを利用した高齢者支援の実際 ……222
A. 本人の状況 ……222
B. 支援経過 ……222
C. 考察 ……223

3. 法定後見事例3 ……224
事例　補助を利用した高齢者支援の実際 ……224
A. 本人の状況 ……224
B. 支援経過 ……224
C. 考察 ……225

4. 任意後見事例 ……226
事例　任意後見即効型を利用した高齢者支援の実際 ……226
A. 本人の状況 ……226
B. 支援経過 ……226
C. 考察 ……227

5. 消費者被害支援の事例 ……………………………………………………………228
- 事例 一人暮らし高齢者を消費者被害から守る対応の実際 ……………228
  - A. 本人の状況 ………………………………………………………228
  - B. 支援経過 …………………………………………………………228
  - C. 考察 ………………………………………………………………229

6. 経済的虐待事例 ……………………………………………………………………230
- 事例 本人申立てによる経済的虐待への対応の実際 ……………………230
  - A. 本人の状況 ………………………………………………………230
  - B. 支援経過 …………………………………………………………230
  - C. 考察 ………………………………………………………………231

7. アルコール等依存者への支援事例 ……………………………………………232
- 事例 アルコール依存症患者への生活支援の実際 ………………………232
  - A. 本人の状況 ………………………………………………………232
  - B. 支援経過 …………………………………………………………232
  - C. 考察 ………………………………………………………………233

8. 非行少年対応事例 …………………………………………………………………234
- 事例 非行少年の保護観察の実際 …………………………………………234
  - A. 本人の状況 ………………………………………………………234
  - B. 支援経過 …………………………………………………………234
  - C. 考察 ………………………………………………………………235

9. ホームレス対処事例 ………………………………………………………………236
- 事例 ホームレスへの生活支援の実際 ……………………………………236
  - A. 本人の状況 ………………………………………………………236
  - B. 支援経過 …………………………………………………………236
  - C. 考察 ………………………………………………………………237

10. 多問題重複ケースの事例 ………………………………………………………238
- 事例 多問題重複ケースへの虐待防止チームによる対応の実際 ………238
  - A. 本人の状況 ………………………………………………………238
  - B. 支援経過 …………………………………………………………238
  - C. 考察 ………………………………………………………………239

11. 障害児・者への支援事例1 ………………………………………………………240
- 事例 障害者が孤立したケースにおける対応の実際 ……………………240
  - A. 本人の状況 ………………………………………………………240
  - B. 支援経過 …………………………………………………………240
  - C. 考察 ………………………………………………………………241

| 12.障害児・者への支援事例2 | 242 |

事例　個人後見から法人後見への移行の実際 ……………………………242
　　　A. 本人の状況 ……………………………………………………242
　　　B. 支援経過 ………………………………………………………242
　　　C. 考察（課題） …………………………………………………243

第15章　権利擁護の動向 …………………………………………………245

1. 成年後見制度の動向と課題 ………………………………………………246
　　　A. 成年後見関連事件の概況 ……………………………………246
　　　B. 概況調査からみた成年後見制度の現状の特徴 ……………248

2. 権利擁護制度の将来展望 …………………………………………………249

コラム　社会福祉士による成年後見活動 ………………………………251

国家試験対策用語集 ……………………………………………………252

索引 …………………………………………………………………………267

権利擁護と成年後見制度 (30時間) 〈シラバスと本書との対応表〉

シラバスの内容　ねらい

- 相談援助活動と法（日本国憲法の基本原理、民法・行政法の理解を含む。）との関わりについて理解する。
- 相談援助活動において必要となる成年後見制度（後見人等の役割を含む。）について理解する。
- 成年後見制度の実際について理解する。
- 社会的排除や虐待などの権利侵害や認知症などの日常生活上の支援が必要な者に対する権利擁護活動の実際について理解する。

シラバスの内容 含まれるべき事項	想定される教育内容の例		本書との対応
①相談援助活動と法（日本国憲法の基本原理、民法・行政法の理解を含む。）との関わり	○相談援助活動において想定される法律問題	● 福祉サービスの利用と契約 ● 消費者被害と消費者保護 ● 自己破産 ● 借家保証 ● 行政処分と不服申立 ● その他	第1章
	○日本国憲法の基本原理の理解	● 基本的人権の尊重 ● その他	第2章
	○民法の理解	● 契約 ● 不法行為 ● 親族 ● 相続 ● その他	第3章
	○行政法の理解	● 行政行為 ● 行政事件手続 ● 情報公開 ● その他	第4章
②成年後見制度	○成年後見の概要	● 成年被後見人の行為能力 ● 成年後見人の役割 ● その他	第6章2A
	○保佐の概要	● 被保佐人の行為能力 ● 保佐人の役割 ● その他	第6章2B
	○補助の概要	● 補助人の役割 ● その他	第6章2C
	○任意後見		第7章
	○民法における親権や扶養の概要		第6章7
	○成年後見制度の最近の動向		第15章
③日常生活自立支援事業	○日常生活自立支援事業の概要	● 専門員の役割 ● 生活支援員の役割 ● 日常生活自立支援事業の最近の動向 ● その他	第8章
④成年後見制度利用支援事業	○成年後見制度利用支援事業の概要		第9章
⑤権利擁護に係る組織、団体の役割と実際	○家庭裁判所の役割		第11章1
	○法務局の役割		第11章2
	○市町村の役割（市町村申立）		第11章3
	○弁護士の役割		第10章1
	○司法書士の役割		第10章2
	○社会福祉士の活動の実際		第10章3
⑥権利擁護活動の実際	○認知症を有する者への支援の実際		第14章1、2、3
	○消費者被害を受けた者への対応の実際		第14章5
	○被虐待児・者（高齢者を含む。）への対応の実際		第14章6
	○アルコール等依存者への対応の実際		第14章7
	○非行少年への対応の実際		第14章8
	○ホームレスへの対応の実際		第14章9
	○多問題重複ケースへの対応の実際		第14章10
	○障害児・者への支援の実際		第14章11

注）この対応表は、厚生労働省が発表したシラバスの内容が、本書のどの章・節で扱われているかを示しています。
　全体にかかわる項目については、「本書との対応」欄には挙げていません。
　「想定される教育内容の例」で挙げられていない重要項目については、独自の視点で盛り込んであります。目次や索引でご確認ください。

略語表

法令名（五十音順）

NPO	特定非営利活動促進法
介保	介護保険法
家規	家事事件手続規則
家事	家事事件手続法
行審	行政不服審査法
行訴	行政事件訴訟法
行手	行政手続法
刑訴	刑事訴訟法
刑	刑法
憲	日本国憲法
後見登記	後見登記等に関する法律
国籍	国籍法
国年	国民年金法
国賠	国家賠償法
自賠	自動車損害賠償保障法
児福	児童福祉法
社福	社会福祉法
消契	消費者契約法
人訴	人事訴訟法
精神	精神保健及び精神障害者福祉に関する法律
生保	生活保護法
知障	知的障害者福祉法
DV防止	配偶者からの暴力の防止及び被害者の保護に関する法律
道交	道路交通法
任意後見	任意後見契約に関する法律
PL	製造物責任法
民訴	民事訴訟法
民	民法
老福	老人福祉法

判例

最大判	最高裁判所大法廷判決
最判	最高裁判所判決
地判	地方裁判所判決

判例集

民集	最高裁判所民事判例集
刑集	最高裁判所刑事判例集
下民集	下級裁判所民事裁判例集

第1章 権利擁護と相談援助の意義

1 社会福祉分野における権利擁護の意味を理解する。

2 福祉サービスにかかわる利用契約の仕方と
サービス利用者の権利擁護の必要性を理解する。

3 福祉サービス利用者の生活にかかわる
自己破産、借家保証制度など、
行政処分と不服申立制度について理解する。

1. 権利擁護の必要性

A. 国連「世界人権宣言」と「世界人権規約」

世界人権宣言

　1948（昭和23）年12月、第3回国際連合総会において採択された世界人権宣言では、その前文で「人類社会すべての構成員の固有の尊厳と平等で譲ることのできない権利とを承認することは、世界における自由、正義及び平和の基礎である」とし、「人権の無視及び軽侮が、人類の良心を踏みにじった野蛮行為をもたらし、言論及び信仰の自由が受けられ、恐怖及び欠乏のない世界の到来が、一般の人々の最高の願望として宣言された」ことを受けて、法の支配による人権の保護が肝要であるとしている。

経済的、社会的及び文化的権利に関する国際規約（国際人権A規約）

市民的及び政治的権利に関する国際規約（国際人権B規約）

　1966（昭和41）年12月、第21回国連総会では、経済的、社会的及び文化的権利に関する国際規約（国際人権A規約）と、市民的及び政治的権利に関する国際規約（国際人権B規約）が採択されている。

　A規約の1条では、「すべての人民は、自決の権利を有する。この権利に基づき、すべての人民は、その政治的地位を自由に決定し並びにその経済的、社会的及び文化的発展を自由に追求する」と規定している。B規約の17条では、「何人も、その私生活、家族、住居若しくは通信に対して恣意的に若しくは不法に干渉され又は名誉及び信用を不法に攻撃されない」としている。

　第2次世界大戦の反省から、人権問題への国際協調の必要性が重要視され、その後の経済発展に伴う国際間格差の問題が顕在化するのを踏まえて、人権に関する課題は、今も国際社会全体の大きな問題である。ちなみにわが国におけるこの2つの規約の発効は、13年後の1979（昭和54）年である。

B. 日本国憲法における福祉と権利

日本国憲法

国民主権

基本的人権の尊重

平和主義

国民の権利及び義務

公共の福祉

　1946（昭和21）年に制定された日本国憲法は、第2次世界大戦後の福祉国家建設のため、旧憲法に代わり国民主権、基本的人権の尊重、平和主義を掲げた。第3章の10条から40条までの規定は、「国民の権利及び義務」として、国民の各種の権利と義務について規定している。

　その中で、12条の自由および権利の保持責任、濫用の禁止、利用責任に関する条文とともに、13条の個人の尊重では、「公共の福祉」に反しな

い限りという制限を設けながらも、生命、自由および幸福追求に対する国民の権利について最大限の尊重をすることを明記している。有名な25条の国民の生存権と国の保障義務の規定は、「健康で文化的な最低限度の生活」を国民に保障するとともに、社会福祉、社会保障、公衆衛生の向上および増進に対する国の努力義務を規定している。

> 健康で文化的な最低限度の生活

第2次世界大戦後の経済発展に裏打ちされて、社会福祉を増進させてきたわが国も、1973（昭和48）年の第1次石油危機（オイルショック）を契機として、経済低成長時代の財政支出抑制や、「小さな政府」づくりをめざした行政改革による福祉の見直しを余儀なくされる。その中で、生活水準の向上や、人口の少子・高齢化を背景とした福祉ニーズの高度化・多様化により、福祉ミックス論に代表されるような民間企業による福祉分野への参入や、福祉サービスの供給体制の見直しが絶えず検討されていく。一方、福祉サービス利用者のニーズの分析とともに、適切なサービスに結びつくような援助のあり方の検討の中からも福祉サービス利用者の権利擁護に関する議論が行われるようになる。

> 小さな政府

特に、人格的な成長が未発達な児童や、判断能力に問題のある知的障害者や精神障害者、認知症高齢者などに関する権利擁護対策の具体的検討が急がれるようになったのは、次に述べる社会福祉基礎構造改革などの流れに大きく影響している。

2. 福祉サービスの利用と契約

A. 規制緩和と社会福祉基礎構造改革

1995（平成7）年、政府の経済計画である構造改革のための経済社会計画の中で、「利用者が保育所を選択するしくみを導入すること」が明記され、従来の市町村による保育所入所の措置決定から、あらかじめ「保護者による保育所申込み」を受けたのち、市町村がサービスを実施することとなり、規制緩和策として市町村や社会福祉法人以外の、NPO団体、株式会社、学校法人などにも保育所設置が認められた。

> 構造改革のための経済社会計画

1997（平成9）年、当時の厚生省社会・援護局長の私的諮問機関である社会福祉事業のあり方に関する検討会は、これからの社会福祉の方向性として、以下の4つの改革の方向性を示唆した。

> 社会福祉事業のあり方に関する検討会

①利用者とサービス供給者との対等な関係の確立
②地域における福祉・保健・医療サービスの連携体制の整備
③多様な提供主体による福祉サービスへの参入促進
④適正な競争を通じた良質なサービスの効率的な提供

社会福祉基礎構造改革　その翌年の1998（平成10）年には、中央社会福祉審議会社会福祉基礎構造改革分科会により「社会福祉基礎構造改革（中間まとめ）」がまとめられた。その中で、従来の行政機関の措置決定によるサービス利用から、サービス利用者とサービス提供者（事業者）との間の直接的なサービス利用契約に基づく福祉サービスの利用方法が提言された。

社会福祉の増進のための社会福祉事業法等の一部を改正する法律
社会福祉法　そして、2000（平成12）年、「社会福祉の増進のための社会福祉事業法等の一部を改正する法律」の施行により、従来の社会福祉事業法が「社会福祉法」と改められ、現行制度への礎となった。この法律により、福祉サービスの基本的理念や福祉サービスの提供の原則が規定されるとともに、福祉サービスの適切な利用について、福祉サービス利用者の権利擁護に関する規定が盛り込まれることとなった。

B. 介護保険制度と障害者福祉サービスの動向

［1］介護保険制度

介護保険制度　1997（平成9）年に制定された介護保険制度により、これまでの高齢者向けの介護サービスは大きな制度の転換が図られるようになった。

　2000（平成12）年4月の介護保険法施行前までは、ホームヘルパーやデイサービスセンターなどの在宅サービスの利用や特別養護老人ホームの入所には、サービスを利用する本人や家族が市町村への利用申請をし、それを受けて市町村が措置決定を行い、サービスを提供するというしくみであった。介護保険制度では、介護保険による利用の申請は市町村が受け付けるものの、市町村が要介護認定を行った後は、利用者と居宅サービス支援事業所の介護支援専門員（ケアマネジャー）に相談し、サービス利用計画（ケアプラン）を作成してもらい、それに基づき、個々のサービス事業者とサービス利用契約を結ぶしくみとなっている。

　サービスを提供する居宅サービス事業者も、従来の市町村や社会福祉法人に加え、民間企業などでも、一定の基準を満たし都道府県知事による認可を受けた事業所であれば介護保険によるサービス提供が可能となった。2006（平成18）年度から実施された地域密着型サービスについては、市町村ごとにサービスが整備され、市町村長も事業の許認可にかかわることになっている。

2011（平成23）年の制度見直しでは、医療と介護の連絡の強化、介護人材の確保とサービスの質の向上、高齢者の住まいの整備、認知症対策の推進、保険料の上昇の緩和が行われている。

［2］障害者自立支援法から障害者総合支援法へ

2003（平成15）年度から、身体障害者や知的障害者、障害児に関する福祉サービスの利用が、「措置制度」から「支援費制度」に移行することとなった。これは、サービス提供を希望する障害者が、都道府県知事の指定した指定事業者・施設に直接サービス利用を申込むとともに、市町村に対し支援費の支給申請を行うというものである。申請を受けた市町村は、障害の程度や生活環境、他のサービスの支給状況をもとに支給決定を行う。それに基づき、サービス利用者が事業所と利用契約を結ぶこととなった。

支援費制度

2005（平成17）年、障害者自立支援法が制定され、翌年度から施行に移された。この法律では、身体障害者福祉法、知的障害者福祉法、児童福祉法によって個々に規定されていた在宅サービス、施設サービスなどの障害者福祉サービスに、精神保健及び精神障害者の福祉に関する法律（精神保健福祉法）を加えた従来の4つの法律による障害者福祉サービスを統合し、介護保険制度と同様に、市町村による障害区分認定を受けて、サービスの利用契約を行うしくみとなった。サービス提供は、居宅（在宅）サービスや施設サービスといった供給形態による分類ではなく、市町村が行う自立支援給付として、介護給付、訓練等給付、市町村地域生活支援事業という3つのサービス内容による分類が行われた。また、障害者を対象とした公費負担医療制度も新たに自立支援医療として整理統合された。

障害者自立支援法

2012（平成24）年6月、「地域社会における共生の実現に向けて新たな障害保健福祉施策を講ずるための関係法律の整備に関する法律」が成立した。これを受けて、「障害者自立支援法」は、「障害者の日常生活及び社会生活を総合的に支援するための法律（障害者総合支援法）」と名称が改められることとなった。

障害者総合支援法

障害者総合支援法では、基本理念として、障害者の日常生活および社会生活の支援が共生社会の実現をめざすものとして、社会参加の機会の確保および地域社会における共生、社会的障壁の除去を推進することが加えられている。

障害者自立支援法で用いられていた「障害程度区分」については、障害の多様な特性その他の心身の状態に応じて必要とされる標準的な支援の度合いを総合的に示す「障害支援区分」に改められることになり、2014（平成26）年4月から実施されている。

具体的な障害者に対する支援については、以下の点が盛り込まれることとなった。
①重度訪問介護の対象拡大（重度の肢体不自由者等であって常時介護を必要とする障害者として厚生労働省令で定めるもの）
②共同生活介護（ケアホーム）の共同生活援助（グループホーム）への一元化
③地域移行支援の対象拡大（地域における生活に移行するための重点的な支援を必要とする者であって厚生労働省令で定めるものを加える）
④地域生活支援事業の追加（障害者に対する理解を深めるための研修や啓発を行う事業、意思疎通支援を行う者を養成する事業）
この法律は、一部を除き、2013（平成25）年度からの施行である。

[3] 障害者差別解消法の制定

2013（平成25）年「障害を理由とする差別の解消の推進に関する法律」（障害者差別解消法）が制定された。

これは、国連の障害者権利条約と関連した国内法整備の一環であり、障害を理由とする差別行為の禁止、社会的障壁の除去を怠ることによる権利侵害の防止、国による啓発、知識の普及のための取り組み等が規定されている。

3. 消費者被害と消費者保護

私的自治の原則
契約自由の原則

　私法の一般法である民法においては、私的自治の原則ないし契約自由の原則が基本である。契約は、法的に対等な立場である当事者間で、その理性的で合理的な判断に基づき形成された自由な意思の合意によって成り立ち、互いに相手方に対する権利と義務を持ち合う関係性が生じる。そうであるからこそ、「契約は守られなければならない」のであり、いったん結ばれた契約を解消するためには、当事者間の合意による（合意解除）か、

合意解除
約定解除
法定解除

当事者が予め解除権を留保しておいた場合（約定解除）か、債務不履行などの理由により法律上の解除権が発生した場合（法定解除）であることが必要となる。

　しかし、複雑かつ多様化した現代における取引社会では、たとえば売買契約の場合の「売主」と「買主」は、観念的には対等な契約主体であって

も、現実的にはそうではないケース、すなわち商品知識や情報量、セールストークや契約手腕の巧拙などにおいて明らかに非対等性を持つ場合がある。民法は、詐欺・強迫における意思表示の取消しや錯誤による意思表示の無効など、一定の場合に意思表示に修正を加える規定を置いているが、これらはあくまでも対等な当事者が理性的かつ合理的に判断し意思表示する場合を念頭に置いているので、上記のように当事者間に実質的対等性が維持されない場合には、十分に機能するとはいえない。

　このような状況を踏まえ、取引社会において買主（＝消費者）の権利を政策的に配慮し優遇することにより、契約において劣位に立たされがちな消費者の権利を擁護する仕組み、すなわち消費者保護法制が必要となる。

　たとえば、特定商取引法では、訪問販売や電話誘導販売などの商取引において、商品を購入した消費者に一定期間以内であれば理由を必要とせず無条件に契約を解除することを認める制度、いわゆる「クーリングオフ」を認めている（特定商取引法9条など）。これは、相手方に債務不履行がなければ解除できないという一般原則に対する重要な例外である。なお、通信販売については、その取引の性質上、クーリングオフは採用されておらず、類似の制度が認められている。

　また、消費者契約法は、消費者と事業者の情報の質量や交渉力の格差に鑑み、事業者が契約の締結について勧誘をするに際し、重要事項について事実と異なることを告げたり、消費者に不利益となる重要な事実を告げなかった場合には、契約の申込みの取消しを認めている（消契4条）。このほか消費者の契約能力における劣位をカバーする法制には、割賦販売法、無限連鎖講防止法（ねずみ講防止法）、金融商品販売法などがある。また、製造物責任法（PL法）も、商品（製造物）の欠陥についての立証責任を消費者から製造業者側に転換している点において、消費者保護法制の1つということができる。

　社会福祉士および精神保健福祉士は、そのかかわる利用者や対象者が意思能力（判断能力）に問題のある認知症高齢者・精神障害者・知的障害者である場合はもちろんのこと、そうでない場合であっても、取引社会において消費者被害を受けることのないよう、または被害を受けた場合に適切なアドバイスと対処ができるよう、一連の消費者保護法制について理解を深めておくことが必要である。

特定商取引法
訪問販売、通信販売、電話勧誘販売、連鎖販売取引、特定継続的役務提供、業務提供誘因販売取引について定めている。

**（クーリングオフ→）
通信販売における契約の申込みの撤回**
商品の引渡し等を受けた日から8日以内は契約の申込みの撤回が行えるものの、当該販売業者が特約によってこれを変更ないし排除することができる。また、すでに引渡された商品の返還費用は購入者の負担とする（特定商取引法15条の2）。

消費者契約法

4. 自己破産・借家保証

意思能力（判断能力）に問題のある認知症高齢者・精神障害者・知的障害者などは、その判断能力のゆえに、またそれに狡猾につけ込まれることにより、消費者保護法制や成年後見制度の活用でもカバーしきれない債務を抱えたり、財産的損害を受ける可能性が高い。たとえば、消費者金融業者さらには違法業者（いわゆるヤミ金）から高金利の貸付けを受け、自己の経済力（返済能力）をはるかに超えた借金（元本および利息）の返済を迫られるケースや、自らは到底肩代わりすることのできない債務の連帯保証人になってしまうケースなどである。

このような場合、社会福祉士・精神保健福祉士としては、法的に債務の縮減もしくは消滅を図る手段、すなわち任意整理や自己破産など債務者更生のための制度の活用を考えなければならない。ただし、任意整理は貸付け業者（債権者）との債務縮減のための交渉を要する。また自己破産は裁判所に委ねる正規の債務処理手続であるため、破産管財人を必要とすることも含め、申立てから免責決定を得るまでには相当の期間と法的知識を有する。したがって、いずれの場合も福祉専門職の領域とする職務とはいえないので、弁護士や司法書士といった法律職への橋渡しを行うことが大切である。

一方、意思能力（判断能力）に問題のある認知症高齢者・精神障害者・知的障害者などが、アパートやマンションの賃貸借契約を締結する場合や、金融機関から金銭の融資を受ける場合（金銭消費貸借契約）には、その返済を確実にするための人的担保、すなわち保証人を求められることが一般的である。身寄りのない対象者などの場合に、社会福祉士・精神保健福祉士がこうした保証人となることが適切であるかどうかは、個々の事案にもよるが、なかなか難しい問題である。保証人となることの契約（保証契約）は、主債務者とではなく、債権者と保証人との間で結ばれる契約である。しかも取引社会においては、上記のような賃貸借契約や金銭消費貸借契約における保証人は、債務者とまったく同一の債務を連帯して負う連帯保証人であることが通常である。連帯保証人は、債務者が債務を弁済できない場合にまったく同一の債務を負担するばかりか、いわゆる催告の抗弁権や検索の抗弁権を持たないことを特徴とする、非常に重い義務である。もちろん、保証人が弁済した場合には、債務者に対して求償権を行使する

消費者金融業者

任意整理
自己破産

保証人

連帯保証人

催告の抗弁権
債権者が保証人に債務の履行を求めた場合、まず主たる債務者に履行を催告せよと抗弁する権利。

検索の抗弁権
債権者が保証人に債務の履行を求めた場合、まず主たる債務者の財産について執行せよと抗弁する権利。

求償権

ことができるが、多くの場合は債務者に資力がない場合であろうから、その場合は保証人自身が経済的破綻に追い込まれる可能性もないとはいえないのである。社会福祉士・精神保健福祉士が経済的側面でのサポートを求められた場合には、このような法律上の義務についても十分に理解し考慮した上で、援助活動を展開する必要がある。

5. 行政処分と不服申立て

A. 行政処分

　さまざまな行政活動のうち、法令の根拠に基づく一方的な（＝同意を前提としない）決定により、特定の国民に対して、権利の設定や給付を行い、またはその権利を制限・剥奪するものを行政処分という。講学上の行政行為と同義である。社会福祉領域でいえば、生活保護や各種福祉手当の支給決定や減額決定、社会福祉士免許・精神保健福祉士免許の付与、介護保険料の徴収、精神保健福祉法による措置入院、身体障害者手帳の交付および返還命令、児童福祉法に基づく就学免除、社会福祉法人の設立認可および解散命令などがこれにあたる。より一般的にも、免許の付与と取消し、道路占有許可、住民税の課税、国民年金額の裁定、各種の営業許可など多種多様である。したがって、上記の要件に該当しない行政立法（例：条例の制定）、行政指導（例：建築指導要綱）、行政計画（例：市町村介護保険事業計画）、行政契約（例：販売委託契約）などは、処分ではない。

行政処分

B. 不服申立て

　行政活動の結果、国民が権利を侵害された場合の法制度、すなわち事後的な救済法制としては、国家補償や行政争訟制度がある。まず、国家補償には、違法な行政作用を原因とする損害賠償である「国家賠償」と、適法な行政作用の結果被った私有財産の損害に対して補償を行う「損失補償」がある。障害者手当の申請書を受理した福祉事務所職員がこれを過失により紛失した結果、手当が受給できなかった場合に市が賠償義務を負うことや、都道府県の管理する公共施設の利用者が、屋内設備の老朽化により転倒骨折した場合に都道府県が賠償義務を負うのは、国家賠償法の規定によ

国家補償

行政争訟制度

ってである。また、市立病院や県営住宅の建設のために自らの所有地の提供ないし立退きを余儀なくされる国民に対して、税金からその経済的損失を補償することを損失補償という。

一方、行政処分には公定力や不可争力といった一般的効力があるため、たとえば生活保護費の減額決定や国民健康保険税の課税処分が誤った内容のものであったとしても、一定期間内に何らの申立てをすることなくこれをそのまま見過ごせば、正当な処分として確定し、義務の不履行には制裁が科されることになる。このような違法または不当な行政処分について、その取消し・撤回や是正を求める制度は、行政不服審査法に基づく不服申立制度と、行政事件訴訟法に基づく行政事件訴訟制度があり、両者をあわせて行政争訟制度と呼んでいる。

このうち、より正式かつ終局的な判断を求める手段は行政訴訟である。行政訴訟は、違法な行政処分の取消しや変更を司法機関である裁判所に対して訴訟提起という形で求めるものであり、「判決」という形で法律判断が示される。行政訴訟は、民事訴訟や刑事訴訟と同じく三審制が保障され、請求を認容する判決が確定すれば、行政処分を直接に(つまり処分庁に命じるのではなく)失効ないし変更させる効力を有する。

これに対し、行政機関に対して行政処分の違法性または不当性を申立て、その是正を求める、いわば行政による自己検証装置ともいうべき制度が行政不服審査法に基づく行政不服審査制度である。申立ての方法には、「審査請求」、審査請求に対して示された裁決に不服がある場合に行われる「再審査請求」の2種類がある。介護保険給付に関する処分について介護保険審査会に、あるいは(福祉事務所長による)生活保護処分に対して不服がある場合に都道府県知事に審査請求を行うこと、またその裁決に不服がある場合に厚生労働大臣に再審査請求を行うことなどがその例である。なお、再審査請求は法律で認められている場合に限り申立てができる制度であり、たとえば国民年金制度には社会保険審査官への審査請求、社会保険審査会への再審査請求というルートが開かれている(＝二審制)のに対して、介護保険制度では介護保険審査会への審査請求以外の仕組みが存在しない(＝一審制)ため、この場合さらに争うとすれば行政訴訟を提起することになる。

行政不服申立てと行政訴訟の関係については、自由選択主義を原則としている(行訴8条1項本文)。これは、基本的人権の1つとして裁判を受ける権利が保障されていることからも当然の帰結であるが、例外として不服申立前置主義(審査請求前置主義)の規定が個別法に存在する場合にはそれに従うことを定めている(同項但書)。その典型例は生活保護法69条

である。したがって、たとえば朝日訴訟において、原告は岡山県知事に対する審査請求を経ることなく直ちに行政訴訟を提起することができたのかというと、それは制度上許されなかったということになる。

ところで、社会保障や社会福祉領域の法制には、この不服申立前置主義の規定が数多くあり、あたかも原則と例外が逆転しているかのような観を受ける。それは、行政不服申立ての制度的長所である「簡易（本人による申立てが容易）」「迅速（早期に判断が得られる）」「低廉（申立費用が不要）」という点が、福祉サービスの受給者・利用者・対象者にとっては一般的には極めて重要かつ有益なものであることから、正式の訴訟に展開する前にまず行政に対する不服申立制度の利用をいわば政策的に誘導しているということができよう。

いずれの場合も、社会福祉士や精神保健福祉士として実務に携わる中で、行政の何らかのアクションにより、利用者などが不利益を受け、または受けようとしている場合、または違法な権利侵害や経済的損失を受けた場合に、適切かつ有効な救済手段に通じており、適切な段階でその手段を講じることにより利用者などの権利利益の擁護を図ることは、極めて重要である。

朝日訴訟
➡ p.26

ジェネリックポイント

わが国の成年後見制度の理念を教えてください。

2000（平成12）年度から改正された民法により施行された成年後見制度は、従来の禁治産・準禁治産制度にはなかった、高齢社会への対応や、知的障害者、精神障害者などの権利擁護の充実が盛り込まれています。具体的には、自己決定の尊重や本人の残存能力の活用、福祉理念として定着しつつあるノーマライゼーションの考え方と、本人の保護を調和させることを目的とした制度になっています。この制度は、利用する各個人の状況に応じた柔軟性のある弾力的な制度を考慮したものとなっています。

| 理解を深めるための参考文献

- 赤沼康弘・横地利博『改正成年後見制度のすべて』日本法令,1999.
  現行成年後見制度創設の背景と新しい理念の解説から、成年後見制度の概要、関連する法制度改正まで網羅した、ボリュームのある入門書である。
- 小林昭彦・大鷹一郎編『わかりやすい新成年後見制度(新版)』有斐閣,2000.
  民法改正による成年後見制度創設の立案作業にかかわった筆者による成年後見制度の解説書で、項目別のQ&A方式によるわかりやすい説明がなされている。
- 粂智仁『成年後見人をたてないとダメといわれたら読む本』セルバ出版,2011.
  行政書士の著者が、成年後見が必要な一般的な事例を通じて、制度の概要と利用手続の仕方をわかりやすく解説した入門書。

 介護保険制度と成年後見制度の関連

　2000(平成12)年度より、介護保険制度と成年後見制度が開始されている。

　この2つの制度開始が同じタイミングだったことはけっして偶然ではない。

　介護保険制度は、主に高齢者向けの介護サービスについて、行政への申込みにより行政の措置決定によって行われていた高齢者向けサービス提供のしくみを根本的に改め、行政の役割は要介護認定などで、基本的にはサービス利用者本人とサービス事業者の間で結ばれるサービス利用契約によるものになった。

　ここで問題となったのは、一人暮らしの高齢者などが、正常な判断能力を前提とした契約締結ができるかどうかである。同居家族がいる場合はまだしも、判断能力の低下した利用者の権利擁護のためには、本人の意思を尊重しつつ、本人の利益を代弁すべき第三者によるサポートが必要不可欠となったのである。このように、従来の民法上の禁治産・準禁治産制度では限界のあった民法上の判断能力に問題のある人びとへの支援と権利擁護の具体化は、介護保険制度の導入とも深く関連している。

第2章 基本的人権と権利擁護

1 基本的人権は、人間として必ず保障されるべきものである。日本国憲法の基本原理の1つである基本的人権について、その享有主体や「公共の福祉」による限界など、総論的な事項を学ぶ。

2 日本国憲法には、どのような基本的人権が定められているのだろうか。それらの人権を自由権、参政権、社会権などに分類した上で個々の内容について基本的な知識を習得する。

3 社会福祉に特に深くかかわる幸福追求権、法の下の平等、生存権などについて、権利擁護の観点を踏まえて理解を深める。

1. 基本的人権の尊重

A. 日本国憲法と基本的人権

[1] 日本国憲法の基本原理

憲法は、国家の基本法として、一般に、統治体制や国民の権利・義務などを定めるものである。日本国憲法は、①国民主権、②平和主義、③基本的人権の保障、の3つを基本原理としている。

そのうち、③基本的人権は、人間の尊厳性（「すべて国民は、個人として尊重される」憲13条）に由来する人間固有の権利である。憲法前文においても謳われており（「自由のもたらす恵沢」の確保）、「人類普遍の原理」であることが示された上で、憲法11条が、人権の固有性・不可侵性・普遍性を説いている（また憲97条）。

[2] 人権享有主体

憲法11条は、「国民は、すべての基本的人権の享有を妨げられない」として、人権享有主体を国民（日本国籍を持つ者）に限定するような外観をとるが、具体的にいかなる者が人権を享有するかは、個別の検討を要する。

(1) 外国人

外国人にも一定の憲法上の権利が保障される。「すべて国民は」・「何人も」という規定の文言の違いを根拠にする「文言説」もあるが、通説・判例は、権利の性質上適用可能な人権規定はすべて及ぶと解する「性質説」をとる（マクリーン事件・最大判昭53・10・4民集32巻7号1223頁）。具体的には、国民主権の観点から、選挙権・被選挙権は基本的に外国人には及ばない。とりわけ国政レベルの選挙権・被選挙権については保障の余地はない。入国・在留の権利も保障されず、入国拒否は国の裁量に委ねられる。社会権についても、各人の所属する国によって保障されるべき権利である。もっとも、外国人に対して原理的に認められないものではなく、事実、国際人権規約、難民条約の批准に伴い、社会保障関係法令の国籍要件は、原則として撤廃されている。国民を対象とする生活保護法においても、実務の上では、永住者・定住者等の一定の外国人に対して国民に準じた保護が行われている。

文言説・性質説

マクリーン事件
アメリカ国籍を有する者が在留期間更新の申請をしたところ、在留中の政治活動を理由に更新が拒否されたため、当該処分の取消しを求めて提訴した事件。最高裁は、基本的人権の保障は、権利の性質上日本国民のみを対象としていると解されるものを除いて、日本に滞在する外国人にも等しく及び、政治活動の自由についても、相当でないと解されるものを除き、保障が及ぶと述べた。もっとも、本件では、当該更新拒否に法務大臣の裁量権の著しい逸脱・濫用はなかったものと判示された。

難民条約
「難民の地位に関する条約」。日本は1981（昭和56）年に批准。

(2) 法人

本来の人権享有主体は自然人であるが、法人も人権享有主体と解されており、判例・学説ともに「性質説」をとる（八幡製鉄事件・最大判昭45・6・24民集24巻6号625頁）。具体的には、選挙権・被選挙権、生存権、一定の人身の自由などは、自然人固有の権利であるとされるが、その他の人権規定は、原則として、法人にも適用がある。

(3) 未成年者

未成年者も人権享有主体であるが、成人に比べ判断力が未熟であることなどを根拠に、選挙権に制限がある。他方で、学習権の保障（憲26条1項）、児童の酷使の禁止（憲27条3項）などが規定されており、また、個々の法律や条例においても、権利制限・保護の両方が図られている。

B. 公共の福祉と違憲審査基準

人権保障は無制限なものではない。日本国憲法は人権規定の総則的な位置に、人権相互間に生じる矛盾・衝突を調整する衡平の原理、すなわち「公共の福祉」による制約を定めており（憲12条・13条）、経済的自由については特に重ねて規定している（憲22条・29条）。

今日の違憲審査は、具体的事例において対立する諸利益を比較衡量する中で、この抽象的ともいえる「公共の福祉」の内容を具体的に明らかにして判断する（比較衡量論）。また、「公共の福祉」を具体的違憲審査基準として準則化する「二重の基準論」も、一部の裁判例でとり入れられている。同理論は、民主政治が健全に機能するための前提条件である精神的自由は経済的自由に比べて優越的な地位を占めるとして、その規制立法の合憲性についてはより厳格な基準で審査を行うとするものである。もっとも、内心の自由は「公共の福祉」によっても制約されることはないので、主として表現の自由がその対象となる。

C. 人権規定の私人間効力

憲法の人権規定は、本来は国家と個人の間のルールであるが、企業、報道機関などの私的団体のもつ「社会的権力」による人権侵害に対しても、かかる人権規定の適用が要請される。もっとも、規定の趣旨・目的・法文から、もともと私人間に直接適用されうる人権規定（憲15条4項・18条・28条など）もある。

それ以外の規定については、私人間の直接的効力を認める「直接適用

自然人
法人に対する語で、権利義務の主体となる個人。

八幡製鉄事件
八幡製鉄の代表取締役が会社の名前で政治献金をした行為に対し、株主が損害賠償を求め提訴した事件。最高裁は、判決の中で、会社には自然人である国民と同様に政治的行為をする自由がある旨を述べた。

公共の福祉
社会一般の幸福のこと。

比較衡量論
人権を制限することによって得られる利益と、人権の制限によって失われる利益とを比較衡量し、前者の価値が高いと判断される場合には当該人権制限を合憲とする理論。

二重の基準論

直接適用説

説」をとると、私的自治の原則が広く害されるおそれがあり妥当ではないため、通説・判例は、「間接適用説」に立ち、民法90条の公序良俗などの一般条項を介して、間接的に、人権保障の趣旨を私人間に及ぼそうとする。就職面接時の学生運動歴秘匿を理由とした試用期間後の本採用拒否につき憲法14条および19条違反が争われた三菱樹脂事件で、最高裁（最大判昭48・12・12民集27巻11号1536頁）は、間接適用説に立ちつつ、企業は憲法22条、29条に基づいて採用の自由を有しており、特定の思想・信条を有する者の雇入れを拒んでも当然に違法とはならないと判示した。

間接適用説

三菱樹脂事件

2. 個別の基本的人権の内容

A. 人権規定の分類

人権規定の分類は下表の通りである。社会福祉に特にかかわる人権総則（憲13条・14条）および生存権（憲25条）は、次節で取り上げることにし、ここでは、それらを除く人権規定についてみていきたい。

人権規定の分類

①人権総則（法秩序の基本原則）…包括的基本権、法の下の平等
②自由権「国家からの自由」…国家権力の個人の領域への介入の排除を保障する権利。自由権的基本権ともいう。
　ア．精神的自由権
　　　内面的精神活動の自由（思想・良心の自由、信仰の自由、学問研究の自由）
　　　外面的精神活動の自由（表現の自由、宗教的行為の自由、研究発表の自由）
　イ．経済的自由権
　ウ．人身（身体）の自由
③参政権「国家への自由」…自由権を確保するため国民が国政に参加する権利。
④社会権「国家による自由」…社会的・経済的弱者が「人間に値する生活」を営むことができるよう国家の積極的な配慮を求めることのできる権利。社会権（生存権）的基本権ともいう。
⑤国務請求権（受益権）…基本権を確保するための基本権。

B. 精神的自由①――内面的精神活動の自由

[1] 思想・良心の自由

内心の自由は絶対的に保障される。思想・良心の自由（憲19条）がその典型であり、いかなる主義・主張を持とうとも、内心に留まる限りは絶

対的に自由であり、国家権力はそれに不利益を課したり、特定の思想を抱くことを禁止したりすることはできない。また、自己の思想・良心の「沈黙の自由」も保障され、国家権力による思想や所属政党などの表明の強制は認められない。

[2] 信教の自由、政教分離

「信教の自由」（憲20条1項前段）には、①信仰の自由、②宗教的行為の自由が含まれる。①は信仰しないという消極的自由も含む。①は内心における自由であり、国家権力は個人に対して信仰の告白を強制できない（信仰告白の自由）。②は宗教上の儀式・行事や布教を行う自由であり、消極的自由も含む。さらに宗教的行為への参加を強制されない自由も含み、それは同条2項で重ねて強調されている。②は、内心に留まる①とは異なり、必要最小限度の手段による制約に服する。なお、結社の自由（憲21条）のうち宗教的な結社は、信教の自由としても保障される。

国から特権を受ける宗教は禁止され（憲20条1項後段）、国家の宗教的中立性が明示されている（同条3項）。「国家」には、国・地方公共団体、それらの機関、公人も含まれる。憲法89条は「宗教上の組織若しくは団体」への公の財産の支出等を禁止し、政教分離を財政面から裏付けている。なお、憲法20条3項で禁止される「宗教的活動」は、従来から目的・効果基準によって判断されている。また、近年では、政教分離原則違反の判断に際して、目的・効果基準に言及せず「総合的判断」によって行われた例もある。

[3] 学問の自由

学問の自由（憲23条）には、①学問研究の自由、②研究発表の自由、③教授（教育）の自由が含まれる。中心となるのは真理の発見・探求を目的とする①であり、思想の自由の一部を構成する。他方、②は表現の自由の一部を構成する。②の一部でもある③は、基本的には大学を対象とする。③は下級教育機関においても認められるが、教育の機会均等と全国的な教育水準を確保するため、教育内容・方法につき一定の規制は許容される。なお、学問研究の自主性の要請から、大学の自治（教授等の人事の自治、施設・学生等の学内秩序の自治など）も保障される。

信仰の自由

宗教的行為の自由

目的・効果基準
神式地鎮祭への公金支出が問題になった津地鎮祭事件で、最高裁（最大判昭52・7・13民集31巻4号533頁）は、政教分離原則を緩やかに解し、宗教的活動は「行為の目的が宗教的意義をもち、その効果が宗教に対する援助、助長、促進又は圧迫、干渉等になるような行為」に限られると示した上で（目的・効果基準）、神式地鎮祭は世俗的なもので宗教的行事に当たらないと判断した。他方、目的・効果基準によって、公金支出による玉串料奉納を違憲と判断した例もある（愛媛玉串料訴訟・最大判平9・4・2民集51巻4号1673頁）。これに対し、市所有の土地を神社施設に無償で利用提供した行為が問題となった空知太神社事件では、最高裁（最大判平22・1・20民集64巻1号1頁）は、目的・効果基準に言及せず、諸般の事情を考慮し「総合的に判断」して、公の財産の利用提供（憲89条）、特権の付与（憲20条1項後段）にあたると判示した。

C. 精神的自由②——外面的精神活動の自由

[1] 表現の自由と知る権利

表現の自由（憲21条1項）は、個人の人格の形成・発展や政治参加に不可欠のものである。また、情報の送り手であるマス・メディアと情報の受け手の分離が顕著な今日、情報を求め受ける自由という側面においては「知る権利」としても保障される。知る権利は、政府に対する情報公開請求権の性格も有する（ただし、具体的請求権となるには情報公開条例、情報公開法など法令の根拠が必要）。

知る権利と関連してマス・メディアに対する「アクセス権」も主張されるが、私企業であるマス・メディア対する当該権利を本条から直接導き出すことは難しい。本来事実を述べ伝えるだけの「報道の自由」は、受け手の知る権利に奉仕することから表現の自由の1つとして保障されるが、取材の自由・取材源秘匿の自由をも含むか否か、判例の立場は明確ではない。

[2] 表現の自由の限界

表現の自由の規制立法には、比較的厳格な違憲審査基準が適用される。
①表現の自由を萎縮させないためには、第1に、表現の事前抑制およびその典型例である検閲は禁止される（憲21条2項前段）。なお、税関検査（書籍など）や教科書検定は、検閲に当たらないと解されている。第2に、規制立法の明確性も必要となる（明確性の基準）。
②表現内容の規制については、「性表現」・「名誉毀損的表現」を例にとると、その表現の価値と刑事上の罪（わいせつ物頒布罪（刑175条）・名誉毀損罪（刑230条。なお刑230条の2参照））の保護法益とを衡量しながら、わいせつ・名誉毀損概念を厳密に絞って定義づけることで、規制が最小限にとどめられる（定義づけ衡量論）。なお、有名な「明白かつ現在の危険」の基準は、適用可能な分野が限られ（犯罪行為や違法行為の煽動を処罰する各種法律など）、最高裁判例ではまだ採用されていない。
③表現の時・所・方法の規制は、合理的で必要やむを得ない程度に留まるもののみが許容される（「合理的関連性」の基準）。

[3] 集会・結社の自由、通信の秘密

集団ないし団体としての思想表明を伴う集会・結社の自由も、広義の表現の自由として保障される（憲21条1項）。集会の自由は、集団行動（集団行進・デモ行進）による表現の自由も含み、必要最小限度の規制を受け

（表現の自由→）
思想の自由市場
社会で各個人が自由に意見表明を行い相互に競争しあうことで真理に到達できるという考え方。表現の自由を支える根拠の1つ。

知る権利

取材の自由
裁判所がテレビ放送会社に対し、学生と機動隊員の衝突の模様を撮影したテレビフィルムを証拠として提出する旨を命令したことが、報道の自由を侵害するか否か争われた博多駅（テレビフィルム提出命令）事件において、最高裁（最大決昭44・11・26刑集23巻11号1490頁）は、「報道のための取材の自由も、憲法21条の精神に照らし、十分尊重に値いする」と述べるにとどまった。

取材源秘匿の自由
上記の取材の自由のもつ意義に照らし、取材源の秘密についても、「取材の自由を確保するために必要なものとして、重要な社会的価値を有する」とされている（嘱託証人尋問証言拒否（NHK記者）事件・最3小決平18・10・3民集60巻8号2647頁参照）。

検閲の禁止

明白かつ現在の危険
clear and present danger
表現の自由の規制立法の合憲性判断基準として発展してきたアメリカの判例理論。ある表現行為により重大な害悪が発生する蓋然性が明白であり、かつ、その発生が時間的にも切迫しており、当該規制手段がその発生の防止に必要不可欠である場合にのみ、表現行為の制限が許されるとする。

る（公安条例、道路交通法等の集団行動規制など）。結社の自由は、他の条文でも重ねて保障されている場合もある（宗教団体につき憲20条、労働組合につき憲28条）。結社の自由は、団体の結成・加入・団体活動を行う自由だけでなく消極的自由なども含み、やはり一定の内在的制約に服する。

通信の秘密の保障（憲21条2項後段）は、通信に関するすべての事項に及ぶが、刑事訴訟法による郵便物押収、関税法による郵便物差押え、在監者の信書検閲など一定の制限も受ける。

通信の秘密

[4] 婚姻の自由

憲法24条は、婚姻の自由（同条1項前段）とともに、家庭生活における夫婦の同権（同項後段）と両性の本質的平等（同条2項）の原則を確立している。家族関係に関する具体的事項については、民法に規定がある。

D. 経済的自由

[1] 居住・移転の自由

経済的自由権は、18世紀末の近代憲法では、市民が自由に経済活動を行いうるための不可侵の人権として厚く保護されたが、20世紀以降の社会福祉国家では、むしろ社会的に拘束を負うものとして、内在的制約のほか（自由国家的公共の福祉）、社会的公平と調和の見地から政策的規制に服する（社会国家的公共の福祉）。

居住・移転の自由（憲22条1項）は、人身の自由と密接に関連する。旅行の自由も含まれるが、海外渡航（旅行）の自由は、外国への移住（同条2項）に類似するものとして保障される。なお、国籍離脱の自由（同項）は無国籍になる自由まで含むものではない（国籍11条参照）。

[2] 職業選択の自由とその規制

職業選択の自由（憲22条1項）は、自己の選択した職業を遂行する自由も含む。職業については、その社会的相互関連性や政策的配慮から「公共の福祉」に適合するよう積極的な規制が必要とされる。規制の目的に応じて、国民の生命・健康に対する危険を防止・除去するための「消極目的規制」と、福祉国家の理念に基づき社会的・経済的弱者を保護するための「積極目的規制」に区別されうる（目的二分論）。前者には、規制の必要性・合理性、およびより緩やかな規制手段の有無を審査する「厳格な合理性」の基準が用いられる（薬局開設の適正配置規制を違憲とした薬局距離制限事件・最大判昭50・4・30民集29巻4号572頁）。後者には、規制措

目的二分論

「厳格な合理性」の基準

置の著しい不合理が明白である場合に限って違憲とする「明白の原則」が用いられる（小売市場開設許可制を合憲とした小売市場距離制限事件・最大判昭47・11・22刑集26巻9号586頁）。なかには、公衆浴場の距離制限のように、事情の変化によって、消極目的規制から積極目的規制と解されるようになったものもある。

明白の原則

[3] 財産権の保障

個人の経済活動の自由
私有財産の保障

「財産権」の不可侵（憲29条1項）は、個人の経済活動の自由と私有財産の保障の2つの面を有し、「公共の福祉」に適合するよう法律による一般的な制約を受ける（同条2項）。

[4] 損失補償

憲法29条3項は、私有財産を「正当な補償」の下で「公共のために」収用・制限しうると定め、適法な公権力行使による損失補償制度を設けている。補償請求は、通常、関係法規の具体的規定に基づいて行うが、かかる規定を欠く場合でもこの規定を直接の根拠にしうると解されている（最大判昭43・11・27刑集22巻12号1402頁）。「正当な補償」に関しては、市価価格を基準とする「完全補償説」と、それ以下でもよいとする「相当補償説」（初期の例として、農地買収価格に関する最大判昭28・12・23民集7巻13号1523頁）がある。

完全補償説
相当補償説

E. 人身の自由

[1] 不当な身体的拘束の禁止

前近代社会では、しばしば国家権力による恣意的な逮捕・監禁・拷問、刑罰権の行使がなされたため、近代憲法は一般に自由権の前提をなす「人身の自由」を保障する。

憲法18条は私人間にも直接効力をもつ。自由な人格を無視する身体の拘束状態を意味する「奴隷的拘束」は、絶対に禁止される（戦前の鉱山労働者の監獄部屋、人身売買による拘束など。なお労働基準法5条〔強制労働の禁止〕、刑法220条〔逮捕監禁罪〕など参照）。犯罪処罰の場合を除き「意に反する苦役」（強制労役）も禁止されるが、災害時の応急措置業務は除かれる。

奴隷的拘束の禁止

[2] 適正手続の保障

刑罰権発動には「法律の定める手続」（憲31条）が必要である。適正手

続は人身の自由の基本原則であり、アメリカ合衆国憲法修正14条「法の適正な手続」（due process of law）に由来する。憲法31条は、手続の法定のみならず、①その手続の適正、②実体の法定（罪刑法定主義）、③その実体規定の適正（規定の明確性の原則など）も要求する。同条の適正手続の内容としてとりわけ重要なのが、公権力により刑罰・不利益を科される際に「告知」と「聴聞」（弁解・防禦）を受ける権利である。なお、本条の趣旨は、行政手続にも準用ないし適用されうる（行政手続法参照）。

罪刑法定主義
あらかじめ犯罪の構成要件や刑罰を定めた成文法律がなければその行為を処罰できないとする原則。

[3] 刑事手続における保障

(1) 犯罪捜査過程における被疑者の権利

犯罪捜査過程における被疑者の権利として、不法な逮捕・抑留・拘禁からの自由と住居の不可侵が定められており（憲33～35条）、現行犯逮捕（刑訴213条参照）を除いて、逮捕・捜索・押収などの強制処分に関して令状主義を定めている（なお刑訴199条・200条参照）。逮捕に引き続く身柄の拘束（抑留・拘禁）の際の理由告知と弁護人依頼権は、憲法34条前段で保障される。

令状主義

(2) 刑事手続に関する被告人の権利

刑事手続に関する被告人の権利として、一般に、裁判を受ける権利（憲32条）と裁判の公開原則（憲82条）があるが、特に刑事被告人の権利を明確にするため、公平・迅速・公開の裁判、証人審問権・証人喚問権、弁護人依頼権・国選弁護士制度（憲37条）、被疑者・刑事被告人などの黙秘権、非任意の自白の証拠能力の否定、任意の自白のみで有罪の証拠とできないこと（補強証拠が必要）（憲38条）、事後法（刑罰遡及）の禁止（罪刑法定主義）、「二重の危険」の禁止（ないし一事不再理の原則）（憲39条）が定められている。なお、憲法36条は、拷問・残虐刑の禁止（なお刑195条参照）を定めている。ちなみに、絞首刑による死刑は、残虐な刑罰には当たらないと解されている（最大判昭23・3・12刑集2巻3号191頁）。

裁判を受ける権利

公平・迅速・公開の裁判

二重の危険の禁止
被告人は同一犯罪について二重に刑事上の責任を問われないとする原則。

一事不再理の原則
有罪・無罪または免訴の判決が確定した場合、同一事件について再び審理をすることを許さないとする刑事訴訟の原則。

拷問・残虐刑の禁止

F. 参政権

国民は主権者として国政参加権（選挙権・被選挙権）を有する。選挙権とは、国会議員などの公務担当者を選定・罷免する国民固有の権利をいう（憲15条1項）。

近代選挙法の基本原則は、①普通選挙、②平等選挙、③自由選挙、④秘密選挙、⑤直接選挙である。①は人種・性別、教育・財産・収入などを要

国政参加権

普通選挙・平等選挙・自由選挙・秘密選挙・直接選挙

件としない制度をいい（憲44条参照）、「成年者による普通選挙」が保障される（憲15条3項。なお公職選挙法9条は18歳以上の者に選挙権を付与）。②は選挙権の数的平等（1人1票）だけでなく、投票価値の平等（憲14条1項・15条1項3項・44条但書）も含むが、その違憲格差基準は不明確で、立法府の裁量が広く認められている。④については、自由意思による投票の確保のため「投票の秘密」が保障され、「その選択に関し公的にも私的にも責任を問はれない」とされる（憲15条4項）。

G. 社会権

[1] 生存権

　社会権は、20世紀以降、社会的・経済的弱者を保護し実質的平等を実現するため保障されるようになった人権であり、国による一定の行為を前提とし、不作為請求権である自由権とは性質を異にする。もっとも、公権力による不当な侵害の排除を求めうる自由権的側面もあわせもつ。

　なお、社会権の原則的規定である「生存権」については次節で取り扱う。

[2] 教育を受ける権利

　教育を受ける権利（憲26条1項）は、子どもの学習権を保障したものと解されている（旭川学テ事件・最大判昭51・5・21刑集30巻5号615頁）。同項は、あわせて教育の機会均等も保障する。「保護する子女に普通教育を受けさせる義務」（同条2項）は、第一次的には保護者が負う。国は教育制度の整備義務を負い、教育基本法、学校教育法などに基づき義務教育を設けている。義務教育の「無償」は授業料不徴収の意味であり、教科書は別の法律に基づいて無償配布される。なお、教育する側の教育権（教育内容決定権限）については、国の広汎な介入権を認めつつ、国・教師・親の三者の分担による教育の実現が基本思想とされている（前掲・旭川学テ事件）。

[3] 労働権（勤労権）・労働基本権

　労働権（あるいは勤労権。憲27条1項）は、失業対策事業などを講じるべき国の政治的責任を宣言したものである（職業安定法、雇用保険法などに具体化）。また、賃金・就業時間などの勤労条件の法定（同条2項）、児童の酷使の禁止（同条3項）は、契約の自由を修正する労働者保護立法の制定を国会に義務づけるものである（労働基準法、最低賃金法などに具体化）。

（普通選挙・平等選挙→）
成年被後見人と選挙権
成年被後見人は、かつて公職選挙法によって選挙権・被選挙権が否認されていたが（公選11条1項旧1号）、違憲判決（東京地判平25・3・14判時2178号3頁）を承けて法改正され、2013（平成25）年7月以降、選挙権・被選挙権を有するに至った。

投票価値の平等と判例
国会議員の選挙において、各選挙区の議員定数の配分に不均衡があるため、投票価値（1票の重み）に較差が生ずる場合がある。最高裁は、「違憲状態」と評価する判決をたびたび出してきた。また、違憲判決も2例あるが、事情判決の法理を用いて「違法の宣言」にとどめ、選挙自体は無効としなかった。

生存権
→ p.25

学習権

旭川学テ事件
1961（昭和36）年、文部省の実施した全国一斉学力テスト（学テ）に反対する教師が、その実施を阻止しようとし、公務執行妨害罪等で起訴された事件。裁判の過程で、学テの実施が教育基本法に反するか否かが論じられた。

教育の機会均等

義務教育

教育権

労使を対等な立場に立たせることを目的とする労働基本権（団結権、団体交渉権、団体行動権（争議権が中心）―労働三権（憲28条））は、その自由権的側面から、労働組合の結成や活動に関する刑事免責が導き出され（ただし暴力の行使を除く）、使用者対労働者という関係から、債務不履行や不法行為に関する民事免責や解雇などの不利益取扱いの禁止が導き出される（労働組合法でもあらためて確認されている）。後者の意味で本条は私人間に直接適用される権利としての意義がある。また、社会権的側面からは、使用者の労働基本権侵害に対する行政的救済などが導き出される（労働組合法で不当労働行為救済制度などとして具体化されている）。

なお、「全体の奉仕者」（憲15条）である公務員は、その地位の特殊性と職務の公共性や政治的中立性確保のため、各公務員法によって、労働基本権の一部または全部が制限され（特に争議権は一律・全面的に禁止）、政治活動の自由も制限される。

H. 国務請求権

国務請求権（受益権）は、人権保障をより確実なものにするための基本権であり、①国・地方公共団体に対し国務・公務に関するすべての事項につき希望・苦情・要望などを述べる権利である「請願権」（憲16条）、②政治権力から独立した司法機関における「裁判を受ける権利」（憲32条。刑事事件については憲37条で重ねて保障）、③公務員の不法行為に対する損害賠償請求権（憲17条。詳細は国家賠償法が規定）、④無罪となった被告人の被った精神的・肉体的苦痛に対する刑事補償請求権（憲40条。詳細は刑事補償法が規定）が定められている。

I. 国民の義務

国民の義務として、①教育を受ける権利の保障手段の1つである「教育を受けさせる義務」（憲26条2項）、②勤労権の保障に対応し、国民も勤労権の実現に努めなければならないとする精神的規定である「勤労の義務」（憲27条1項）、③「法律の定めるところにより」（「租税法律主義」憲84条参照）、国・地方公共団体の維持に必要な費用として租税を支払う「納税の義務」（憲30条）が定められている。

労働基本権

労働三権

公務員の労働基本権と判例
最高裁は、かつて、全逓の役員が郵便局職員に対し争議行為をそそのかしたとして起訴された全逓東京中郵事件（最大判昭41・10・26刑集20巻8号901頁）において、「国民生活全体の利益の保障という見地からの……内在的な制約」のみが許されるとして厳格な条件を示したが、その後は、一律かつ全面的な制限を積極的に合憲とする見解へと判例を変更している（全農林警職法事件・最大判昭48・4・25刑集27巻4号547頁など参照）。

公務員の政治活動と判例
公務員の政治活動の禁止について、最高裁は、前掲・全農林警職法事件判決の立場に従い、郵便局員による衆議院議員の選挙ポスターの公営掲示板への掲示や配布が国家公務員法に反するとして起訴された猿払事件（最大判昭49・11・6刑集28巻9号393頁）において、公務員の政治的行為に対する規制を合憲と判断した。

請願権

裁判を受ける権利

国家賠償法
➡ p.68

教育を受けさせる義務

勤労の義務

納税の義務

3. 基本的人権と社会福祉

A. 包括的基本権

[1] 幸福追求権

「生命、自由及び幸福追求」に対する権利、いわゆる幸福追求権（憲13条）は、個人の人格的生存に不可欠な利益を内容とする権利の総体をいい、憲法15条以下の個別の人権が妥当しない場合に補充的に適用されうる。

社会福祉ないし社会保障に関連して援用される人権規定は、主として憲法25条、14条であるが、近年は、憲法13条も援用されることがある。

[2] 新しい人権

幸福追求権は、一般的かつ包括的な権利であり、憲法に列挙されていない新しい権利・自由を導き出す根拠となる。1960年代以降の社会・経済の急激な変化を背景に幸福追求権を根拠として主張されるようになった新しい人権は、①プライバシー権・肖像権、②名誉権、③環境権、④日照権、⑤静穏権、⑥眺望権、⑦嫌煙権など、多数にのぼる。しかし最高裁が認めているのは、①・②にとどまる（①・②ともに人格権の一種）。なお、③・④・⑤・⑥・⑦は、その根拠に憲法13条とあわせて憲法25条（生存権）も用いる。

[3] プライバシー権・自己決定権

小説の主人公のモデルにされた原告がプライバシー侵害を訴えた宴のあと事件（東京地判昭39・9・28下民集15巻9号2317頁）は、プライバシー権を「私生活をみだりに公開されない法的保障ないし権利」と定義し、その後、別の事件の最高裁判決によって憲法上の権利として確立した。同権利は、はじめ消極的・自由権的なものと理解されていたが、情報化社会の進展に伴い「自己情報コントロール権」（情報プライバシー権）としても捉えられるようになっている。

そのほかのプライバシーないし私生活上の自由としては、自己の重要な私的事項を公権力による干渉を受けずに自ら決定し行動しうる権利（自己決定権。人格的自律権ともいわれる）が保障されると理解されている。ただし、自己決定権を真正面から認めた判例はまだ存在しない。

肖像権
デモ行進に際して警察官が犯罪捜査のため行った写真撮影の適法性が争われた京都府学連事件において、最高裁（最大判昭44・12・24刑集23巻12号1625頁）は、本人の承諾なしに、みだりにその容ぼう・姿態を撮影されない自由を有するとし、プライバシー権の一種として肖像権を肯定した。

環境権

宴のあと事件
知事選に立候補して惜敗した原告をモデルとした三島由紀夫著『宴のあと』が原告のプライバシーを侵害するかどうかが争われた事件。判決はプライバシー侵害に対し損害賠償等の法的救済が与えられるための要件を示した上で、結論としてプライバシーの侵害を認めた。

自己情報コントロール権

自己決定権と判例
宗教的信念から輸血を拒否していた者が意に反する輸血を受けたため、自己決定権の侵害を理由に損害賠償を請求した事件において、最高裁（最3小判平12・2・29民集54巻2号582頁）は、自己決定権には言及することなく、患者が輸血を伴う医療行為を拒否する意思決定をする権利は「人格権の一内容として尊重されなければならない」と述べて、損害賠償請求を認めた。

B. 法の下の平等

[1] 平等の歴史

　平等の理念は、自由とともに個人尊重の思想に由来し、常に最高の目的とされてきた。19世紀から20世紀初頭にかけては形式的平等（機会の平等）が内容とされたが、資本主義の進展が結果的に個人の不平等をもたらしたため、20世紀の社会福祉国家では社会的・経済的弱者に対して保護を与えることによる実質的平等（結果の平等）を重視する方向へと推移した。

> 形式的平等
>
> 実質的平等

[2] 法の下の平等

　憲法14条1項は「法の下の平等」を宣言している。さらに個別的に、貴族制度の廃止（同条2項）、栄典に伴う特権の禁止（同条3項）、普通選挙（憲15条3項）、選挙人の資格の平等（憲44条）、夫婦の同等と両性の本質的平等（憲24条）、教育の機会均等（憲26条1項）が規定され、平等原則の徹底化が図られている。

　憲法14条の「平等」は、法適用のみならず適用される法内容の平等をも意味する。ただし、これは相対的平等を前提に「不合理な差別」のみを禁止する趣旨であり、合理的区別（労働条件の産前産後休業など女性の保護、未成年者の喫煙禁止、累進課税など）は違憲とならない。なお、同条1項後段の「人種、信条、性別、社会的身分又は門地」という5つの差別禁止事由は例示列挙である。

　憲法14条は、憲法25条以外で社会福祉ないし社会保障と密接に関連する条文としては典型的なものである。

> 憲法14条に関する判例
> 最高裁はかつて、非嫡出子の法定相続分を嫡出子の2分の1としていた民法旧900条4号ただし書前段の規定を合憲と判断していたが（非嫡出子相続分規定事件・最大決平7・7・5民集49巻7号1789頁）、後の同種事件で、嫡出子と非嫡出子の法定相続分を区別する合理的根拠はすでに失われているとして違憲と判断するに至った（最大決平25・9・4民集67巻6号1320頁）。そのほか、母親が外国人で、日本人の父親から生後認知されたにとどまる非嫡出子のケースで、国籍取得に認知とともに父母の婚姻（準正嫡出子）を要件としていた旧国籍法3条1項の規定につき、父母婚姻の要件は今日では合理性がなくなっているとして違憲と判断した生後認知児童国籍確認事件（最大判平20・6・4民集62巻6号1367頁）、最近のものでは、再婚禁止期間違憲訴訟（最大判平27・12・16民集69巻8号2427頁）などがある。

C. 生存権

[1] 生存権の法的性格

　生存権は、社会権の原則的な規定である。憲法25条1項は、国民が人間的な生活（「健康で文化的な最低限度の生活」）を送ることができる権利を宣言している。同条2項は、国に生存権を具体化する（「社会福祉、社会保障及び公衆衛生の向上及び増進」）努力義務を課し、現に、各種立法に基づき社会保障制度や公衆衛生の整備が図られている。

　生存権は、国の積極的配慮を求めるものではあるが、具体的請求権ではない。生存権の法的性格につき3つの説がある。①プログラム規定説は、本条は国家に生存権確保の政治的・道義的義務を課すにすぎず、個々の国民に具体的権利を与えるものではないとする。これに対して、②抽象的権

> 健康で文化的な最低限度の生活
>
> プログラム規定説

食糧管理法違反事件

生存権の法的性格をめぐるリーディングケース。戦後まもない頃、ヤミ米を購入運搬した行為が食糧管理法違反に問われた事件。上告人は不足食糧の購入運搬は生活権の行使であり、これを違法とする食糧管理法は違憲であると主張したが、最高裁は、憲法25条1項の規定は「国家の責務として宣言した」ものであり、「直接に個々の国民は、国家に対して具体的、現実的にかかる権利を有するものではない」としてプログラム規定説の立場を示した。

朝日訴訟

1956（昭和31）年当時、肺結核で国立療養所に入院し生活保護法に基づく医療扶助と生活扶助を受けていた上告人が、実兄から仕送りを受けるようになったところ、生活扶助を廃止し、かつ、医療費を一部負担させる保護変更決定が行われた。不服申立てをしたが却下されたため、その裁決の取消しを求めて提訴した事件。当時の月額600円という生活保護基準が憲法25条1項の「健康で文化的な最低限度の生活」を維持するに足りるものか否かが争われた。

堀木訴訟

1970（昭和45）年、視覚障害者として障害福祉年金を受給していた上告人が、ひとり親として子を養育していたことから、児童扶養手当を請求したが、児童扶養手当法に他の公的年金給付との併給禁止規定があったことによって、その請求が却下されたため、その処分の取消しを求めて提訴した事件。当該併給禁止規定が憲法25条および憲法14条に違反するか否かが争われた。

利説は、生存権は「権利」ではあるが、その具体化には個別の法律が必要であり、それらの法律に基づく訴訟において本条を援用することはできるとし、③具体的権利説は、給付請求は②と同様に個別の法律がなければできないが、そのような法律がない場合でも本条のみを根拠に立法不作為の違憲確認訴訟は可能であるとする。

かつては①説が主流を占めたが（食糧管理法違反事件・最大判昭23・9・29刑集2巻10号1235頁）、判例では、朝日訴訟以降、①説に立脚しながらも、立法府・行政府の裁量権に逸脱あるいは濫用がある場合には司法審査の余地が認められている。

[2] 朝日訴訟・堀木訴訟

生活保護基準が憲法25条1項の「健康で文化的な最低限度の生活」を維持するに足りるものか否かが争われた朝日訴訟において、最高裁（最大判昭42・5・24民集21巻5号1043頁）は、上告中に本人が死亡したため訴訟終了と判示したものの、傍論で、「憲法25条1項は……すべての国民が健康で文化的な最低限度の生活を営み得るように国政を運営すべきことを国の責務として宣言したにとどまり、直接個々の国民に対して具体的権利を賦与したものではない」として、具体的権利は生活保護法によって与えられるものとし、また、「健康で文化的な最低限度の生活」は、抽象的・相対的概念であって、その認定判断は「厚生大臣の合目的的な裁量に委され」ており、ただ、現実の生活条件を無視して著しく低い基準を設定するなど憲法および生活保護法の趣旨・目的に反し「裁量権の限界をこえた場合または裁量権を濫用した場合には、違法な行為として司法審査の対象となることをまぬかれない」と述べた。

児童扶養手当法にかつて置かれていた障害福祉年金と児童扶養手当の併給禁止規定が問題となった堀木訴訟（最大判昭57・7・7民集36巻7号1235頁）も、朝日訴訟の考え方を踏襲して、そのような併給禁止規定を設けることにつき「立法府の広い裁量」を認め、その根拠として、国の財政事情の考慮や高度の専門技術的な政策判断の必要性等を挙げた上で、「著しく合理性を欠き明らかに裁量の逸脱・濫用と見ざるをえないような場合を除き」、25条違反とならないと判示した。

参考文献
- 芦部信喜著／高橋和之補訂『憲法（第6版）』岩波書店, 2015.
- 西村健一郎・西井正弘・初宿正典ほか『判例法学（第5版）』有斐閣, 2012.

ジェネリックポイント

クライエントの自由意思を尊重した自己決定の権利について、法的にはどのように解釈されているのでしょうか。

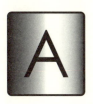
ソーシャルワークにおいて、自己決定とは、クライエントが自分の生き方や問題解決の方法などについて決定するという意味です。ただ、何でもクライエントの思う通りにしたり、そのようなクライエントの選択をソーシャルワーカーがそのまま容認したりすることが本当の意味での自己決定ではないことはご承知の通りです。ソーシャルワーカーがクライエントの思いを受けとめ、情報を提供・交換・共有しながら十分に話し合いをして、初めて、クライエントにとって、どのような福祉サービスを受けるかについて適正な自己決定ができるといえます。そこで、ソーシャルワーカーによる情報提供や説明は、とても重要なものといえます。

　その点は法的な評価も同様だといえるでしょう。福祉分野ではありませんが、医療分野でインフォームドコンセントに関する有名な判例があります（最3小判平12・2・29）。その事例では、宗教上の信念から手術時の輸血を絶対的に拒んでいた患者に対して、病院側は救命の必要から輸血を行いました。手術自体は成功したのですが、最高裁は、医師・病院側が「できる限り輸血をしない」という方針にとどまることについて説明責任を果たさなかったのは、手術を受けるか否かについて意思決定をする患者の権利を奪ったことになると述べました。最高裁は「自己決定権」という言葉は使いませんでしたが、そのような医師の説明義務違反（不法行為）は患者の人格権を侵害するとして、精神的苦痛に対する損害賠償の支払を命じました。他の事例にただちに当てはまるとは限りませんが、説明義務に関する考え方としては参考になる判例でしょう。

　医療方法の選択や介護など福祉サービスの選択の自由は、憲法上の自己決定権の一類型である「生命・身体の在り方に関する自己決定権」の一内容をなすといえます。そして、さらに、たとえ判断能力を失っている場合であっても、本人の最善の利益を確保しつつ、可能な限り（事前の）自己決定を尊重していくことが大切だと思います。

自己決定権と判例
➡ p.24

理解を深めるための参考文献
- 芦部信喜著／高橋和之補訂『憲法（第6版）』岩波書店，2015.
  この1冊で、憲法を、専門的でありながらわかりやすく学ぶことができる。初学者にとってもお薦めの書。

 基本的人権とは

　基本的人権とは、簡単にいうと「人間が生まれながらにもっている権利」であり、生まれる時代や国によって異なる道徳的・理念的な権利といえる。憲法学上は、「基本的人権とは、人間が社会を構成する自律的な個人として自由と生存を確保し、その尊厳性を維持するため、それに必要な一定の権利が当然に人間に固有するものであることを前提として認め、そのように憲法以前に成立していると考えられる権利を憲法が実定的な法的権利として確認したもの」*と定義されている。

＊芦部信喜著／高橋和之補訂『憲法（第6版）』岩波書店，2015, p.82.

第3章 権利擁護と民法

1
権利擁護や成年後見制度と重要な関連をもつ
民法の内容を理解する。

2
福祉サービスの利用にとって不可欠な法律行為は契約であり、
その基本原理や諸類型について理解する。
さらに、サービスの利用において
不可避に発生する不法行為のあり方や
損害賠償義務の内容について理解する。

3
身分関係を構成する最小かつ基本単位である
夫婦、親子関係を中心として
家族法の内容を理解する。

4
民法の一部を改正する法律（平成29年法律第44号）については、
未施行（3年以内に施行）であることを考慮し、
重要事項のみ側注において記述した。

1. 総則・物権

A. 人の能力

　法律を学んでいると〇〇能力という言葉がさまざまな場面で使われていることに気づくであろう。その最も重要なものは、権利能力である。権利能力とは、権利・義務の帰属主体となりうる資格のことであり、誰もが当然に有する能力である。自然人においては、権利能力の始期は出生であり、終期は死亡とされる。

　意思能力とは、自らの行った法律行為の結果について予測・判断することのできる知的能力をいう。意思能力のない者がした行為は無効であり、不法行為責任も生じない。「事理を弁識する能力」（民7条・11条・15条）はこれとほぼ同義である。

　行為能力は、法律行為を単独で有効にすることのできる資格をいう。民法上、単に能力という場合は行為能力を指すことが一般的である。行為能力の前提というべき意思能力の有無や程度は行為者ごとに判断しなければならず、外見的には不明確であったり立証が困難な場合もあることから、これが不十分な者を形式的・画一的に制限行為能力者として類型化し、保護者による取消権を認めるなどしてその保護を図っているのである。

　その他、民法上の責任能力は、不法行為責任を負担するのに要求される精神的な判断能力を指し、これを欠く場合は、責任無能力者の監督義務者が原則的に責任を負うことになる。

自然人
法人に対する概念で、法律上、「人」は自然人および法人を指す。

権利能力の始期は出生
胎児は権利能力を有しない。その例外は、①不法行為による損害賠償請求権（民721条）、②相続権（民886条）、③遺贈を受ける権利（民965条）である。

意思能力
「法律行為の当事者が意思表示をした時に意思能力を有しなかったときは、その法律行為は、無効とする。」（民3条の2〔新設〕）

制限行為能力者
未成年者、成年被後見人、被保佐人および被補助人をいう。

責任能力
刑法上の責任能力は、刑事責任を負担することができる能力をいう。

B. 意思表示

[1] 意思表示とは

　人は通常、自分の欲したことを外部に向かって表明しその実現を図ろうとする。たとえば、店頭に陳列されている商品を買いたいと思い（＝内心的効果意思）、それを店員に表明しようと考え（＝表示意思）、「これをください」と表現する（＝表示行為）のである。

　では、この効果意思と表示行為に不一致があったり、その決定プロセスに何らかの違法な要素が介在した場合、なされた意思表示の効力をどのように考えたらよいであろうか。

[2] 心裡留保・（通謀）虚偽表示・錯誤

心裡留保とは、表意者が真意でないことを自ら知りながら意思表示をすることである。その意思表示は原則として有効であるが、相手方が表意者の真意について悪意・有過失である場合は無効となる（民93条）。

（通謀）虚偽表示とは、表意者が相手方と共謀して、真意に反する意思表示をすることであり、仮装売買などがその典型である。このような意思表示を法的に保護すべきでないことから原則として無効であるが、善意の第三者に対しては無効を対抗することができない（民94条）。

これらと異なり、錯誤は、表意者が気づかずに内心と異なる意思表示をしている場合、すなわち「勘違い」である。法律行為の重要部分に錯誤がある場合の意思表示は無効であるが、その錯誤について表意者に重大な過失があるときは、表意者自らが無効主張をすることはできない（民95条）。

[3] 詐欺・強迫

詐欺または強迫による意思表示は、取消すことができる（民96条1項）。騙されて粗悪な商品を買わされた場合や、虚偽の情報を与えられて財産を手放した場合などである。内心と表示の不一致はないものの、その意思決定過程に欺罔や強迫などの違法要素が介在していることから、本人に翻意の機会を与えるのである。ただし、詐欺の場合、善意の第三者に対しては取消しを対抗することができない（同条3項）。

C. 代理

[1] 代理制度

代理制度は、私的自治の拡張および補充の観点から、重要な制度である上、成年後見制度を理解する上でも大切である。本人から一定の権限を委ねられて（＝授権）代理権を行使する任意代理と、法律の規定により代理権が発生する法定代理とに分かれる。

代理制度は、A（本人）のためにB（代理人）がC（相手方）と法律行為を行い、その法的効果はAについて生じる制度であることから、AB間では代理権の存在、BC間では顕名主義、AC間では法律効果の帰属が問題となる（代理の三面性）。有効な代理権がなければ無権代理の問題となる。

代理人が自己の名において選任する者が本人を代理すること（＝復代理）も可能であるが、復代理人は代理人の代理人ではなくあくまでも本人の代理人である。なお、代理行為の瑕疵は代理人について問われる（民

心裡留保
「前項ただし書の規定による意思表示の無効は、善意の第三者に対抗することができない。」（民93条2項〔新設〕）

（通謀）虚偽表示

善意／悪意
ある事情を知らないことを善意といい、知っていることを悪意という。

錯誤
「意思表示は、次に掲げる錯誤に基づくものであって、その錯誤が法律行為の目的及び取引上の社会通念に照らして重要なものであるときは、取り消すことができる。①意思表示に対応する意思を欠く錯誤、②表意者が法律行為の基礎とした事情についてのその認識が真実に反する錯誤」（民95条1項〔全部改正〕）

詐欺
「…詐欺による意思表示の取消しは、善意でかつ過失がない第三者に対抗することができない。」（民96条3項〔一部改正〕）

私的自治の拡張および補充
他人に一定の代理権を与えてその専門的知識を活用することにより本人の経済活動を拡大すること（＝私的自治の拡張）、および代理人が本人の制限行為能力を補って取引活動や財産管理を行うこと（＝私的自治の補充）である。

顕名主義
代理人は本人のためにすることを示して行為することが必要であり、そうでない場合には原則として代理人自身の行為とみなされ、代理人に法的効果が帰属する（民99条・100条）。

自己契約
同一人が、契約において一方の当事者と、他方当事者の代理人とを兼ねること。

双方代理
同一人が、契約当事者双方のそれぞれの代理人として代理行為を行うこと。

表見代理
①第三者に対して他人に代理権を与えた旨を表示した場合（代理権授与、民109条）、②一定の代理権を有する代理人が、その権限を超えた行為をした場合に、代理権ありと相手方が誤信する正当な理由が存在する場合（権限超越、民110条）、③かつて存在した代理権の消滅後に代理人として行為した場合（代理権消滅後、民112条）の類型がある。

所有の意思
自らに所有権があるとの意思。それに基づく占有を自主占有といい、無効売買により所有権を取得したと誤信した場合も自主占有である。

平穏・公然・善意・無失

101条）と同時に、代理人は行為能力者であることを要しない（民102条）。また、本人の利益を保護する観点から、自己契約および双方代理は原則として禁止される（民108条）。

[2] 無権代理

正当な代理権を有しない者が代理人として法律行為を行うことを無権代理という。無権代理は、代理権がない以上、本人が追認しない限り、その法的効果が本人に帰属することはなく（民113条）、この場合無権代理人は、相手方に対して履行責任または損害賠償責任を負う（民117条）。これを次に述べる表見代理との対比で「狭義の無権代理」という。

ただし、本人と無権代理人との間に一定の関係が存在する場合には、相手方保護や取引の安全円滑保護の観点から、本人に直接法的効果が帰属するものとされており、これを表見代理という（民109条・110条・112条）。たとえば、土地の賃貸契約の締結を授権され、実印や委任状を交付された代理人が、当該土地を売却してしまったような場合、表見代理の要件を充たせば、売買契約は有効に成立するということになる。

D. 時効

[1] 時効制度

時効は、他人の土地を所有の意思をもって占有することや、債権者が長期間にわたり返済請求をしないなど、一定の事実状態の継続や権利の不行使により、真実の権利関係が合致するか否かを問うことなく、権利の取得や消滅という法的効果を認める制度である。前者を取得時効、後者を消滅時効という。その意義は、①長期にわたる事実状態の継続に保護を与えることによる社会的・法定関係の安定を図ることや、②立証の困難性への配慮、③「権利の上に眠る者は保護されない」ことなどとされる。

時効の効力は、その起算日にさかのぼる（民144条）。また、時効の主張は当事者がしない限り裁判所が職権で行うことはできない（民145条）。なお、時効の利益を予め放棄することは許されない（民146条）。

[2] 取得時効と消滅時効

20年間、所有の意思をもって、平穏に、かつ公然と他人の物を占有した者は、その所有権を取得する。また、10年間、所有と意思をもって、平穏かつ公然に他人の物を占有した者は、占有開始時に善意かつ無過失であれば、その所有権を取得する（民162条）。

次に、消滅時効は、権利を行使できる時から進行する（民166条）。そして債権は10年間行使しないときは消滅し、債権および所有権以外の財産権は20年間行使しないと消滅する（民167条）。なお、消滅時効には、債権関係の短期決済を求める観点等から短期消滅時効の規定もある。

E. 物権

　物権は、客体である物を直接に支配して利益を受ける権利である。この点で、債権が人に対して何らかの行為を求める請求権であるのと異なる。物権には排他性があり、同一の目的物の上にはこれと同一内容の物権の併存を許さない（一物一権主義）。また公示の原則および公信の原則が採られている他、物権の変動に関しては意思主義が採られている。

　物権法定主義により、「所有権」を始めとする9つの本権と、物の現実支配を保護する「占有権」の10種類が定められている。このうち、所有権は、物を全面的に支配（使用・収益・処分）できる完全な権利である。他の物権は制限物権とされ、用益物権である「地上権」「永小作権」「地役権」「入会権」と、担保物権である「留置権」「先取特権」「質権」「抵当権」に分類される。

2. 契約

A. 契約総論

[1] 契約自由の原則とその修正

　自由競争を基調とする市民社会においては、私的自治の原則が妥当し、このことは契約関係の側面において「契約自由の原則」として機能する。人は経済的主体として、誰と、どのような契約を結ぼうとも自由であり、国家や第三者にこれを規律されることはない。その意味において契約自由の原則は、①相手方選択の自由、②内容・方式決定の自由、③締結の自由を包括的に捉えた原則といえる。

　しかし、高度に発展し複雑化した現代社会において、公共団体や企業などの大規模な経済主体と一般市民との間の契約は、実質的にはもはや対等な経済主体間の契約とは言えず、個人間における取引とは異なった契約の

債権
一般債権の消滅時効は10年であるから、たとえば返済期日から満10年間請求しないことにより、貸金債権は時効消滅する。

消滅時効
「債権は、次に掲げる場合には、時効によって消滅する。①債権者が権利を行使することができることを知った時から5年間行使しないとき。②権利を行使することができる時から10年間行使しないとき。」（民166条1項〔部分改正〕）

短期消滅時効
現行規定で定められている1〜3年の短期消滅時効は、法改正ですべて廃止された。

公示の原則
物権のような排他的な権利の変動は、外部から認識できる方法（登記や引渡しなど）を伴わなければならないとする原則。

公信の原則
実際には権利が存在しないにもかかわらず、権利が存在すると思われるような外面的事実（公示）がある場合に、その外面を信頼し権利があると信じた者を保護するために、その権利が存在するものとみなす原則。

契約自由の原則
「何人も、法令に特別の定めがある場合を除き、契約をするかどうかを自由に決定することができる。」「契約の当事者は、法令の制限内において、契約の内容を自由に決定することができる。」（民521条1・2項〔新設〕）

あり方、たとえば約款に基づく付従契約のような類型が一般的である。

[2] 契約の分類

(1) 典型契約（有名契約）・非典型契約（無名契約）

民法が定める13種類の契約の類型を典型契約というが、契約自由の原則により、当事者間で交わすこの類型以外の契約を非典型契約という。

(2) 双務契約・片務契約

売買契約において、売主は目的物の引渡債務を、買主は代金の支払債務を相手方に対して負っている。このように契約における当事者双方が債務を負う契約を双務契約というのに対し、当事者の一方のみが債務を負担する契約を片務契約という。

(3) その他の分類

諾成契約・要物契約、有償契約・無償契約などの分類がある。

[3] 契約の成立

契約は、「申込み」と「承諾」という両当事者の意思表示の合致により成立するのが原則である（要物契約は例外）。申込みとは、相手の承諾があれば契約を成立させる意思表示をいう。承諾とは、申込みに応じて契約を成立させようとする意思表示である。申込みと承諾が異なった時点で発せられた場合の契約の成立時期について、民法は承諾の通知を発信したときに成立すると定め、いわゆる発信主義をとっている（民526条）。

[4] 契約の効力

(1) 同時履行の抗弁権

有効に成立した双務契約においては、当事者の一方は、相手方がその債務を履行するまでは、自己の債務を拒むことができる（ただし、相手方の債務の履行期が到来していることが条件である）（民533条）。

(2) 危険負担

双務契約から生じた両債務について、その履行前に、一方の債務が債務者の過失でない原因によって履行不能となり消滅した場合に、他方の債務の存続が問題となる。「債権者主義」によれば他方債務は存続し、「債務者主義」によれば他方債務は消滅することとなる。民法は、特定物を対象とする債権債務については債権者主義をとり、その他の債務については債務者主義をとっている（民534条・536条）。

(3) 第三者のためにする契約

契約の当事者でない第三者に、契約から生じる債権を直接に取得させる

約款
改正民法では、現行法に規定がなく位置づけが不明確であった約款についての規定（「定型約款」民548条の2〜548条の4）が新設された。

付従契約
多数取引の画一的処理のため、あらかじめ定型化された契約条項。約款、普通取引約款という場合も同じである。

典型契約
売買、贈与、交換、消費貸借、使用貸借、賃貸借、雇用、請負、委任、寄託、組合、終身定期金、和解の13種類。

双務契約

片務契約

諾成契約
契約当事者間の合意のみで成立する契約。売買・雇用・賃貸借など大半の重要な契約類型は諾成契約である。

要物契約
契約当事者間の合意に加えて、引渡しなどの給付が成立要件となる契約。消費貸借、使用貸借、寄託が該当する。

契約の成立
「契約は、契約の内容を示してその締結を申し入れる意思表示（以下「申込み」という。）に対して相手方が承諾をしたときに成立する。」「契約の成立には、法令に特別の定めがある場合を除き、書面の作成その他の方式を具備することを要しない。」（民522条1・2項〔新設〕）

申込み
売買を持ちかける行為の他、値札をつけた商品の陳列やタクシーの乗車待ちも申込みにあたる。

ことを内容とする契約をいう（民537条）。契約の当事者はあくまでも要約者と諾約者であり、受益者は諾約者に対する権利を取得するだけである。

[5] 契約の解除

契約は、当事者双方が債務を履行すれば完了する。また、一方債務が債務者に責任なくして消滅した場合は危険負担の問題となる。これに対して契約の解除とは、契約の締結後、一方当事者が契約を終了させる旨の意思表示をすることにより契約関係を遡って解消し、未履行の債務は履行する必要がないものとし、履行済みの債務は現状回復義務が発生することとして、契約関係を清算することである。契約の解除には合意解除と約定解除と法定解除がある。法定解除の一般的な原因には債務不履行があり、これには「履行遅滞（民541条・542条）」「履行不能」（民543条）および「不完全履行」の形態がある。

B. 契約各論

典型契約のうち主要な10類型について、その機能により分類すると、権利移転型（売買・贈与・交換）、貸借型（消費貸借・使用貸借・賃貸借）、労務供給型（雇用・請負・委任・寄託）に分けることができる。

[1] 売買契約・贈与契約・交換契約

売買契約とは、われわれが日常生活において最も頻繁に行っている契約であり、「当事者の一方がある財産権を相手方に移転することを約し、相手方がこれに対してその代金を支払うことを約すること」によって成立する諾成・双務契約である（民555条）。契約の成立により、売主は代金債権を取得すると同時に目的物の引渡債務を負い、買主は代金債務を負うと同時に目的物の引渡債権を取得する。

売買の目的物について、引き渡し後に何らかの欠陥が発見された場合、そしてそれが契約成立以前から存在し、契約時には通常発見できないようなものである場合、これを「隠れた瑕疵（かし）」という。この場合、売主は、その瑕疵について善意・悪意にかかわらず、買主に対して一定の責任を負う、このことを「瑕疵担保責任」という。瑕疵担保責任の要件は、①契約成立以前に、目的物に「隠れた瑕疵」があること、および②買主が善意・無過失であることである。その効果として、買主は契約の解除や損害賠償請求が可能となる。なお、この瑕疵担保責任の追及は、買主が瑕疵の存在を知った時から1年以内に行使しなければならない（民566条・570条）。

発信主義
意思表示の効力発生時期を相手方への到達時とする一般原則（到達主義）に対する例外である。

債権者主義
消滅した債務の債権者に損失を負担させる主義。法改正で廃止された。

債務者主義
消滅した債務の債務者に損失を負担させる主義。

履行遅滞
たとえば買主が期日までに代金債務を履行しない場合、売主は、「相当な期間」を定めた催告をした上で、期間内に履行がなければ解除できる。

履行不能
「次に掲げる場合には、債権者は、前条の催告をすることなく、直ちに契約の解除をすることができる。①債務の全部の履行が不能であるとき。②債務者がその債務の全部の履行を拒絶する意思を明確に示したとき。」（民542条1項〔全部改正〕）

不完全履行
債務の履行はあるものの、それが債務の本旨にかなったものではない場合をさす。

売買契約

贈与契約

交換契約

瑕疵担保責任
「…目的物が種類、品質又は数量に関して契約の内容に適合しないものであるときは、買主は、売主に対し、目的物の修補、代替物の引渡し又は不足分の引渡しによる履行の追完を請求することができる。」（民562条1項〔全部改正〕）とされたほか、代金減額請求権（民563条）も定められた。

贈与とは、一方（贈与者）の財産を無償で相手方に与える意思表示をし、相手方（受贈者）が受諾することにより成立する諾成・片務契約である（民549条）。書面によらない贈与は（履行済みのものを除き）いつでもこれを取り消すことができる（民550条）。

交換は、当事者が互いに金銭以外の財産権を相手方に移転することの約束により成立する、諾成・双務契約である（民586条）。

[2] 消費貸借・使用貸借・賃貸借

消費貸借

使用貸借
「使用貸借は、当事者の一方がある物を引き渡すことを約し、相手方がその受け取った物について無償で使用及び収益をして契約が終了したときに返還することを約することによって、その効力を生ずる。」（民593条〔改正〕）とされ、要物契約から諾成契約になった。

賃貸借

消費貸借とは、当事者の一方（借主）が、同種・同等・同量の物を返還すると約束して相手方（貸主）から金銭や代替物を受け取ることによって成立する、要物・片務契約である（民587条）。

使用貸借とは、当事者の一方が無償で使用・収益をした後に返還する約束で相手方から目的物を受け取ることにより成立する、要物・片務契約である（民593条）。借用物それ自体を返還する点で消費貸借と異なり、賃料を支払わない点で賃貸借と異なる。

賃貸借とは、当事者の一方（賃貸人）が目的物を使用・収益させることを約束し、相手方（賃借人）がこれに対してその賃料を支払うことを約することによって成立する、諾成・双務契約である（民601条）。賃貸借契約は、現代の取引社会において、売買や雇用と並んで重要な契約類型であり、実際の取引社会においては多くの特別法（不動産登記法、借地借家法、区分所有法〔マンション法〕など）が存在する。

[3] 雇用契約・請負契約・委任契約・寄託契約

雇用契約

請負契約

委任契約

寄託契約

雇用は、当事者の一方が労務に服することを、他方がこれに対して報酬を支払うことを互いに約束することにより成立する、諾成・双務契約である（民623条）。

請負は、当事者の一方（請負人）がある仕事を完成させることを、他方（注文者）がその仕事の結果に対して報酬を支払うことを約束することによって成立する、諾成・双務契約である（民632条）。

どちらも労務提供型の契約でありながら異なる点は、雇用が労務の提供自体を目的としているのに対し、請負はあくまでも労務の結果である仕事の完成を目的としていることであり、請負契約においては、仕事を完成させない限り報酬は請求できない。

委任とは、当事者の一方（委任者）がある法律行為を行うことを相手方（受任者）に委託し、相手方がこれを受諾することによって成立する、諾成・双務契約である（民643条）。なお、医師に診療してもらうように法

律行為でない行為（事実行為）を対象とする場合を準委任契約という。この場合は委任に関する規定を準用する。受任者はいわゆる善管注意義務を負う（民644条）。また、委任は無償を原則とし、特約がある場合に限って委任者に報酬支払債務が生じる（民648条）。

寄託とは、当事者の一方（受寄者）が相手方（寄託者）のために保管することを約束して、目的物を受け取ることにより成立する、要物契約である（民657条）。福祉施設で入所者から預かった荷物を保管する場合などがこれにあたる。寄託は無償を原則とし、受寄者は自己の財産におけると同様の注意義務をもって保管すればよい（民659条）。これに対し有償寄託の場合は、善管注意義務をもって保管しなければならない（民400条）。なお、金融機関などに預金するような行為を消費寄託という。

善管注意義務

寄託
「寄託は、当事者の一方がある物を保管することを相手方に委託し、相手方がこれを承諾することによって、その効力を生ずる。」（民657条〔改正〕）とされ、要物契約から諾成契約になった。

3. 不法行為

[1] 過失責任の原則と修正

私的自治の原理に基づく自由取引社会において、人は自らの過失によって他人に被害を与えた場合に限って、その責任を負うという原則すなわち「過失責任の原則」が認められてきた。この原則は、「所有権絶対の原則」および「契約自由の原則」によって促進される経済取引活動を、裏面から支える役割を担ってきた。

しかし、高度に複雑化した現代社会においては、社会的経済的弱者の救済と実質的公平の保障の観点から、この原則を修正する法理が数多く認められている。公害訴訟や医療過誤訴訟における「立証責任の軽減」、自動車損害賠償保障法（自賠法）3条による「立証責任の転換」、国家賠償法2条による「無過失責任主義」などである。

[2] 一般的不法行為の成立要件

民法709条は、「故意又は過失によって他人の権利又は法律上保護される利益を侵害した者は、これによって生じた損害を賠償する責任を負う」と定める。すなわちその要件は、①故意・過失の存在、②加害行為、③損害の発生、④加害行為と損害の間に相当因果関係が存在すること、そして加害者に責任能力が存在することである。

自賠法3条
「自己のために自動車を運行の用に供する者は、その運行によって他人の生命又は身体を害したときは、これによって生じた損害を賠償する責に任ずる。ただし、自己及び運転者が自動車の運行に関し注意を怠らなかったこと、被害者又は運転者以外の第三者に故意又は過失があったこと並びに自動車に構造上の欠陥又は機能の障害がなかったことを証明したときは、この限りでない。」と定めている。

[3] 特殊な不法行為

(1) 使用者責任（民715条）

使用者責任

使用者および代理監督者は、その被用者が事業の執行にあたって第三者に損害を与えた場合、その賠償義務を負う。施設職員が利用者に対して過失によって怪我をさせた場合、その施設の経営者および施設長が損害賠償義務を負うなどがその一例である。使用者および代理監督者は、被用者の選任・監督について過失がなかったことを立証できない限り賠償責任を免れることはできないとされ（民715条1項但書）、いわゆる立証責任の転換が図られている。また、使用者および代理監督者の賠償義務と同時に、被用者自身も709条による不法行為責任を被害者に対して負う。なお、使用者および代理監督者は被用者に対して求償権を有する。

(2) 土地工作物責任（民717条）

土地工作物責任

土地の工作物の設置・保存に瑕疵があったために第三者に損害を与えた場合、一次的には工作物の占有者が、そして占有者が必要な注意を払っていたことを立証すれば、二次的には所有者が損害賠償責任を負う。さらには、損害発生について責任を負う者が他にいる場合、賠償した占有者や所有者はその者に対して求償することができる。

[4] 不法行為の効果

加害行為の被害者は、上記のような要件が充足されればその被った損害の賠償を請求できる。損害は財産的損害および精神的損害（慰謝料）から構成され、財産的損害は積極的損害（入院費、治療費、修理代など）と消極的損害（給与債権などの逸失利益）とに分類され、これらの合計が賠償額となる。賠償の方法は金銭賠償が原則である（民722条・417条）が、裁判所の裁量により、その他の適当な処分によることも可能である（民723条）。

胎児は、出生を条件として、損害賠償請求権についてはすでに生まれたものとみなされる（民721条）。

相当因果関係
不法行為と因果関係のある損害のうち、賠償義務の生じる範囲を相当性のあるものに限定する考え方。何が相当であるか（相当性）については、「通常生じるべき損害」と、当事者が予見し、または予見しえた「特別の事情」によって生じた損害の両方であるとされる。

損益相殺

過失相殺

賠償すべき損害の範囲は、加害行為と相当因果関係にあるものに限定されるが、損害額の算定にあたり、被害者に一定の利益がある場合にはこれを損害額から控除することとし、これを損益相殺という。また、損害の発生にあたり被害者側にも何らかの過失がある場合、裁判所はこの過失を考慮することができる。これを過失相殺という（民722条）。

不法行為による損害賠償請求権
「人の生命又は身体を害する不法行為による損害賠償請求権の消滅時効についての前条第1号の規定の適用については、同号中「3年間」とあるのは、「5年間」とする。」（民724条の2〔新設〕）との規定が追加された。

不法行為による損害賠償請求権は、損害および加害者を知った時から3年、不法行為の時から20年を経過すると、時効消滅する（民724条）。

4. 親族

A. 親族関係とは

[1] 親族（民725条）（図3-1）
①6親等内の血族、②配偶者、③3親等内の姻族を親族という。

親族

[2] 血族（民727条・729条）
血族とは、「血統の相連結する者の関係」（自然血族）といわれるが、民法は養子と養親およびその血族との間には養子縁組の日から血族間におけると同一の親族関係を生ずるとしている。したがって、血族には自然血族と法定血族（養子縁組により発生）の2つがある。養子と養親およびその血族との親族関係は、養子縁組により発生するから、離縁により終了する。

血族

[3] 姻族（民728条）
姻族は、婚姻によって発生する関係である。本人の配偶者の血族、本人の血族の配偶者が姻族となる。すなわち、本人の配偶者の父母や兄弟姉妹などが姻族となる。姻族関係は、婚姻によって発生するから、本人が離婚すると元配偶者の血族との姻族関係も終了する。

姻族

[4] 配偶者
配偶者とは、婚姻した男女において、夫からみて妻、妻からみて夫のことをいう。婚姻届を出していない内縁関係の夫婦は配偶者ではない。離婚すると元配偶者は、親族でなくなる。配偶者は、血族でも姻族でもない親族であり、配偶者には親等もない（ゼロ親等）。

配偶者

[5] 直系と傍系・尊属と卑属
直系は、本人から見て、直上・直下に連結している関係（祖父母－本人－子－孫など）、傍系は、本人から見て、共通の祖先によって連結している関係（父母を共通の祖先とする兄弟関係、祖父母を共通の祖先とするいとこ関係など）をいう。本人よりも前の世代にある者を尊属（祖父母・父母・おじおばなど）、後ろの世代にある者を卑属（子・孫・甥姪など）という。

直系
傍系
尊属
卑属

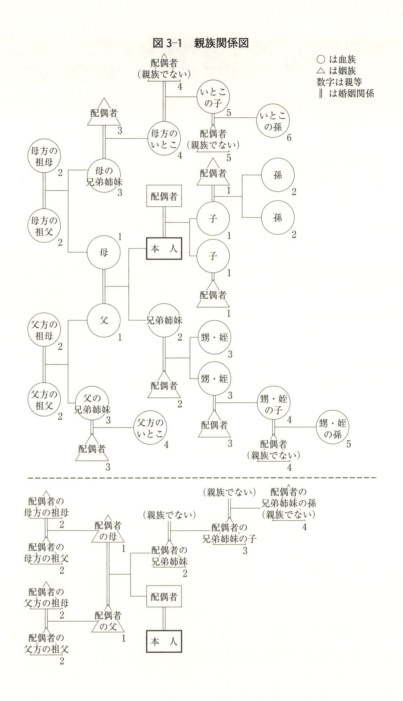

図 3-1 親族関係図

[6] 親等

親等　　　1世代すなわち親子1代の関係を1つの単位（1親等）とし、親族間に存在する世代数により、親族関係の遠近を定める。親と子は1親等、祖父母と孫は2親等となる（民726条）。傍系親族関係にある2人の親等数については、双方の共同の祖先に遡り、その祖先からその双方へ下る世代数を合算して計算される。たとえば、兄弟姉妹は、共同の祖先は父母である

から、父母から数えて双方1親等であり、双方を合算して兄弟姉妹は2親等となる。いとこは4親等となる。

親族間に生起する各法律関係に合わせて、民法は親族のうち一定の者に限定して規律している。たとえば成年後見・保佐・補助開始の審判は、本人の他、配偶者・4親等内の親族が申立権者となる（民7条・11条・15条）。

B. 婚姻に関する法

[1] 婚姻の成立

婚姻の成立には、以下の要件が必要となる。　　　　　　　　　　　婚姻
①戸籍法の定める届出（民739条）―形式的要件―
②当事者間の婚姻の合意（民742条1号）―実質的要件―
その他の制限として次のものがある。
③婚姻年齢―男18歳以上、女16歳以上―（民731条）　　　　　　婚姻年齢
男女とも婚姻年齢を18歳とする方向で法改正の気運がある。
④重婚の禁止（民732条）　　　　　　　　　　　　　　　　　　　重婚の禁止
⑤再婚禁止期間（民733条）　　　　　　　　　　　　　　　　　　再婚禁止期間
女性は前婚の解消（離婚または死亡による解消）または取消しの日から100日を経過するまで再婚できない（ただし、前婚の解消または取消しの時に懐胎していなかった場合と前婚の解消または取消しの後に出産した場合を除く）。
⑥近親婚の禁止（民734条～736条）　　　　　　　　　　　　　　近親婚の禁止
直系血族または3親等内の傍系血族の間の婚姻の禁止。ただし、養子と養方の傍系血族間は婚姻できる。いとこ同士は4親等なので、婚姻できる。
直系姻族の間の婚姻の禁止。
離縁による親族関係終了後の「養子、その配偶者、直系卑属又はその配偶者」と「養親又はその直系尊属」との間の婚姻の禁止。
⑦未成年者の婚姻と父母の同意（民737条）・成年擬制　　　　　　成年擬制
未成年者の婚姻には、父母の同意が必要（一方の同意でも可）。婚姻した未成年者は、成年に達したものとみなされる（民753条・成年擬制）。私法上の行為能力（契約能力）の問題であるから、公法上の選挙権などは成年擬制によっては認められず、少年法の「成人」（満20歳以上の者）にも該当しない。父母の同意を得て婚姻して成年とみなされた場合、離婚しても成年者として取り扱うと解される（ただし、婚姻年齢違反の婚姻取消を除く）。

なお、成年被後見人が婚姻をするには、成年後見人の同意は不要（民

738条)。

[2] 婚姻の効力

(1) 婚姻と氏

氏
夫婦同氏

夫婦は婚姻の際に定めるところに従い、夫または妻の氏を称する（民750条・夫婦同氏）。

(2) 同居・協力扶助の義務、婚姻費用の分担義務

同居・協力扶助の義務
婚姻費用の分担義務

夫婦は①同居し、互いに協力し扶助し（民752条）、②その資産、収入その他一切の事情を考慮して、婚姻から生ずる費用を分担しなければならない（民760条）。

生活保持義務

夫婦の協力扶助義務は、自己と同一水準において他の一方の生活を維持すべきいわゆる生活保持義務である。

(3) 夫婦の財産関係―日常家事債務の連帯責任、特有財産・共有財産―

日常家事債務の連帯責任
特有財産
共有財産

①夫婦の一方が日常の家事に関して第三者と法律行為をしたときは、他の一方は、これにより生じた債務について連帯して責任を負う。ただし、第三者に対して、責任を負わないことを予告した場合はこの限りではない（民761条）。

②夫婦の一方が婚姻前から有する財産および婚姻中に自己の名で得た財産は、その特有財産（夫婦の一方が単独で有する財産）であり、夫婦のいずれに帰属するか不明な財産は、共有と推定される（民762条）。

夫婦間の契約取消権

(4) 夫婦間の契約取消権（民754条）

夫婦間の契約は、婚姻中いつでも夫婦の一方から取り消すことができる（ただし婚姻関係が実質的に破綻している場合には取消しは許されない）。

[3] 離婚―婚姻の解消―

婚姻は離婚または夫婦の一方の死亡により解消する。死亡解消の場合には、財産関係は相続により清算され、生存配偶者は復氏届を出せば婚姻前の氏に戻ることができ、姻族関係終了届を出せば姻族関係を終了させることもできる（民751条1項・728条2項）。以下離婚について述べる。

離婚

(1) 離婚の方法

協議離婚
調停離婚
審判離婚
裁判離婚
訴訟上の和解・請求の認諾による離婚

離婚の方法として、①協議離婚（民763条）、②調停離婚（家事268条）、③審判離婚（家事284条）、④裁判離婚（民770条）、⑤訴訟上の和解・請求の認諾による離婚（人訴37条1項）の5つがある。

①協議離婚（民763条・764条）

離婚の合意に達した夫婦が、市町村役場（区役所）に、戸籍法所定の離婚届を提出することにより成立する。協議離婚に際しては、協議で父母の

一方を子の親権者と定めなければならず（民819条1項）、親権者が決まらないと離婚届は受理されない。なお、成年被後見人が離婚をするには成年後見人の同意は不要（民812条・738条）。

②調停離婚（家事244条・257条・268条）

協議離婚が成立しない場合、離婚を望む者は、まず家庭裁判所に調停の申立てをしなければならない（調停前置主義）。調停において離婚の合意が成立し、調停調書に記載したときに離婚が成立する。

> 調停前置主義

③裁判離婚

調停離婚も審判離婚も成立しないが、なお離婚を望む場合は、家庭裁判所に離婚訴訟を提起することとなる（人訴2条・4条）離婚訴訟の判決で、民法所定の離婚原因（民770条）が認められれば、裁判離婚が成立する。裁判所が子の父母の一方を親権者と定める（民819条2項）。

> 離婚原因

(2) 離婚原因（民770条）

離婚訴訟で離婚が認められるには、下記の法定の離婚原因が必要となる。協議離婚、調停離婚は夫婦の合意による離婚であるから、法定の離婚原因の有無は要件にならない。

　1号　不貞行為（夫婦間には貞操の義務がある）
　2号　悪意の遺棄
　3号　3年以上の生死不明
　4号　回復見込みのない強度の精神病
　5号　その他婚姻を継続し難い重大な事由

これらの事由があっても、婚姻の継続を相当と認める場合は、裁判所は離婚請求を棄却することができる。夫婦の一方に成年後見が開始し、配偶者が成年後見人になっている場合、離婚訴訟には家庭裁判所が選任した成年後見監督人が原告または被告となることができる（人訴14条2項）。

(3) 離婚原因に関する判例の変遷

従来、最高裁判所の判例は、一貫して、婚姻破綻につき主としてもっぱら原因を与えた当事者（有責配偶者）からの離婚請求は認めなかった。しかし、最高裁判所は、夫婦が相当長期間別居し、未成熟子がない場合には、離婚により相手方が極めて苛酷な状況におかれる等著しく社会正義に反するといえるような特段の事情がない限り、有責配偶者からの離婚請求も認められると判示して、厳しい要件のもと判例を変更した（最判昭62・9・2）。

[4] 離婚の効果

(1) 慰謝料・財産分与

離婚した者の一方は、相手方に対して財産分与請求ができる（ただし、離婚の時から2年以内に請求）（民768条）。協議が調わないときは家庭裁判所は財産分与の審判ができる。

(2) 離婚と氏

婚姻に際し改氏した夫または妻は、離婚によって婚姻前の氏に復する（民767条1項・771条）。離婚の日から3ヵ月以内に届け出れば、婚姻中の氏を称することもできる（民767条2項・婚氏続称）。

(3) 離婚と子の問題—親権・面接交渉・養育費・氏—

①**離婚と親権**

未成年の子は婚姻中は両親の共同親権に服するが、離婚に際し、一方を子の親権者と定めなければならない（民818条・819条1項2項、離婚後は単独親権）。親権について父母の合意が得られない場合には、裁判所がこれを定める。家庭裁判所が子の親権者（監護権者）を定める場合には、子が15歳以上のときは、裁判所は子の意見を聴かなければならない（家事169条）。子の利益のため必要があると認めるときは、家庭裁判所は子の親族の請求によって、親権者を他の一方に変更することができる（民819条6項）。

②**親権と監護権**（民766条）

離婚の際に親権者と定められた者は、親権に基づき未成年の子の現実の監護養育にあたることとなる。離婚後に未成年の子と同居して養育にあたる親が親権者となることが多いが、離婚に際し、親権者とは別に監護権者を定め分属させることも可能である。

③**面会交流（面接交渉）**（民766条・家事39条別表Ⅱ）

離婚後に親権もしくは監護権を有しない親は、面会交流する権利を有し、面会交流には子の利益が最優先される。他方の親との協議ができないときは、家庭裁判所が監護に関する処分として面会交流を命ずることができる。

④**養育費**（民877条）

親子の身分関係は離婚によっても変更がなく、親権の有無、同居の有無にかかわらず親は未成熟子を扶養する義務がある。親の未成熟子に対する扶養義務の程度は、自己と同程度の生活を保障する生活保持義務である。

⑤**離婚と子の氏**

父母の婚姻中は、子は親と同じ氏を称し（民790条）、離婚により父母の一方の氏が変わっても、子の氏は従前のままである。離婚により復氏した親が親権者となる場合でも、子の氏は当然には変わらない。家庭裁判所

の許可を得れば、子の氏を変更できる（民791条1項）。

[5] 内縁・事実婚

婚姻届が提出されていないため法律上の夫婦とは認められない内縁・事実婚について、婚姻届を提出した婚姻（法律婚）と同様の法的保護をどこまで認めるかの問題がある。法律婚と異なるのは①相手方の血族との姻族関係が生じない、②夫婦別氏、③内縁や事実婚の夫婦の間の子は非嫡出子となる、④子の親権は原則として母の単独親権、⑤配偶者としての相続権は認められない、などである。内縁にも、判例により婚姻費用分担義務、内縁解消の際の財産分与請求等が認められており、社会保障関連の法律には、配偶者に内縁の者を含めて保護しているものがある（厚生年金保険法3条・健康保険法3条など）。

— 内縁・事実婚

C. 親子に関する法

[1] 子の種類

(1) 実子と養子

親子には、①血統の相関連する実親子と、②養子縁組により親子関係が発生する養親子がある。

— 親子

(2) 嫡出子と非嫡出子・認知

実子は、法律上の婚姻関係のある男女の間に生まれた子（嫡出子）と法律上の婚姻関係のない男女の間に生まれた子（非嫡出子）とに分かれる。養子は縁組の日から嫡出子の身分を取得する（民809条）。非嫡出子の法定相続分を嫡出子の2分の1とする規定（民900条4号但書）を違憲とする最高裁判所の判断（最判平25・9・4）を受けて民法改正により、嫡出子と非嫡出子の法定相続分は同等となった。

— 実子
— 嫡出子
— 非嫡出子
— 養子

①嫡出子

ⅰ）妻が婚姻中に懐胎した子は夫の子と推定され、ⅱ）婚姻成立の日から200日経過後または婚姻の解消もしくは取消しの日から300日以内に生まれた子は、婚姻中に懐胎したものと推定され、嫡出を推定される嫡出子となる（民772条）。身分関係の安定のため、嫡出推定を受ける嫡出子については、嫡出子であること（父子関係）を否認できるのは、夫だけであり、子の出生を知った時から、1年以内に嫡出否認の訴えを家庭裁判所に提起しなければならない（民774条・777条、人訴2条・4条）。形式的には民法772条の規定に該当しても、実質的には婚姻関係のある男女の間の子と認められないことが明らかな場合（夫が収監中、夫が外国に長期滞在

中など）には、嫡出推定の及ばない子になる。

②非嫡出子と認知

認知

〔認知の方法〕非嫡出子については、父または母の認知により、法律上の父子関係または母子関係が生ずる（民779条・781条）。しかし、母子関係は、原則として母の認知を待たず、分娩の事実によって当然に生ずる。認知は戸籍法の定める認知届を提出する方法（民781条・任意認知）と認知の訴えによる方法（民787条・強制認知）がある。認知の訴えは、父または母の死亡の日から3年以内に提起しなければならない（死後認知）。生前認知については時間的制約はない。遺言でも認知できる（民781条2項）。

〔認知能力〕認知をするには、父または母が未成年者または成年被後見人であるときでも、法定代理人の同意は必要がない（民780条）。

〔胎児・死亡子の認知〕父は母の承諾を得て、胎児を認知することができる。父または母は死亡した子でも直系卑属があるときは、認知することができるが、直系卑属が成年であるときはその承諾が必要である（民783条）。

〔認知の遡及効と撤回等〕認知は出生の時に遡ってその効力を生ずる。ただし、第三者がすでに取得した権利を害することができない（民784条）。

認知をした父母は、認知を取り消すことができないが、子その他の利害関係人は、認知に対して反対の事実を主張できる（民785条・786条）。

準正

〔準正〕父が認知した子は、父母の婚姻によって嫡出子となり（認知後に婚姻）、婚姻中父母が認知した子は、その認知の時から、嫡出子となる（婚姻後に認知）（民789条）。

③非嫡出子の親権・監護権（民819条4項）

非嫡出子の親権は母が行い、父が認知した子について父母の協議で父を親権者と定めたときは父がこれを行う。

④子の氏（民790条・791条）

嫡出子は、父母の氏を称し、子の出生前に父母が離婚したときは、離婚の際の父母の氏を称する（民790条）。非嫡出子は母の氏を称する。父母の離婚等により、子が父または母と氏を異にする場合には、子は、家庭裁判所の許可を得て、父または母の氏を称することができる。認知された非嫡出子は家庭裁判所の許可を得れば父の氏を称することができる（民791条）。

[2] 養親子関係

養親子関係
特別養子

養子には、従来からある（普通）養子（養親子関係が発生しても実親子関係が消滅しない）と1987（昭和62）年に民法改正により創設された特

別養子（養親子関係のみが存在し、実親子関係が消滅する）とがある。

(1)（普通）養子縁組

〔養子縁組の成立〕
① 戸籍法の定める届出（民799条・739条）―形式的要件―
② 養子縁組の合意（民802条1号）―実質的要件―が必要となる。
　その他の制限として次のものがある（民792条～798条）。
③ 養親の成年
④ 尊属または年長者の養子の禁止
⑤ 被後見人・後見人間の縁組についての家庭裁判所の許可
⑥ 配偶者のある者が未成年者を養子にするには配偶者と共同でする。ただし、配偶者の嫡出子を養子とする場合は、共同でなくてよい。
⑦ 配偶者のある者が縁組する（養親・養子となる）場合は、配偶者の同意が必要。ただし、配偶者とともに縁組する場合は同意は不要。
⑧ 養子が、15歳未満の場合は法定代理人が代わって承諾し、養子となる者の父母で監護する者があるときはその同意も必要。養子となる者の父母が親権停止の場合も同意が必要。
⑨ 未成年の子を養子にする場合には、自己または配偶者の直系卑属を養子にする場合を除き、家庭裁判所の許可が必要。

　養子縁組について裁判所の許可が必要なのは、⑤後見人が被後見人を養子とする場合と⑨自己または配偶者の直系卑属以外の未成年者を養子とする場合とになる。

　成年被後見人の養子縁組、離縁には成年後見人の同意は不要（民799条・812条）。

　養子縁組は法定の届出により効力を生ずるものであり、他人の子を嫡出子とする出生届を養子縁組届と見なすことはできない（最判昭50・4・8）。

〔縁組の効力〕養子は、養子縁組の日から養親の嫡出子となり（民809条）、実親との関係も継続する。養子は実親および養親の法定相続人（子）としての相続権を有し、実親・養親の双方から相続財産を承継できる。

　養子は養親の氏を称する。ただし、婚姻により氏を改めた者については、婚姻の際に定めた氏を称する間はこの限りでない（民810条）。

〔縁組の解消（離縁）〕（民811条1項・814条）
　養子縁組は離縁により解消する。離縁には、協議離縁と裁判離縁がある。協議離縁は、離縁の合意に基づいて、市町村役場（区役所）に戸籍法所定の離縁届を提出することにより成立する。
　裁判離縁には下記の法定の離縁原因が必要となる。
　1号　悪意の遺棄

2号　3年以上の生死不明

3号　その他縁組を継続しがたい重大な事由

　養子が15歳未満の場合は、養子の離縁後に法定代理人となるべき者が養親と離縁協議をし、裁判離縁の場合には、養親はこの者に対して離縁訴訟を提起し、この者が養親に対し離縁訴訟を提起する（民815条）。

　養子は離縁によって、原則として縁組前の氏に復する（民816条）。

　養親が夫婦である場合には、未成年養子との離縁は、夫婦でともにしなければならない（民811条の2）。

(2) 特別養子縁組（＝実方の血族との親族関係が終了する縁組）

特別養子縁組

〔特別養子縁組の成立〕（民817条の2～8）

①父母による養子となる者の監護が著しく困難または不適当であることその他特別の事情がある場合において、子の利益のため特に必要があるときに限り、養親となる者の請求により、家庭裁判所は特別養子縁組を成立させることができる。この場合、養親となる者が養子となる者を6ヵ月以上の期間監護した状況が考慮される。

　その他の制限として次のものがある。

②養親は配偶者があることが必要で、養親が共同で縁組する

③養親の年齢制限（25歳以上。ただし、一方が25歳以上で他方が20歳以上でも可）

④養子の年齢制限（6歳未満または8歳未満で6歳に達する前から引き続き養親になる者に監護されている場合）

⑤実父母の同意（父母が意思表示できない場合または父母による虐待、悪意の遺棄その他養子となる者の利益を著しく害する場合は同意不要）

〔縁組の効力〕　特別養子縁組が成立すると、実方の父母およびその血族との親族関係は終了する。特別養子は養親の法定相続人（子）としての相続権を有するが、実親の法定相続人（子）には該当しない（民817条の2）。

〔縁組の解消（離縁）〕（民817条の10・817条の11）

　特別養子縁組は原則として離縁が認められず、次の各号のすべての要件に該当する場合において、養子の利益のため特に必要があると認めるときに限り、家庭裁判所は特別養子縁組の当事者を離縁させることができる。特別養子縁組の離縁にはこの方法しかない。養親には離縁請求権がない。

　1号　養親による虐待、悪意の遺棄その他養子の利益を著しく害する事由があること。

　2号　実父母が相当の監護をすることができること。

　特別養子縁組の離縁が成立すると、離縁の日から実父母およびその血族との間において、特別養子縁組成立前と同一の親族関係が生ずる。

（普通）養子縁組と特別養子縁組はそれぞれの要件を満たせば、どちらを選択するかは当事者の自由である。

[3] 親権

(1) 親権総則（民818条・819条）

　未成年者は父母の親権に服し、養子の場合は養親の親権に服する。父母が婚姻中は、親権は父母が共同して行使し、離婚の際に、どちらか一方が親権者となる（養親離婚の場合も同様である）（民818条・819条）。

　子の出生前に父母の一方が死亡した時は、生存する親が親権者となる。子の出生前に父母が離婚した時は、母が親権者となる（出生後に父母の協議で父が親権者となることができ、協議が調わないとき、または協議ができないときは、家庭裁判所が決めることができる）（民819条3項5項）。

　未成年の男女は婚姻により成年擬制される（民753条）ので、20歳以下であっても婚姻した父母は親権を行使できる。未成年の子が未婚のまま子を生んだ場合は成年擬制されないので、親権者にはなれず、親権者が親権に服する子に代わって、（孫に対する）親権を行うこととなる（民833条）。

(2) 親権の効力（民820条～832条）

　親権の効力は、身上監護と財産管理に大別される。

〔身上監護〕身上監護として、規定されているものは次の通りである。　　身上監護

　①子の利益のために監護・教育をする権利義務、②居所指定権、③懲戒権、④職業許可権。

　①が包括的原則的な権利義務であり、②～④はここから派生する監護教育のための具体的な権利である。

〔財産管理・利益相反行為と特別代理人の選任〕親権者は、子の財産を管　　財産管理
理し、またその財産に関する法律行為について子を代表する。子の行為を　　利益相反行為
目的とする債務を生ずべき場合（たとえば、子が他所で労働に従事する雇用契約）には、子の同意を得なければならない。未成年者が法律行為をするには法定代理人（親）の同意が必要であり、同意ないものは取り消すことができる。

　親権者である父または母と子との利益が相反する行為については、親権者はその子のために家庭裁判所に特別代理人の選任請求をしなければならない。父が死亡し、母と未成年の子が遺産分割協議をする場合などがこれに該当する。親権者は、自己のためにすると同一の注意をもって子の財産を管理しなければならない。

(3) 親権喪失・親権停止・管理権喪失

家庭裁判所は、次の場合には、子、その親族、未成年後見人、未成年後見監督人または検察官の請求により、親権喪失・親権停止・管理権喪失の審判ができる。

〔親権喪失〕（民834条）

父または母による虐待または悪意の遺棄があるときその他親権の行使が著しく困難または不適当であることにより子の利益を著しく害するとき。ただし、2年以内に原因が消滅する見込みがあるときは、親権喪失審判はできない。

〔親権停止〕（民834条の2）

父または母による親権の行使が困難または不適当であることにより子の利益を害するとき。親権停止の審判をするときは、原因が消滅するまでに要する見込み期間、子の心身の状態および生活の状況その他一切の事情を考慮して、2年を超えない範囲で、停止期間を定める。

〔管理権喪失〕（民835条）

父または母による（財産）管理権の行使が困難または不適当であることにより子の利益を害するとき。

児童相談所長にも親権喪失・親権停止・管理権喪失の審判請求権が認められている（児福33条の7）。

※1）児童の入所している施設の長には、親権喪失審判等の請求権はない。
親権喪失・親権停止・管理権喪失の審判が確定すると裁判所は子の戸籍を管理する市町村役場に戸籍の記載嘱託をなし（家事116条）、子の戸籍に記載される。

※2）〔親権喪失審判等の取消し〕（民836条）
親権喪失・親権停止・管理権喪失原因が消滅したときは、家庭裁判所は、本人またはその親族の請求によって、審判を取り消すことができる。
〔親権・管理権の辞任と回復〕（民837条）
親権者である父または母は、やむを得ない事由があるときは、家庭裁判所の許可を得て、親権または管理権を辞することができ、その事由が止んだときは、父または母は、家庭裁判所の許可を得て、親権または管理権を回復することができる。

5. 相続

A. 相続法概説

相続

相続とは、人が死亡したときに、故人の遺した財産（負の財産を含む）

を受け継ぐことをいい、誰がどのように承継するのかを規定するのが相続法（民第5編）である。

民法は、遺言がある場合にはこれを優先し、遺言がない場合（または遺言があっても遺言では言及していない事項）には法律で定められた相続人（法定相続人）が法律で定められた割合（法定相続分）に従って遺産を承継すると規定している。しかし、遺言がある場合でも、一定の範囲の相続人には、その利益のために遺産の一定割合が遺留分（民1028条）として保障されており、この点で遺言の自由は制限されている。

> 法定相続人
> 法定相続分
> 遺留分

[1] 相続の開始
相続は、人の死亡により開始する（民882条）。

[2] 被相続人と相続人
相続される人（故人）を「被相続人」と呼び、相続する人（財産を承継する人）を「相続人」と呼ぶ。

> 被相続人

B. 相続人—財産を承継するのはだれか—

[1] 法定相続人とその順位（民887条〜890条）
相続人は法定されている。まず、配偶者は生存する限り常に相続人となる（内縁・事実婚は含まない）。配偶者とともに一定の血族が次の順序で相続人となる。

第1順位　子（実子・養子を問わない）（または代襲相続人）
第2順位　直系尊属（子がない場合）
第3順位　兄弟姉妹（または代襲相続人）（子も直系尊属もない場合）

【同時存在の原則】被相続人の財産が、相続により相続人に承継されるには、相続開始（被相続人の死亡）時点で、相続人が生存していなければならないという相続法の大原則がある。したがって、事故などで夫婦とも死亡し、他方の死後一方が生存していたことが不明な場合には、同時に死亡したと推定され（民32条の2）、配偶者は互いに相続人にはなれない。

なお、例外的に、胎児は、相続については、すでに生まれたものとみなされるが、胎児が死体で生まれたときは、相続人にはなれない（民886条）。

> 同時存在の原則

[2] 代襲相続
被相続人の死亡による相続開始以前に、相続人となるべき子や兄弟姉妹が相続権を失ったとき、その者の直系卑属である子がその者に代わって、

> 代襲相続人
> 配偶者は代襲相続人にはなれない。

その者の受け取るべき相続分を相続する（代襲相続）。たとえば故人に息子2名（AとB）がおり、それぞれに子（故人からみれば孫aとb）がいた場合に、たまたま息子Aが故人よりも早く死亡すると息子Aは同時存在の原則に抵触し相続人になれない。この場合に、孫であるaとbの公平を期するため、孫aに父Aが相続するはずであった相続人の地位を代襲して受け継がせることとした。

【代襲相続の原因】（民887条2項3項・889条2項）
①相続人の死亡。
②相続人が欠格もしくは廃除（→次項［3］）により相続権を失ったとき。
　子と兄弟姉妹について①②の場合に代襲相続が認められており、子についてはさらに以下の場合に再代襲相続が認められている。
③代襲者が、相続開始以前に死亡し、または欠格もしくは廃除により代襲相続権を失ったとき。

［3］相続欠格と推定相続人の廃除

相続欠格と推定相続人の廃除
どちらも、一定の事由が存在する場合に相続権を喪失するという点で共通する。異なるのは、相続欠格が自動的に相続権を剥奪するのに対して、推定相続人の廃除は、その決定が被相続人の意思に委ねられるという点にある。

【相続欠格】次に該当する者は相続人になれない（民891条）。
①故意に被相続人または相続について先順位もしくは同順位にある者を死亡するに至らせ、または至らせようとしたために、刑に処せられた者。
②被相続人の殺害されたことを知って、これを告発せず、または告訴しなかった者。ただし、その者に是非の弁別がないとき、または殺害者が自己の配偶者もしくは直系血族であったときは、この限りでない。
③詐欺または強迫によって、被相続人が相続に関する遺言をし、撤回し、取り消し、または変更することを妨げた者。
④詐欺または強迫によって、被相続人に相続に関する遺言をさせ、撤回させ、取り消させ、または変更させた者。
⑤相続に関する被相続人の遺言書を偽造し、変造し、破棄し、または隠匿した者。

【推定相続人の廃除】次の場合には、被相続人は家庭裁判所に、推定相続人の廃除を請求することができる（民892条）。
①遺留分を有する推定相続人が、被相続人に対して虐待をし、もしくはこれに重大な侮辱を加えたとき。
②推定相続人にその他の著しい非行があったとき。
　被相続人は遺言で推定相続人廃除の意思表示をすることもできる（民893条）。また、被相続人は、いつでも廃除の取消しを家庭裁判所に請求することができ、遺言で廃除の取消しをすることもできる（民894条）。

C. 相続の効力

[1] 総則（民896条～899条）

【相続の一般的効果】相続人は、相続開始のときから、被相続人の財産に属した一切の権利義務を承継する（ただし、被相続人の一身に専属するものを除く）。

【祭祀の承継】系譜、祭具および墳墓の所有権は相続財産ではない。これらは、慣習に従って祖先の祭祀を主宰すべき者が承継する。被相続人が祭祀承継者を指定した場合はそれに従う。慣習が明らかでない場合には、家庭裁判所がこれを定める。

【共同相続】相続人が数人あるときは、相続財産はその共有となり、各相続人は相続分に応じて遺産を承継する。相続財産中の可分債権は、法律上当然に分割され各共同相続人がその相続分に応じて権利を承継する（最判昭29・4・8）とされているが、共同相続された預金債権は相続と同時に当然分割されることはなく、遺産分割の対象となる（最判平28・12・19）。連帯債務者の1人が死亡し、その相続人が数人ある場合に相続人らは相続債務の分割されたものを承継し、各自その承継した範囲で本来の債務者とともに連帯債務者となる（最判昭34・6・19）。

[2] 相続分（民900条～914条）

【法定相続分】前述5. B. [1] 法定相続人とその順位による相続分と後述5. G. 遺留分は表3-1の通りである。

表3-1　法定相続分と遺留分

	相続人	相続分（民900）	遺留分（民1028・1044）
配偶者あり	配偶者 第1順位子	1/2 1/2	1/4（1/2×1/2） 1/4（1/2×1/2）
	配偶者 第2順位直系尊属	2/3 1/3	1/3（1/2×2/3） 1/6（1/2×1/3）
	配偶者 第3順位兄弟姉妹	3/4 1/4	1/2 0
	配偶者のみ	すべて	1/2
配偶者なし	第1順位子	すべて	1/2
	第2順位直系尊属	すべて	1/3
	第3順位兄弟姉妹	すべて	0

一身専属的権利
弁護士や医師、社会福祉士の免許資格や、生活保護受給権、扶養を受ける権利などを一身専属的権利といい、譲渡性や相続性は否定される。

連帯債務

相続分
各相続人の取り分（分け前）を相続分という。被相続人が、遺言でこれを指定したときはその割合（指定相続分）に従い、遺言で指定がないときは、民法に定める法定相続分となる。さらに、特別受益や寄与分で修正され、具体的な相続分が確定する。

法定相続分
①兄弟姉妹の相続分
父母の一方のみを同じくする兄弟姉妹の相続分は、父母の双方を同じくする兄弟の1/2である。
②代襲相続分
代襲相続人の相続分は、その直系尊属が受けるべきであったものと同じとされ、代襲相続人が数人いる場合は、その人数で割った数字が各代襲相続人の相続分となる〔ただし、父母の一方のみを同じくする兄弟姉妹について（上記①）〕。

子・直系尊属・兄弟姉妹が数人いる場合は、その人数で上記相続分を割った数字が各人の相続分となる。

特別受益

[3] 特別受益（民903条）

共同相続人のなかに、被相続人から、遺贈（遺言による贈与）を受け、または婚姻、養子縁組のためもしくは生計の資本として贈与を受けた者があるときは、被相続人死亡時に有した財産にその贈与の価額を加えたものを相続財産とみなし、法定相続分の中から、すでに受け取った遺贈または贈与の額をのぞいたものをその者の（具体的）相続分とする。

被相続人がこの規定と異なる意思表示をした場合には、その意思が優先される（持戻免除）。

持戻免除の意思推定
民法改正により、①婚姻期間が20年以上の夫婦の間で、②居住用の土地・建物の遺贈・贈与を行った場合、被相続人の持戻し免除の意思が推定される（民903条4項）。

特別寄与制度
寄与分を主張できるのは、共同相続人に限られていたが、民法改正により、特別寄与制度（＝被相続人に対して無償で療養看護その他の労務の提供をした被相続人の親族〔特別寄与者〕は、相続人に対し寄与に応じた額の金銭の支払いを請求できる〔民1050条〕）が創設された。

[4] 寄与分（民904条の2）

共同相続人のなかに、被相続人の事業に関する労務の提供または財産上の給付、被相続人の療養看護その他の方法により、被相続人の財産の維持または増加につき特別の寄与をした者があるときは、被相続人が死亡時に有していた財産の価額から共同相続人の協議で定めたその者の寄与分を控除したものを相続財産とみなし、これに対する法定相続分に寄与分を加えた額が寄与者の（具体的）相続分となる。協議が調わないときは家庭裁判所が寄与分を定める。

配偶者居住権
民法改正により、配偶者居住権が新設された。これにより、相続によって自宅建物の所有権が他の相続人や第三者に渡っても、被相続人の配偶者は自宅に住み続けることができる。配偶者居住権には長期居住権と短期居住権の2種類がある（民1028条～1041条）。

[5] 遺産分割（民906条～914条）

相続人が数人あるときは相続財産はその共有となり、個々の相続人が何を取得するかは遺産の分割についての話し合い（遺産分割協議）によることとなる。遺産分割協議は、相続人全員の合意ができれば、相続分に拘束されず、だれがどのように承継するかを自由に決めることができる。

遺産の分割について、共同相続人間に協議が調わないとき、または協議をすることができないときは、各共同相続人は家庭裁判所に分割を請求することができる。具体的には、まず家庭裁判所に調停の申立てをし（家事39条・244条・257条、調停前置主義）、調停で遺産分割の合意ができないときは、家庭裁判所の審判でこれを定めることとなる。

家庭裁判所の遺産分割審判は、具体的相続分に従い、遺産に属する物または権利の種類および性質、各相続人の年齢、職業、心身の状態および生活の状況その他一切の事情を考慮して行われる。

D. 相続の承認および放棄（民915条〜940条）

　相続人は、自己のために相続が開始したことを知ったときから3ヵ月以内であれば、故人の財産（負の財産を含む）を承継するか否かを決めることができる。相続の仕方についての相続人の意思表示は、①単純承認、②限定承認および③放棄の3種類になる（民915条）。相続の放棄・承認は撤回できない。

【限定承認】限定承認は、相続人が数人いる場合は、その全員が家庭裁判所に財産目録を提出して限定承認の申立てを上記期間内にしなければならない。共同相続人の中に1人でも、限定承認に反対する者がある場合は、他の相続人も限定承認をすることができない（民922条〜924条）。

【放棄】相続人が数人いる場合でも、各人が個別に放棄することができるが、上記期間内に家庭裁判所に申立てをしなければならない（民938条）。放棄は真意に基づくものであればよく、その理由は問わない。

　被相続人の生前に、推定相続人が相続放棄の意思を有していたとしても、相続放棄の意思表示は、相続が開始した（被相続人の死亡）後にしか行うことができない。相続開始前にできるのは推定相続人の家庭裁判所に対する遺留分の放棄の申述のみである。

【法定単純承認】上記期間内に限定承認の申立ても、放棄の申立てもしなかった相続人は単純承認をしたものとして、相続財産（負の財産を含む）一切を承継することとなる。なお、3ヵ月を経過せずとも、また家庭裁判所に限定承認または放棄の申立てをしたとしても、公平の見地から単純承認したものとみなされる場合がある（民921条）。

E. 相続人の不存在（民951条〜959条）

【相続財産管理人の選任】相続が発生したにもかかわらず、相続人がいることが明らかでないときは、相続財産は法人とされる。この場合、家庭裁判所が利害関係人または検察官の請求により、相続財産管理人を選任し、選任したことを公告する。

　公告後2ヵ月間は相続人が現れるのを待ち、この期間内に相続人が現れない場合は、相続財産管理人は2ヵ月を下らない期間を定めて、相続債権者、受遺者に対して請求をするように公告する。この期間満了後に相続財産管理人は清算手続を開始し、法定の順序に従って支払をする。

　請求をすべき公告の期間満了後、なお相続人がいることが明らかでないときは、家庭裁判所は、相続財産管理人または検察官の請求により、再度

単純承認
故人の財産（負の財産を含む）をすべて無限に承継する、すなわちマイナスの相続財産がプラスの相続財産よりも大きい場合には相続人の固有財産もマイナスの相続財産の弁済に充当される。

限定承認
故人の相続財産の範囲の限度で債務および遺贈を返済することを留保して承認する、すなわちプラスの相続財産とマイナスの相続財産を清算して、プラスが残ればこれを相続する。

放棄
故人の財産（負の財産を含む）を一切承継しない。

遺留分の放棄
➡ p.58 G. 遺留分

単純承認したものとみなされる場合
①相続人が相続財産の全部または一部を処分したとき。ただし、保存行為および民602条（短期賃貸借）に定める期間を超えない賃貸をすることは、単純承認とみなさない。
②相続人が、限定承認または放棄をした後でも、相続財産の全部もしくは一部を隠匿し、私にこれを消費し、または悪意でこれを財産目録に記載しなかったとき。ただし、その相続人が放棄をしたことによって相続人となった者が承認した後は、単純承認とみなさない。

相続財産管理人
裁判所が職権で相続財産管理人を選任することはない。

特別縁故者　6ヵ月を下らない期間を定めて、相続人があるならば権利を主張するように公告する。

【特別縁故者】以上の手続によって、相続人が現れない場合、清算後に残る相続財産については、被相続人と生計を同じくしていた者、被相続人の療養看護に努めた者、その他被相続人と特別の縁故があった者（内縁の配偶者、事実上の養子等）の請求により、家庭裁判所は清算後残った相続財産の全部または一部を与えることができる（民958条の3）。

国庫帰属　【国庫帰属】相続財産管理人による清算手続を経た後、残った相続財産（特別縁故者へ分与されたものを除く）は、国庫に帰属する（民959条）。

F. 遺言

[1] 総則

遺言能力　【遺言能力】満15歳に達した者は、遺言をすることができる（ただし、遺言する時において遺言能力を有しなければならない）。また、成年被後見人、被保佐人、被補助人も遺言をすることができる（民961条〜963条・973条）が、成年被後見人が遺言をするには事理を弁識する能力を一時回復したときにおいて医師2人以上の立ち会いが必要になる（民973条）。

医師2人以上の立ち会い
立ち会った医師は、遺言をするときにおいて精神上の障害により事理を弁識する能力を欠く状態になかった旨を付記して、署名押印しなければならない。

【共同遺言の禁止】遺言は2人以上の者が同一の証書でこれをすることができない（民975条）。

共同遺言の禁止

[2] 遺言の方式

遺言の要式行為性　【遺言の要式行為性】遺言は民法の定める方式に従わなければならない。民法の定める要件を満たさないものは遺言としての効力を有しない（民960条）。

普通方式遺言　【普通方式遺言—3種類】

①自筆証書遺言（民968条）

自筆証書遺言の財産目録
民法改正により、自筆証書遺言に添付する財産目録は自書によらずパソコン等での作成が可能となった。ただし、全頁に署名・押印が必要である（民968条）。

遺言者が、遺言の全文、日付、氏名を自書し、押印することにより遺言となる。加除その他の変更は、遺言者が、その場所を指示し、これを変更した旨を付記して特にこれに署名し、かつその変更場所に押印しなければならない。

②公正証書遺言（民969条）

公正証書遺言は、証人2人以上の立ち会いのもと、公証人が遺言者の口述する遺言趣旨を筆記し、これを遺言者および証人に読み聞かせて、承認を得た後、各自に署名・押印してもらい、公証人が法定の方式に従って作成された旨付記して、署名・押印して完成する。

遺言者が口がきけない場合には、遺言者は、公証人および証人の前で遺言の趣旨を、通訳人の通訳により申述するか自書して公証人に伝え、耳が聞こえない場合には、公証人の読み聞かせに代えて、通訳人の通訳により公証人が筆記した内容を遺言者または証人に伝えることにより、遺言を作成することができる。公証人は、このような方法によって遺言公正証書を作成したときはその旨を証書に付記する（民969条の2）。

目の見えない者は口述ができ、公証人からの読み聞かせを受けることもできるので従前から公正証書遺言を作成できると考えられている。

③秘密証書遺言（民970条）

秘密証書遺言は、遺言者がまず証書に署名・押印してその証書を封じ、証書に用いた印で封印し、次に遺言者が、公証人1人および証人2人以上の前に封書を提出して、自己の遺言書であることならびにその筆者の氏名・住所を申述する。そして公証人が、その証書を提出した日付および遺言者の申述を封紙に記載した後、遺言者・証人とともに署名・押印して完成する。自筆証書遺言と異なり、証書は遺言者の自筆でなくてもよく、他人の代筆でも、ワープロでもよいが、遺言者の署名・押印とその印による封印が必要になる。

【特別方式遺言―4種類】

①一般危急時遺言（民976条）、②伝染病隔離者の遺言（民977条）、③在船者の遺言（民978条）、④船舶遭難者の遺言（民979条）がある。

上記①〜④の特別の方式による遺言は、遺言者が普通の方式により遺言ができるようになったときから6ヵ月間生存するときは、その効力を失う（民983条）。

[3] 遺言の効力

【遺言の効力発生時期】遺言は、遺言者の死亡時からその効力を発生する。遺言に停止条件が付いている場合は、その条件が遺言者の死亡後に成就したときから効力を生ずる（民985条）。

【遺贈】（民986条〜1002条・民964条）

受遺者（遺言により贈与を受ける者）は、遺言者の死亡後、いつでも遺贈の放棄ができる。遺贈義務者その他の利害関係人は、相当の期間を定め、その期間内に遺贈の承認または放棄をするように受遺者に催告することができる。受遺者が意思表示をしないと遺贈を承認したとみなされる。

遺言者の死亡以前に受遺者が死亡した場合、遺贈はその効力を生じない。

相続財産の何割というように、割合で示して遺贈（包括遺贈）すること、自宅土地・建物、特定の株式等と財産を特定して遺贈（特定遺贈）するこ

とのいずれも可能である。負担付贈与も可能である。

[4] 遺言の執行

【遺言書の検認、開封】 公正証書遺言以外の遺言については、遺言書の保管者は、被相続人の死亡後、遅滞なく、これを家庭裁判所に提出して検認を受けなければならない（民1004条）。検認は、遺言書の形状を確認して変造を防止するためであり、遺言者の真意によるものであるか否かを確認するものではない。封印のある遺言書は、家庭裁判所において、相続人またはその代理人の立ち会いをもって、開封しなければならない。

[5] 遺言の取消し

【遺言取消しの方式】 遺言者は、いつでも、遺言の方式に従って、その遺言の全部または一部を取り消すことができる。作成した遺言と取消しのための遺言は、同一の方式でなくても構わない。遺言者が遺言書を破棄したときは、破棄した部分は遺言を取り消したものとみなされる（民1022条・1024条）。

【遺言の抵触】 前の遺言と後の遺言とが抵触するときは、その抵触する部分については、後の遺言で前の遺言を取り消したものとみなされる（民1023条）。日付の違う複数の遺言があり内容が抵触する場合には、日付の一番新しい遺言が優先する。

G. 遺留分 （民1042条～1049条）

兄弟姉妹を除く法定相続人は、被相続人の財産の一定の割合を確保できる遺留分権を有しており、遺留分権により確保される相続財産の割合のことを遺留分という。

遺言者の死亡により、遺留分を侵害する内容の遺言が発効した場合、遺留分権利者は、遺留分を侵害している限度で他の遺贈または贈与を減らす（遺留分減殺）の意思表示をなし、遺留分を取り戻すことができる。遺留分減殺の請求は、遺留分権利者が、相続の開始および減殺すべき贈与または遺贈があったことを知ったときから1年間これを行使しないと時効により消滅する。遺留分権利者が減殺請求をするか否かはその自由である。

当事者間での話し合い（含家庭裁判所の調停）で合意に達しないときは地方裁判所に遺留分減殺訴訟を提起する（遺留分減殺は家庭裁判所の審判事項ではない）。

負担付贈与
例：アパートを長男に遺贈するが、賃料の一部を他の相続人に支払う。

遺言取消しの方式
公正証書遺言を自筆証書遺言で取り消す、自筆証書遺言を公正証書遺言で取り消すこともできる。

遺留分
遺留分の割合については、表3-1「法定相続分と遺留分」を参照。
➡ p.53

【遺留分の放棄】推定相続人は相続開始以前に家庭裁判所に対して遺留分放棄の許可申立てができるが、家庭裁判所から遺留分放棄の許可を得た場合でも、被相続人がその推定相続人の遺留分を侵害する遺言を作成しない限り、その推定相続人は相続財産を承継することができる（民1049条）。

ジェネリックポイント

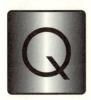

人が亡くなった場合、どのように遺産は承継されるのでしょうか。

人が死亡したとき、それまでその人に帰属していた財産に関する一切の権利義務を特定の人に承継させることを「相続」といいます。人は遺言によって、死後、自分の財産をだれにどのように相続させるかを決めることができますので、まず遺言書の有無を確認します。遺言書がある場合にはこれに従って遺産が承継されます。遺言書がない場合には、民法の定めに従い法定相続人が、遺産を相続します。配偶者は常に法定相続人となります。そして子がある場合には子、子がない場合には故人の直系尊属（実親・養親、両親ともいない場合は祖父母、祖父母もいない場合には曾祖父母）、子も直系尊属もない場合には故人の兄弟姉妹がそれぞれ故人の配偶者とともに法定相続人となります。法定相続人の間でだれがどの財産を取得するか話し合って決めます（遺産分割協議）。遺産分割の合意ができない場合（家庭裁判所の調停不成立を含む）は、法定相続分（子と配偶者が相続人の場合には配偶者の法定相続分は1/2、直系尊属と配偶者が相続人の場合には配偶者の法定相続分は2/3、兄弟姉妹と配偶者が相続人の場合には配偶者の法定相続分は3/4）に従い家庭裁判所の審判で各人が取得する財産を決めます。法定相続人のうち子と兄弟姉妹については、相続が開始する以前に子を残して死亡していた場合には、その子が親の順位で（代襲）相続人になることができます。法定相続人のうち子については、相続開始前に代襲相続人（孫）まで死亡していた場合にはその子（曾孫）に再代襲が認められています。

理解を深めるための参考文献

- 野村豊弘『民事法入門（第6版）』有斐閣アルマ，2014.
  民法を中心として、民事法の全体を平易に解説した入門書である。
- 我妻榮・良永和隆『民法（第9版）』勁草書房，2013.
  いわゆる"民法学の偉人"による民法入門書の骨格を残しつつ、時代に合わせて大幅改訂し共著とした良書である。
- 高橋朋子・床谷文雄・棚村政行『民法7　親族・相続（第5版）』有斐閣アルマ，2017.
  分量的にも手頃な教科書である。
- 二宮周平『家族法（第4版）』新世社，2013.
  スタンダードな教科書であるが分量が多い。

  離婚時年金分割

夫が会社員（妻は専業主婦で被扶養者）の場合、世帯の年金は夫婦それぞれの基礎年金と夫の厚生年金（報酬比例部分）からなっている。離婚をすると夫は基礎年金＋厚生年金（報酬比例部分）、妻は基礎年金のみになり、年金受給権の一身専属性との関係から、被扶養配偶者の離婚後の年金が不利になるという構造上の問題があった。年金制度の改革により、2007（平成19）年4月1日から、同日以降に離婚する場合に、婚姻期間中の厚生年金（報酬比例部分）の分割が可能となった。当事者間の合意、調停、調停が成立しないときは、家庭裁判所の審判（含　離婚訴訟における付帯請求）により分割することができるが、離婚後2年以内に請求しなければならない。分割が決まると合意・審判等をもって社会保険庁長官等に対し、保険料納付記録の分割を請求することとなる。なお、2008（平成20）年4月1日からは、同日以降に離婚する場合に、当事者が被保険者の被扶養配偶者であった同日以降の期間については、合意がなくても、被扶養配偶者は2分の1の保険料納付記録の分割を社会保険庁長官等に請求できることとなった。

第4章 行政法と権利擁護

1 行政の組織や機関のあり方について理解する。

2 行政行為（処分）の類型や一般的な効力について理解する。

3 行政救済制度を中心とする個別の行政各法の基本的な内容と実践について理解する。

1. 行政のあり方と行政行為

A. 行政の組織と機能

[1] 国および地方公共団体

行政主体の第1は国である。近代国家においては、立法・行政・司法の三権は基本的に国家に集中する。しかし日本国憲法は、明治憲法と異なり地方自治を保障し、地方公共団体との協働により統治をする仕組みとなっている。第2の行政主体たる地方公共団体には普通地方公共団体として都道府県および市町村、特別地方公共団体として特別区（東京23区）、地方公共団体の組合、広域連合、財産区、地方開発事業団などがある。

<small>行政主体
行う権利と義務を持ち、自己の名において行政を執行するもの。</small>

[2] 行政機関

行政主体が自己の名において行政を実施する場合でも、現実にはその権限を特定組織に委任し、その委任範囲の行政を実施させるのが一般的である。すなわち行政主体の頭となり手足となるものが行政機関であり、その機能により以下のように分類される。

<small>行政庁</small>

(1) 行政庁

行政主体の法律上の意思を決定し外部に表示する権限を有する機関であり、各省大臣、都道府県知事、市町村長など独任制の機関の他、公正取引委員会、選挙管理委員会など合議制の機関がある。

<small>諮問機関
参与機関</small>

(2) 諮問機関・参与機関

行政庁から諮問を受け答申する機関をいうが、諮問機関の答申には法的拘束力がなく行政庁を拘束しない。社会福祉審議会、社会保障審議会などである。一方、参与機関の答申は、法令により行政庁の意思決定を拘束する。電波監理審議会や労働保険審査会などがその例である。

<small>監査機関</small>

(3) 監査機関

行政機関の事務や会計を検査し、その適否を監査する行政機関をいう。行政監察事務所、会計検査院、地方公共団体の監査委員などがその例である。

<small>執行機関</small>

(4) 執行機関

行政目的を実現するために議決機関（議会）のした議決を執行する機関や、行政上の強制執行や即時強制を職務とする機関をいう。都道府県知事、市町村長、教育委員会、警察官、福祉事務所長、保健所長等がその例である。

(5) 補助機関

　行政庁の意思決定・権限行使を補助する機関。各省の副大臣、大臣政務官、事務次官、事務官、技官、地方公共団体の副知事、副市町村長、会計管理者、事務職員、専門委員などがその例である。

B. 行政行為（処分）

[1] 行政行為の特質

　行政機関の行う行政活動にはさまざまなものがあるが、その中でも最も重要なものが行政行為である。行政行為とは、「行政庁が、行政目的を実現するために、法律により認められた権能に基づき、一方的に国民の権利義務を具体的に形成し、または剥奪する行為」である。したがって、行政機関相互間における内部行為に過ぎない通達・訓令や、相手方国民の任意行為により行政目的の実現を図る行政指導、相手方国民の同意を得て行う行政契約、国民や住民を対象として抽象的・一般的に権利義務を決定する行政立法や行政計画などは、いずれも行政行為としての性質を持たない。

　行政行為はその機能により、法律行為的行政行為（下命・禁止、許可、免除、特許、認可、代理）と、準法律行為的行政行為（確認、公証、通知、受理）とに類別され、前者には付款を付すことができる。

> 補助機関
>
> 行政行為
>
> 法律行為的行政行為
>
> 準法律行為的行政行為
>
> 付款
> 行政行為の効果を制限したり、特に義務を貸す必要がある場合に、主たる意思表示に付加される行政庁の従たる意思表示。条件や期限、負担などがある。

[2] 各種の行政行為

(1) 下命・禁止

　国民に一定の行為をすること（作為義務）を命じることを下命といい、一定の行為をしないこと（不作為義務）を命じることを禁止という。下命には、租税の賦課、違法建築物の除去、要保護者に対する検診命令（生保28条）、施設改善命令（児福46条3項・老福19条）などがあり、禁止には通行禁止（道交4条）などがある。下命・禁止に違反する行為に対しては、法律の規定により、罰則や強制措置などが適用される場合がある。

> 下命
>
> 禁止

(2) 許可・免除

　許可とは、法律などによりあらかじめ設定された一般的禁止を特定の場合に解除する行為であり、各種の営業許可、免許、国や地方公共団体以外の者が営む第1種社会福祉事業の許可（社福67条2項）などがその例である。

　免除とは、一定の場合に作為、不作為、給付、受忍の義務を解除する行為であり、児童の就学義務の免除、納税の猶予、前渡保護金品の返還免除（生保80条）などはその例である。

> 許可
>
> 免除

(3) 特許・認可・代理

特許 　　特許とは、相手方の申請に基づき、法律上の地位や権利を設定（設権行為）ないし剥奪（剥権行為）する行為をいい、法文上は許可と呼ばれるものも多い。道路占有許可およびその取消処分などはその例である。

認可 　　認可とは、私人間や第三者の行為を補完して法律上の効果を完成させる行為である。要認可行為が無認可である場合は原則として当該行為は法的に無効ではあるものの、許可と異なり処罰や強制措置の対象とはならないのが一般的である。

代理 　　代理とは、第三者がなすべき行為を行政庁が代わりに行った場合に、第三者が直接行ったと同様の法的効果を発生させる行為である。社会福祉法人設立に際し、定款事項決定前に設立者が死亡した場合における厚生労働大臣による定款事項の決定（社福33条）などはその例である。

(4) 確認・公証・通知・受理

確認 　　確認とは、特定の事実または法律関係について争いや疑義がある場合、公の立場でその存否や真否を確認する行為であり、年金権の裁定などがその例である。

公証 　　公証とは、特定の事実や法律関係の存否を証明する行為であり、年金証書の交付、身体障害者手帳の交付などがその例である。

通知 　　通知とは、特定または不特定多数人に対し特定の事実を知らせる行為であり、納税の督促通知や施設利用料の納入通知などがその例である。

受理 　　受理とは、他人の行為を有効な行為として受領する行為であり、生活保護申請の受理、有料老人ホーム設置届の受理などがその例である。

[3] 行政行為の一般的効力

　行政行為はその性質上、私人間における法律行為にはない一般的な効力として、公定力、不可争力、自力執行力および不可変更力などを有する。

(1) 公定力・不可争力

公定力 　　公定力とは、「行政行為が重大かつ明白な瑕疵により当然に無効である場合を除き、権限ある行政庁または裁判所により取消されない限りは、有効な行政処分として相手方や第三者を拘束する効力」のことであり、いわゆる適法性の推定である。また、

不可争力 不可争力とは、一定期間を経過すると、たとえその行政行為に（無効に至らない程度の）何らかの瑕疵がある場合であっても、もはやその不当性・違法性を争うことができなくなるという効力である。たとえば、金額に誤りがある課税処分であっても、一定期間以内に是正や取消しなどの手段を（名宛人のほうから）講じることなく放置すれば滞納処分を受け財産を剥奪されてしまうことがあるのは、上記の

効力が行政行為に備わっているがためである。いずれも、行政目的の早期実現と法律関係の早期安定（法的安定性）を図るための効力である。

(2) 自力執行力

私人間においては、たとえば債権者が自らの貸金債権を実現しようとする場合、（法治国家においては自力救済は認められないため）裁判所による判決、強制執行という手段を経なければならないのに対して、課税処分のような行政行為の場合、義務の不履行者に対して、司法手続を経ることなく、当事者たる行政庁自らが（滞納処分として差押えなどの）強制執行手続により行政目的を実現することができる。これを自力執行力という。

(3) 不可変更力

行政上の不服申立てに対する裁断行為等については、職権でそれを取消し、撤回、変更することができないとする効力を不可変更力といい、行政行為の自縛性ともいわれる特性である。

C. その他の行政活動

[1] 行政指導

行政指導とは、行政機関がその任務または所掌事務の範囲内において一定の行政目的を実現するため、特定の者に一定の作為または不作為を求める指導、勧告、助言その他の行為である。行政処分と異なり、あくまでも相手方国民の任意の協力を求める事実上の要請に過ぎず、法的拘束力を持たない。したがって、行政指導に従わないからといって、法的な制裁が科されたり義務履行の確保手続が採られることはない。

[2] 行政計画・行政契約

行政計画は、具体的な現状把握と一定期間に達成すべき行政目標を定め、行政の計画的執行に資するものである。介護保険事業計画、各種の社会福祉計画、道路整備計画などがその例である。行政計画は、行政処分ではなく行政達成の目的ないし指針であり、司法審査の対象とはならない。

行政契約は、行政庁が相手方国民との協議や任意の同意により契約を締結して行政目的を達成する行為である。施設の管理・運営委託契約、措置委託入所におけるサービスの委託契約などはその例である。

[3] 行政上の強制措置

(1) 行政強制

行政強制には、国民があらかじめ命じられた義務を履行しない場合に行

政が義務の履行を実現するために行う「行政上の強制執行」と、緊急の目的実現のためにあらかじめ義務を課すことなく直ちに強制力を行使する「即時強制」とがある。前者には、「行政代執行」「執行罰」「直接強制」および「行政上の強制徴収」がある。

(2) 義務違反への制裁

義務違反に対する制裁

行政上の義務違反に対する制裁としては、刑法総則が適用され、懲役・禁錮・拘留・罰金・科料などが科される「行政刑罰」と、軽微かつ形式的な義務違反に対して過料を科す「秩序罰」とがある。

2. 行政救済制度

不服申立て
行政訴訟
国家賠償
行政手続

事後的救済
行政不服審査法
行政事件訴訟法
行政争訟二法
国家賠償法
行政救済三法

　行政機関が法的根拠に基づき行う処分などが仮に違法または不当なものである場合、その対象者である国民には、その是正なり取消しを求める法的手段（＝不服申立て・行政訴訟）が保障されていなければならない。さらに損害を被った場合にはその賠償を求める手段（＝国家賠償）も必要である。また、そもそもさまざまな処分などが公正かつ透明な手続で行われるものであることを担保する制度（行政手続）も、国民が行政に信頼を寄せる上で重要である。その意味で、行政手続法はいわば事前救済的性格を有している。これに対し、違法または不当な処分が行われた後にこれを救済する制度（事後的救済）として行政不服審査法および行政事件訴訟法（これらを合わせて行政争訟二法という）および国家賠償法が存在し、合わせて行政救済三法という。これら各法制度の理解は、福祉職として利用者の権利擁護を図る上で必要不可欠である。

　なお、行政不服審査法および行政手続法が2014（平成26）年6月に改正された。とりわけ、行政不服審査法については、制定以来初の抜本的改正とされている。改正内容については、それぞれの項目内で言及することとする。

A. 行政手続法

[1] 制度の意義

　行政機関の行うさまざまな行政作用、すなわち国民の申請に対して各種の許認可や給付を行い、また、法令の根拠に基づき既存の権利や地位を制

限ないし剥奪する場合において、その決定に至る過程が公正でありかつ透明なものであり、行政の恣意や偏見によるものでないことへの国民的信頼が確保されることは極めて重要である。行政手続法は、このような観点から、行政処分、行政指導、届出および命令などに関する事前手続における国民の権利利益の保護を目的とする一般法として機能している。

> 行政手続法
> （1993〔平成5〕年法律第88号）

[2] 申請に対する手続

申請とは、生活保護の申請、児童手当の受給申請、施設開設許可の申請、各種免許の申請など、法令に基づき自己に何らかの利益を付与する処分を求める行為であって、行政庁が諾否の応答義務を負っているものをいう。

> 申請

申請に対する処分について、行政庁は審査基準を定めるものとし、またその内容はできるだけ具体的なものであり事務所などに公示しておかなければならない（行手5条）。行政庁は、申請から処分をするまでの標準処理期間を定めるよう努め、これを公示しなければならない（行手6条）。また、行政庁は、申請の到着に対しては遅滞なく審査をしなければならず（行手7条）、申請により求められた許認可などを拒否する処分をする場合には、その理由を示さなければならない（行手8条）。

[3] 不利益処分

不利益処分とは、免許取消し、営業停止、役員解任命令など、行政庁が法令に基づき、特定の名宛人に、直接に、義務を課し、または権利を制限・剥奪する処分をいう。

> 不利益処分

行政庁は、できる限り具体的な処分基準を定め、かつこれを公示するよう努めなければならない（行手12条）。不利益処分を行うに先立ち、「聴聞」または「弁明の機会の付与」という形式により、不利益処分の名宛人に対して意見陳述の手続をとらなければならない（行手13条）。また、行政庁は不利益処分と同時にその理由を示さなければならない（行手14条）。

> 聴聞
> 口頭審理を原則として行われる、より慎重な手続。許認可の取消しや地位・資格のはく奪など、重大な不利益処分の場合に義務づけられる。

> 弁明の機会の付与
> 弁明書等の提出による書面審理を原則として行われる、簡易な権利防御の機会。営業停止処分など比較的軽い不利益処分などの場合に行われる。

[4] 行政指導

行政指導は、処分と異なり、あくまでも任意の協力要請に過ぎず法的拘束力を持たない行為であるが、その濫用を抑止するべく、行政手続法ではその一般原則が定められている。

> 行政指導

行政指導に携わる者は、指導が所掌事務の範囲を逸脱してはならないことや、指導の内容があくまでも相手方国民の任意の協力によってのみ実現されるものであることに留意しなければならない。また、相手方が指導に従わなかったことを理由とする不利益扱いを禁止している（行手32条）。

また、行政指導の方式として、相手方に対して当該行政指導の趣旨、内容、責任者を明示しなければならないほか、口頭で行われた指導について相手方から書面の交付を求められたときは、原則として交付しなければならない（行手35条）。

なお、改正法（2014〔平成26〕年6月13日公布、2015〔平成27〕年4月1日施行）では、法律の要件に適合しない行政指導を受けたと思う場合に、当該指導の相手方が行政機関に対して「行政指導の中止等」を求めることができるようになった（行手36条の2）ほか、何人も法令違反の事実を発見した場合、その是正のための処分や行政指導をすることを行政機関に対して求めることができるようになった（行手36条の3）。

[5] その他

行政手続法は、地方公共団体の機関が条例または規則を根拠として行う処分、行政指導、地方公共団体の機関に対してする届出、地方公共団体の機関が命令等を定める手続については、適用されない（行手3条3項）。これらの行政作用について同様の権利利益の保護を図るためには、地方公共団体における行政手続条例等の制定が求められる（行手46条）。

B. 国家賠償法

[1] 国家賠償制度

憲法17条は、「何人も公務員の不法行為により損害を受けたときは、法律の定めるところにより、国又は公共団体にその賠償を求めることができる」としており、その具現化法として国家賠償法（1947〔昭和22〕年法律第125号）が制定され、国家賠償制度の一般法となっている。

[2] 公権力の行使による損害

国家賠償法1条は、「国又は公共団体の公権力の行使に当たる公務員が、その職務を行うについて、故意又は過失によって違法に他人に損害を加えたときは、国又は公共団体が、これを賠償する責に任ずる（1項）。前項の場合において、公務員に故意又は重大な過失があったときは、国又は公共団体は、その公務員に対して求償権を有する（2項）」と定める。賠償請求の要件のうち、「公権力の行使にあたる公務員」によるものであることについて、ここにいう「公務員」には、純然たる国家公務員および地方公務員のみならず、これに準ずるもの（例：独立行政法人職員）も含まれるとされる。そして、「公権力の行使」には非権力的活動をも含むとする

解釈（広義説）が一般的であり、たとえば公立学校における体育の授業の際の教諭の指導などもこれに含まれる（横浜市立中学校プール事故訴訟〔最判昭62・2・6〕）。また、「職務を行うについて」のものであることについては、公務員の行為であって客観的にみて職務の外形を整えていれば足りるとされ（外見主義）、公務員の主観的意図は問わないとされる。

さらに、「故意又は過失」「損害の発生」などの要件を満たせば、国または公共団体が損害賠償義務を負うことになるが、これは一般的に代位責任と解される。なお、公務員に故意またはこれと同視し得る重大な過失がある場合、国または公共団体は当該公務員に対して求償権を行使し得る。

求償権
他人の行為によって損害賠償義務を負担させられた者が、その他人に対して返還を請求する権利。

[3] 営造物の設置管理の瑕疵による損害

国賠法2条は、「道路、河川その他の公の営造物の設置又は管理に瑕疵（かし）があったために他人に損害を生じたときは、国又は公共団体は、これを賠償する責に任ずる（1項）。前項の場合において、他に損害の原因について責に任ずべき者があるときは、国又は公共団体は、これに対して求償権を有する（2項）」と定める。いわゆる営造物責任であり、対象は道路、河川、庁舎などの公共建築物、消防車、市立公園の遊戯物など幅広く及ぶ。ここでいう「瑕疵」とは、判例では「営造物が通常有すべき安全性を欠いていることをいい、これに基づく国及び公共団体の賠償責任については、過失の存在は必要としない」とする。

また、国賠法1条については、過失責任主義をとっているのに対し、同法2条については無過失責任主義を採用し、財政的理由も免責事由にならないと解されている。

営造物責任

過失責任主義
損害の発生につき、故意または過失がある場合にだけ賠償責任を負うという原則。

無過失責任主義
損害の発生につき、故意または過失がなくても賠償責任を負うという原則。

[4] その他

国賠法4条は、国または公共団体の賠償責任については、国賠法によるほか民法の規定によるとし、また国賠法5条では、損害賠償について、民法以外の特別法に定めがある場合は、特別法が優先されると定める。損害賠償請求権の消滅時効につき民法724条によることは前者の例であり、郵便事故につき郵便法（68条・73条）を適用することは後者の例である。

また国賠法の外国人への適用については、相手国の法制が日本人への賠償請求権を認めている場合に限りこれを認めるとする、いわゆる相互保証主義を採用している（国賠6条）。

相互保証主義

[5] 損失補償制度

損失補償制度は、適法な行政作用により特定の国民に財産的損害を発生

損失補償制度

させた場合に、平等原則の観点から国や公共団体が公費を以てその損害を補償するものである。この点、国家賠償制度が違法な行政作用により特定の国民に生じた損害を賠償するものであることと対照的である。

損失補償は、憲法29条3項に「私有財産は、正当な補償の下に、これを公共のために用いることができる」とあることから、土地収用法、自然公園法、都市計画法その他の個別法の定めがない場合であっても、同条を根拠として直接に補償を求めることができる。なお、「正当な補償」の内容については、「相当補償説」および「完全補償説」がある。

相当補償説
公正な算定基礎に基づき算出した合理的な金額を補償すれば足りるとする考え方。

完全補償説
収用される財産の客観的価値の全額を補償しなければならないとする考え方。

C. 行政不服審査法

[1] 制度の意義

行政不服審査制度とは、「行政庁の違法又は不当な処分その他公権力の行使に当たる行為に関し、国民が簡易迅速かつ公正な手続の下で広く行政庁に対する不服申立てをすることができるための制度を定めることにより、国民の権利利益の救済を図るとともに、行政の適正な運営を確保することを目的」（行審1条）として、行政不服審査法に基づく制度である。申立ての対象には行政処分のみならず、事実行為や不作為も含まれる。また、法の列挙する除外事項を除き広く不服申立てを許容する制度となっており（一般概括主義、行審7条）、旧法（訴願法）が列記主義を採用していたことと対照的である。

なお、本法は、①公正性の向上、②使いやすさの向上、③救済手段の充実・拡大の観点から、制定後50年ぶりの抜本的改正が行われた（2014〔平成26〕年6月13日公布、2016〔平成28〕年4月1日施行）。

行政不服審査制度
（1962〔昭和37〕年法律第160号→2014〔平成26〕年法律第68号）

一般概括主義

[2] 不服申立ての種類

本法による不服申立ての種類は、「審査請求」および「再審査請求」である（行審2・6条）。

「審査請求」をすべき行政庁は、法律に特別の定めがある場合を除き、①処分庁等（不作為庁を含む、以下同じ）に上級行政庁がない場合は当該処分庁、②主任の大臣が処分庁の上級行政庁である場合は当該主任の大臣、などと定められている（行審4条）。

従来存在した「異議申立て」は廃止された。一方、処分庁以外の行政庁に対して審査請求ができる場合で、法律に定めのあるときに限り、処分庁に対して「再調査の請求」をすることが認められている（行審5条）。

なお、行政庁の不作為に対する不服申立ても、同じく審査請求をするこ

審査請求

とができる（行審3・4条）。

「再審査請求」は、審査請求による裁決に対して不服がある場合に行う形式であるが、個別法により再審査請求を行うことが認められている場合に限り可能である（行審6条）。この点は行政訴訟における上訴権の保障と異なっている。

再審査請求

[3] 不服申立ての手続

(1) 方式

不服申立ては、他の法律に口頭でできる旨の定めがある場合を除いて、書面で申立てなければならず（行審19条）、書面による申立てが原則である。申立ては代理人によることも可能である（行審12条）。なお、改正法では、審理の公正性を高めるべく、図4-1のように、処分に関与しない審理員による審理手続と、第三者機関への諮問手続が導入された。

図4-1　改正後の不服申立て手続

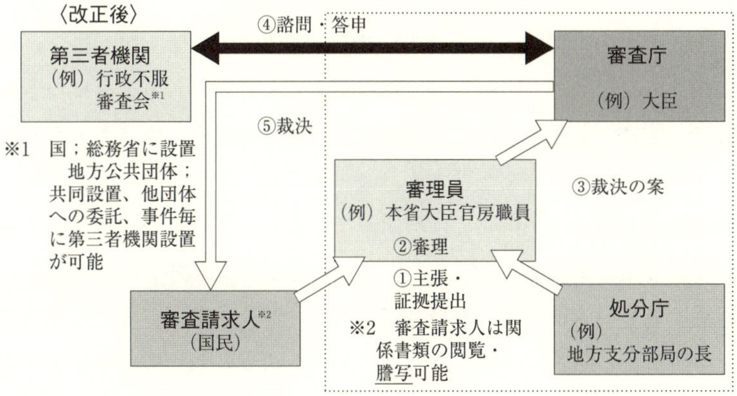

〈改正後〉
- 第三者機関（例）行政不服審査会※1
  - ※1 国；総務省に設置　地方公共団体；共同設置、他団体への委託、事件毎に第三者機関設置が可能
- 審査庁（例）大臣
- 審理員（例）本省大臣官房職員　②審理
- 処分庁（例）地方支分部局の長
- 審査請求人※2（国民）
  - ※2 審査請求人は関係書類の閲覧・謄写可能
- ④諮問・答申
- ⑤裁決
- ③裁決の案
- ①主張・証拠提出

(2) 申立期間

審査請求は、処分があったことを知った日の翌日から起算して3ヵ月以内にしなければならない。ただし、天災など、審査請求をしなかったことについてやむを得ない理由のあるときは、この限りでない。また、処分のあった日の翌日から起算して1年を経過したときはすることができない（行審18条）。

再審査請求は、審査請求についての裁決があったことを知った日の翌日から起算して1ヵ月以内にしなければならない（行審62条）。

(3) 執行不停止の原則

不服申立ては、その処分の執行や手続の続行を停止しないことを原則とする（行審25条）。不服申立ての濫用などにより処分の法的効果の中断や行政の執行に支障をきたす可能性を考慮した規定である。ただし、申立人

執行不停止の原則

の権利利益の保護のため、審査庁もしくは処分庁は必要があると認めるときは、申立てまたは職権により処分の執行停止をすることができる。

教示制度

(4) 教示制度

行政庁は、行政処分を行うに際して、その処分に不服がある者が行政庁に対し不服申立てをするのに必要な事項を示し、申立ての便宜を図ることが義務づけられている。具体的には、①当該処分につき不服申立てをすることができる旨、②申立てをするべき行政庁、③申立てをすることができる期間を原則として書面で教示しなければならない（行審82条）。また、誤った教示がなされた場合、その教示に従って申立てが行われたときは、これを正当な申立てとして処理しなければならないとされている（行審22・55条）。

(5) 裁決および決定

申立てに対する審査庁の裁断は、審査請求および再審査請求の場合には「裁決」、異議申立ての場合には「決定」という形式で下されることが原則である。

裁決
決定
認容
棄却
却下

また、その内容において、認容（取消・変更）、棄却、却下に分かれる。認容裁決・決定は、不服申立てに理由があると認められるときになされる裁断で、処分の全部または一部を取消す裁決・決定と、申立人の不利益にならない限度で原処分を変更する裁決・決定がある。

棄却裁決・決定は、申立てに理由がないとしてこれを退ける裁断である。しかし、理由がある場合でも、「これを取消し又は撤廃することにより公の利益に著しい障害を生じる場合において、審査請求人の受ける損害の程度、その損害の賠償又は防止の程度および方法その他一切の事情を考慮した上、処分を取消し又は撤廃することが公共の福祉に適合しないと認めるときは、審査庁は、裁決で当該審査請求を棄却することができる」これを

事情裁決

事情裁決という。この場合、「審査庁は裁決で、当該処分が違法または不当であることを宣言しなければならない」（行審45条3項）。

却下裁決・決定とは、申立ての利益を有しない者による申立てや、申立て期間経過後の申立てのように、申立て要件を欠く不適法な不服申立てに対してなされる本案審理拒否（いわゆる門前払い）の裁断である。

裁決は、関係行政庁を拘束する（行審52条）。これは、関係行政庁が裁決の趣旨に従った行動をとるよう義務づけられる、すなわち、処分庁は、従前と同一の事実関係の下において従前と同一の理由によって従前と同一の行政処分を下すことはできないということを意味する。また、裁決および決定の法的効力として、多くの行政処分と同様に公定力、不可争力、自力執行力をもつ他、不可変更力を有する。

D. 行政事件訴訟法

[1] 制度の意義

　行政事件訴訟制度は、行政権の行使による作為または不作為による違法性について、裁判所に訴訟を提起することにより違法性を排除し権利利益の回復などを図る手続で、行政事件訴訟法に基づく制度である。 行政事件訴訟制度

　行政事件訴訟法および行政不服審査法は、ともに行政救済制度の中核をなすものであり、合わせて行政争訟二法とも呼ばれるが、両者の異同は以下の通りである（**表4-1**）。

行政事件訴訟法
行政不服審査法
行政争訟二法

表4-1　行政事件訴訟制度

	行政不服審査法	行政事件訴訟法
所管機関	行政機関（処分庁・上級庁・第三者機関など）	司法機関（裁判所）
審理の対象	適法性および妥当性	適法性のみ
争訟手続	略式の争訟手続	正式の争訟手続
法的効果	行政処分としての効果（公定力、不可変更力など） 審判としての効果（自縛力、既判力、拘束力など）	判決としての効果（自縛力、既判力、執行力など）
制度特性	簡易・迅速・低廉	客観性・中立性

　両者の関係については、行政事件訴訟法8条1項本文で「処分の取消しの訴えは、当該処分につき法令の規定により審査請求をすることができる場合においても、直ちに提起することを妨げない」として、自由選択主義を原則としている。ただし、「法律に当該処分についての審査請求に対する裁決を経た後でなければ処分の取消しの訴えを提起することができない旨の定めがあるときは、この限りでない」（同項但書）として、審査請求前置主義（不服申立て前置主義）を例外としている。とはいえ、社会保障および社会福祉領域の関係法令においてはこの主義を採用するものが多く存在する（例：生保69条・介保196条・国年110条・児童手当25条など）。 自由選択主義

審査請求前置主義

　なお、改正行政不服審査法では、国民の裁判を受ける権利を重視する観点から、従来、96法律で定められていた不服申立て前置主義につき、生活保護法など28法を除く68法律で廃止・縮小した（47法律で全部廃止・21法律で一部廃止）。特に、二重前置（「異議申立て＋審査請求」または「審査請求＋再審査請求」）についてはすべて解消されることとなった（5法律で全廃、16法律で一重化）。

[2] 行政事件訴訟の種類

抗告訴訟
当事者訴訟
民衆訴訟
機関訴訟

　行政事件訴訟法では、「抗告訴訟」「当事者訴訟」「民衆訴訟」および「機関訴訟」の4類型を規定している（行訴2条）。前2者を主観訴訟、後2者を客観訴訟ともいうが、このうち最も重要な類型は、「行政庁の公権力の行使に関する不服の訴訟」（行訴3条1項）である抗告訴訟である。

　抗告訴訟の種類は、「処分取消訴訟」「裁決取消訴訟」「無効等確認訴訟」「不作為の違法確認訴訟」の4つに加え、2004（平成16）年改正で導入された「義務付け訴訟」および「差止め訴訟」を合わせた6種類である。

処分取消訴訟

　「処分取消訴訟」は、行政処分その他公権力の行使に当たる行為の取り消しを求める訴訟で（行訴3条2項）、行政訴訟の典型的かつ中心的な訴訟類型であり、提訴件数も他の類型に比べ圧倒的に多い。課税処分取消訴訟、社会福祉法人解散命令取消訴訟などはその例である。

裁決取消訴訟

　「裁決取消訴訟」は、審査請求・異議申立てに対する行政庁の裁決・決定の取消しを求める訴訟である。生活保護法や介護保険法に基づく処分に対してなされた不服申立てに対する裁決・決定の取消しを求める訴訟がその例である（同条3項）。

無効等確認訴訟

　「無効等確認訴訟」は、行政処分または裁決・決定の存否または効力の有無の確認を求める訴訟である。無効な行政行為には公定力や不可争力が生じないため、無効等確認訴訟は出訴期間の制限を受けない（同条4項）。

不作為の違法確認訴訟

　「不作為の違法確認訴訟」は、行政庁が法令に基づく申請に対し、相当の期間内に何らかの処分または裁決をすべきであるにもかかわらず、これをしないときに、その違法性の確認を求める訴訟である（同条5項）。

義務付け訴訟

　「義務付け訴訟」は、行政庁が一定の処分をすべきであるにもかかわらずこれがされないときなどにおいて、行政庁にその処分や裁決をすべき旨を命じることを求める訴訟である（同条6項）。

差止め訴訟

　「差止め訴訟」は、行政庁が一定の処分または裁決をすべきでないにもかかわらずこれがされようとしている場合に、行政庁がその処分または裁決をしてはならない旨を命じることを求める訴訟である（同条7項）。

[3] 取消訴訟の手続

　取消訴訟において適法な訴えとして本案判決を得るための要件は、行政庁による違法な処分の存在、原告適格（訴えの利益）および被告適格の存在、審査請求との関係性のクリア、出訴期間の遵守などである。

(1) 原告適格

　取消訴訟は、当該処分または裁決の取消しを求めるにつき法律上の利益を有する者に限り、提起することができる（行訴9条1項）。2004（平成

16) 年改正において、「法律上の利益」の有無の判断にあたり、当該処分または裁決の根拠法令の文言だけでなく、その法令の趣旨、目的、処分において考慮されるべき利益の内容および性質をも考慮することとされ、原告適格の拡大が図られた。

(2) 被告適格

取消訴訟における被告は原則として国または公共団体である（行訴11条）。従来、取消訴訟の被告は行政庁とされていた点を平成16年改正において変更したものである。

(3) 管轄裁判所

取り消し訴訟における原則的な管轄裁判所は、被告の普通裁判籍の所在地を管轄する裁判所または処分・裁決をした行政庁の所在地を管轄する裁判所である（行訴12条1項）。これに加え、2004（平成16）年改正において、国や独立行政法人などを被告とする場合、原告の普通裁判籍の所在地を管轄する高等裁判所の所在地を管轄する地方裁判所にも提起することが認められるようになり、被告適格の拡大が図られた。たとえば「朝日訴訟」を現在の規定のもとで提起するとした場合、従来通り東京地方裁判所に提起することも可能であり、原告の普通裁判籍の所在地（＝岡山県）を管轄する広島高等裁判所の所在地（＝広島県）を管轄する広島地方裁判所に提起することも可能となる（同条4項）。

(4) 出訴期間

取消訴訟は、処分または裁決があったことを知った日から6ヵ月を経過したときは提起することができない（行訴14条1項）。従前3ヵ月とされていた規定を2004（平成16）年改正により延長し、制度をより利用しやすいものとした。なお、処分または裁決の日から1年を経過したときは、提起することができない（同条2項）。

[4] 執行不停止原則と内閣総理大臣の異議

処分の取消しの訴えの提起は、処分の効力、処分の執行または手続の続行を妨げない（行訴25条1項）。すなわち、取消訴訟を提起したからといって、いったん下された行政処分にストップをかけることはできないとする、執行不停止の原則が採られている。ただし、執行の停止が認められないと国民に回復困難となる著しい権利侵害が認められる場合には、例外的に執行停止を認めている（同条2項）。

しかし、執行停止の申立てがあった場合、内閣総理大臣は裁判所に対し執行停止決定の前後を問わず異議を申立てることができ、この場合、裁判所は執行停止をすることができず、またすでに執行停止の決定をしている

執行不停止原則

内閣総理大臣の異議

ような場合はこれを取り消さなければならない（行訴27条1項4項）。この制度については、三権分立に違反するという見解も有力である。

[5] 教示制度

行政庁は処分に際し、処分の相手方に対して①取消訴訟の被告とすべき者、②出訴期間および③審査請求前置主義の定めがある処分である場合にはその旨の3点を書面により教示しなければならない（行訴46条）。2004（平成16）年改正により、従来は行政不服審査法にのみ規定があった教示義務を、行政事件訴訟法にも導入したものである。ただし、誤った教示がなされた場合についての救済的規定は存在しない。

教示

[6] 判決

取消訴訟に対する裁判所の判断は判決によって示されるが、その内容は行政不服審査法におけると同様、本案判決である認容（取消し・変更）および棄却、訴訟判決である却下に分かれる。

判決
認容
棄却
却下

認容判決は、訴えに理由ありと認められる場合であり、処分の全部または一部を取消す判決、申立人の不利益にならない限度で原処分を変更する判決がある。

棄却判決は、申立てに理由がないとしてこれを退ける判決である。一方、処分または裁決が違法ではあるが、その取消しにより公の利益に著しい障害を生じる場合、原告の受ける損害の程度、その損害の賠償または防止の程度および方法その他一切の事情を考慮した上、処分を取消すことが公共の福祉に適合しないと認めるときは、裁判所は、主文で違法であることを宣言した上で請求自体は棄却することができる（事情判決、行訴31条）。

却下判決は、訴えの利益の瑕疵や出訴期間の徒過など訴訟要件を具備しない場合に示される本案審理拒否（いわゆる門前払い）の判決である。

取消訴訟の判決の法的効力としては、既判力、形成力、第三者効力（対世効）、拘束力などがある。行政庁の処分・裁決を取消す判決は、当該処分庁・裁決庁への取消しを命じるものではなく、司法判断により直ちにその効力を否定する効力を有する。また、判決は、当事者たる行政庁その他の関係行政庁を拘束する（行訴33条1項）。また、申請を却下・棄却した処分などが判決により取消された場合、処分庁・審査庁は判決の趣旨に従い、あらためて申請に対する処分などをしなければならない（同条2項）。

E. 情報公開法・個人情報保護法

　「人民が情報を持たず、それを取得する手段を持たないならば、人民による政府といっても、それは道化芝居の序幕か、悲劇の序幕であり、おそらく、その両者であろう。知識は永遠に無知を支配するであろう。人民が統治者であろうとするならば、知識の与える力で武装しなければならない」[1]という言葉に象徴されるように、「情報」は国民主権と成熟した民主主義の実現に不可欠なものとなっている。わが国では、2001（平成13）年に行政機関の保有する情報の公開に関する法律（情報公開法）が施行され、行政機関の保有する行政文書の開示請求の手続等について規定している。

　一方、個人情報の保護については、2003（平成15）年に個人情報の保護に関する法律（個人情報保護法）、2005（平成17）年に行政機関の保有する個人情報の保護に関する法律（行政機関個人情報保護法）がそれぞれ施行された。個人情報保護法において、「個人情報」とは、生存する個人に関する、氏名、生年月日その他の記述等により特定の個人を識別することができるものとされ、また「個人情報取扱業者」とは、個人情報データベース等を事業の用に供している者（国や地方公共団体、独立行政法人、取扱う情報量や利用方法について政令で定める者などを除く）をいうとされている。同法では、個人情報に関する適正な取得や利用目的の特定・制限・通知、個人データの開示手続や訂正など、主に個人情報取扱業者の義務について詳細な規定をおいている。

注）
(1)　ジェームス・マディソン米合衆国第4代大統領。

ジェネリックポイント

行政法の広範な学習範囲の中で、福祉職を目指す上では、特に行政救済制度についてしっかり学ぶ必要があると言われますが、それはなぜでしょうか。

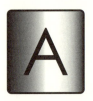
一言で言えば、救済制度を必要とする状況にありながら、制度の存在を知らない、または利用の仕方を知らない福祉サービス受給者の権利を擁護するためです。医療の現場において医療関係者と患者との間に非対等性の観念が簡単には払拭されないのと同様に、行政と福祉サービス受給者との間にも非対等的な観念は残っており、「措置から契約へ」といったキーワードが定着したからといってそう簡単に変遷するものではありません。ましてや、「知らしむべからず、依らしむべし」という長年の行政のあり方に国民も順応しており、そもそも行政処分に対してもの申すという発想自体が定着しているとは言えません。

しかし、行政処分がいかに法の根拠に基づいてなされるものであるとはいえ、過ちや行き過ぎも起こりうる以上、係る行政処分の違法性や不当性についてそれを主張し、その効力を否定ないし是正させるための法的手段や、違法な行政作用によって権利を侵害された国民が正当な賠償を得るための制度については、十分に理解する必要があるのです。

しかも、その違法または不当な行政決定を受けた国民が高齢者、障害者、児童など経済的、身体的、能力的などの意味において十分ではない対象者である場合、彼らをサポートする立場にある福祉職としては、「どのような救済制度が存在するか」「その制度は現在直面するケースに利用できる要件を備えているか」「どのような手続が必要か」「時間や費用など利用の阻害要因はあるか」「どのような救済が得られ、それが対象者の救済と自立支援にどのように有効作用するか」「サポートする上で他の専門職との連携は必要か」などについて十分な知識と理解を有することが援助活動において不可欠であると言えるからです。

理解を深めるための参考文献

- 今村成和『行政法入門（第9版）』有斐閣双書，有斐閣，2012.
  行政法の存在意義や体系を初学者・市民の目線で概説した入門書。平成16年の行政事件訴訟法改正、平成17年の行政手続法改正などもフォローしている。
- 塩野宏『行政法Ⅰ（第6版）・Ⅱ（第5版）・Ⅲ（第4版）』有斐閣，2015，2013，2012.
  行政法研究の第一人者による概説書。Ⅰは行政法総論として行政作用・行政行為全般を、Ⅱは行政救済制度を、Ⅲは行政組織法を内容とする。
- 橋本博之・青木丈・植山克郎『新しい行政不服審査制度』弘文堂，2014.
  52年ぶりに全面改正された新法について、立法担当者と行政法学者により、法改正の経緯・趣旨を踏まえつつ逐条解説を行った必携書。国税通則法および行政手続法についても関連する範囲で解説。

 社会保障法と民法の相違

　死亡した叔父と内縁関係にあった姪の遺族厚生年金受給資格の有無が問題となった訴訟で、最高裁（平成19・3・8）はこれを認める判断を示した。一審（受給権あり）→控訴審（受給権なし）を受けての逆転判決ということになる。内縁配偶者について、たとえば法定相続権を一切認めない民法の規定に対し、社会保障各法では、法律婚配偶者と同様の法的権利を認めるものが多いが、本件では、そもそも正当な婚姻が認められない関係（＝3親等以内の傍系血族）すなわち不適法内縁であっても、長期間にわたり親族間においても地域社会においても受容された関係であり反社会性・反倫理性が高くないことなどを理由として、「正当な」内縁配偶者として処遇することを認めたものである。実体的な権利義務関係の有無に重きを置く民法の価値判断よりも、遺族の現実的な生計保障・生活の安定にまず優先的配慮をなす社会保障的観点に立った最上級審の判断として、注目に値する。

第5章 社会福祉関連法と権利擁護

1 社会福祉法に規定されたサービス利用者の権利擁護規定について、理解を深める。

2 児童虐待防止に関する法規定について、その対応を含めた権利擁護システムを考察する。

3 DV（ドメスティック・バイオレンス）の防止に関する法規定について、理解を深める。

4 高齢者の虐待の防止に関する法規定について、理解を深める。

1. 社会福祉法

A. 社会福祉法総則における規定

[1] 福祉サービス提供の基本的理念

<!-- margin: 社会福祉事業法 -->
<!-- margin: 社会福祉法 -->

1951（昭和26）年に制定された社会福祉事業法を大幅に見直し、社会福祉事業のみならず、社会福祉全般の基本法としての性格を強め、2000（平成12）年から施行されたのが社会福祉法である。

その総則である3条には、福祉サービスの基本的理念として、「福祉サービスは、個人の尊厳の保持を旨とし、その内容は、福祉サービスの利用者が心身ともに健やかに育成され、又はその有する能力に応じ自立した日常生活を営むことができるように支援するものとして、良質かつ適切なものでなければならない」と規定している。

<!-- margin: 要保護者 -->
<!-- margin: 個人の尊厳の保持 -->

社会福祉事業法当時は、福祉サービス利用者を、「要保護者」として、保護、指導、監督を行うといった意味合いが強かったものの、「個人の尊厳の保持」を前面に出し、福祉サービスは日常生活を支援していくものとして良質かつ適切なものであるべきとする理念が明確に表現されている。

[2] 地域福祉の推進

同法4条では、地域福祉の推進として、「地域住民、社会福祉を目的とする事業を経営する者及び社会福祉に関する活動を行う者は、相互に協力し、福祉サービスを必要とする地域住民が地域社会を構成する一員として日常生活を営み、社会、経済、文化その他あらゆる分野の活動に参加する機会が与えられるように、地域福祉の推進に努めなければならない」と規定している。

ここでは、福祉サービスを必要とする地域住民を、地域社会を構成する一員として明記しており、地域の中で、地域住民、福祉事業の経営者、福祉事業の活動者の相互協力により、あらゆる活動に参加する機会を確保していくという、地域包括（ソーシャル・インクルージョン）の福祉の考え方が目標とされている。

<!-- margin: 地域包括（ソーシャル・インクルージョン）の福祉 -->

[3] 福祉サービス提供の原則

続く5条では、福祉サービス提供の原則として、「社会福祉を目的とす

る事業を経営する者は、その提供する多様な福祉サービスについて、利用者の意向を十分に尊重し、かつ、保健医療サービスその他のサービスとの有機的な連携を図るよう創意工夫を行いつつ、これを総合的に提供することができるようにその事業の実施に努めなければならない」としている。

ここでも、利用者の意向を十分に尊重することが福祉事業の経営者に課せられており、連携と創意工夫に基づいた福祉サービスを行うことが利用者の権利擁護につながると考えられる。

B. 福祉サービスの適切な利用に関する規定

[1] 情報の提供等

本法第8章として、福祉サービスの適切な利用という章が新たに起こされている。その第1節は、情報の提供等として、以下の項目が規定されている。

(1) 情報の提供（75条）

社会福祉事業の経営者は、福祉サービスを利用する者が、適切かつ円滑にこれを利用することができるように、その経営する社会福祉事業に関し、情報の提供を行うよう努めなければならない。

(2) 利用契約の申込み時の説明（76条）

社会福祉事業の経営者は、その提供する福祉サービスの利用を希望する者からの申込みがあった場合には、その者に対し、その福祉サービスを利用するための契約の内容およびその履行に関する事項について説明するよう努めなければならない。

(3) 利用契約の成立時の書面の交付（77条）

社会福祉事業の経営者は、福祉サービスを利用するための契約が成立したときは、その利用者に対し、経営者の名称や所在地、福祉サービスの内容、利用者が支払う額等を記載した書面を交付しなければならない（電子情報処理組織の使用その他情報通信技術の利用も可）。

(4) 福祉サービスの質の向上のための措置等（78条）

社会福祉事業の経営者は、自らその提供する福祉サービスの質の評価を行うことなどにより、常に福祉サービスを受ける者の立場に立って良質かつ適切な福祉サービスを提供するよう努めなければならない。

国は福祉サービスの質の公正かつ適切な評価の実施のための措置を講ずるよう努めなければならない。

(5) 誇大広告の禁止（79条）

社会福祉事業の経営者は、福祉サービスについて広告するとき、その内

容が著しく事実に相違する表示をしたり、実際のものよりも著しく優良であり有利なものと誤認させるような表示をしてはならない。

[2] 福祉サービスの利用の援助等

　第8章の第2節は、福祉サービス利用の援助等に関し、以下の規定がなされている。

(1) 福祉サービス利用援助事業の実施にあたっての配慮（80条）

　福祉サービス利用援助事業を行う者は、利用者の意向を十分に尊重するとともに、利用者の立場に立って公正かつ適切な方法により行われなければならない。

(2) 都道府県社会福祉協議会の行う福祉サービス利用援助事業等（81条）

　都道府県社会福祉協議会は、福祉サービス利用援助事業を行う市町村社会福祉協議会その他の者と協力し、福祉サービス利用援助事業の実施に向けて必要な事業を行い、事業に従事する者の資質の向上や事業の普及・啓発を行うものとする。

(3) 社会福祉事業の経営者による苦情の解決（82条）

　社会福祉事業の経営者は、常に利用者等からの苦情の適切な解決に努めなければならない。

(4) 運営適正化委員会（83条）

　福祉サービス利用援助事業の適正な運営を確保するとともに、福祉サービス利用者等からの苦情を適切に解決するため、社会福祉、法律、医療の学識経験者で構成される運営適正化委員会を都道府県社会福祉協議会に置くものとする。

(5) 運営適正化委員会の行う福祉サービス利用援助事業に関する助言等（84条）

　運営適正化委員会は、福祉サービス利用援助事業の適正な運営の確保に必要がある場合は、必要な助言や勧告をすることができる。

(6) 運営適正化委員会の行う苦情の解決のための相談等

　運営適正化委員会は、福祉サービスに関する苦情について解決の申し出があったときは、その相談に応じ、申出人に必要な助言をし、苦情に係る事情を調査する。また、福祉サービスを提供した者の同意を得て、苦情解決のあっせんを行うことができる。

　以上のように、社会福祉法においては、福祉サービス提供にかかわる基本事項の中に、サービス利用者の権利擁護に関する規定が行われている。

2. 児童虐待の防止等に関する法律

A. 児童虐待の現状

[1] 児童虐待の件数

　児童虐待への対応は、児童福祉分野でも重要な分野である。児童虐待に関する相談件数は、2000（平成12）年の児童虐待防止法（児童虐待の防止等に関する法律）の制定直前の1999（平成11）年度に1万1,631件であったものが、2015（平成27）年度には10倍近い10万3,286件となっている（図5-1）。

児童虐待防止法（児童虐待の防止等に関する法律）

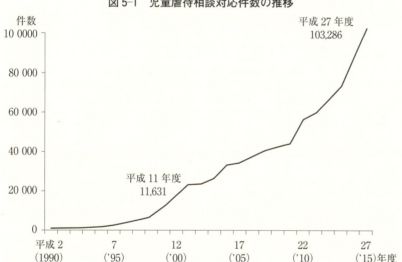

図5-1　児童虐待相談対応件数の推移

注）平成22年度は、東日本大震災の影響により、福島県を除いて集計した数値である。
出所）厚生労働省「福祉行政報告例」

　また、虐待を行っている者の分類をみると、約6割が「実母」、2割強が「実父」であり、血縁関係がある中での虐待が8割以上を占めている点が注目される（表5-1）。

[2] 児童虐待の内容

　虐待を受けた子どもの年齢については、「小学生」がいちばん多く、次いで「3歳～学齢期前」「0歳～3歳未満」の順となっている（表5-2）。
　また、虐待の内容については、後述する児童虐待の定義による分類では、

2012年度では「身体的虐待」と「心理的虐待」が多く、次いで「ネグレクト」が挙げられている（表5-3）。

表5-1 主たる虐待者の推移

(単位 人、（　）内％)

	総　数	実　父	実父以外の父	実　母	実母以外の母	その他
平成11年度（1999）	11,631 (100.0)	2,908 (25.0)	815 (7.0)	6,750 (58.0)	269 (2.3)	889 (7.7)
12　（2000）	17,725 (100.0)	4,205 (23.7)	1,194 (6.7)	10,833 (61.1)	311 (1.8)	1,182 (6.7)
17　（2005）	34,472 (100.0)	7,976 (23.1)	2,093 (6.1)	21,074 (61.1)	591 (1.7)	2,738 (7.9)
22*　（2010）	56,384 (100.0)	14,140 (25.1)	3,627 (6.4)	34,060 (60.4)	616 (1.1)	3,941 (7.0)
26　（2014）	88,931 (100.0)	30,646 (34.5)	5,573 (6.3)	46,624 (52.4)	674 (0.8)	5,414 (6.1)
27　（2015）	103,286	37,486 (36.3)	6,230 (6.0)	52,506 (50.8)	718 (0.7)	6,346 (6.1)

注1）　「その他」には、祖父母、叔父、叔母などが含まれる。
注2）　＊は、東日本大震災の影響により、福島県を除いて集計した数値である。
出所）　厚生労働省「福祉行政報告例」

表5-2 虐待を受けた子どもの年齢構成

年度	平成12 （2000）	17 （2005）	22* （2010）	26 （2014）	27 （2015）
総　　　数	17,725	34,472	56,384	88,931	103,286
0～3歳未満	3,522	6,361	11,033	17,479	20,324
3歳～学齢前児童	5,147	8,781	13,650	21,186	23,735
小　学　生	6,235	13,024	20,584	30,721	35,860
中　学　生	1,957	4,620	7,474	12,510	14,807
高校生・その他	864	1,686	3,643	7,035	8,560

注）　＊は、東日本大震災の影響により、福島県を除いて集計した数値である。
出所）　厚生労働省「福祉行政報告例」

表5-3 虐待の内容別相談件数

年度	平成12 （2000）	17 （2005）	22* （2010）	26 （2014）	27 （2015）
総　　　数	17,725	34,472	56,384	88,931	103,286
身 体 的 虐 待	8,877	14,712	21,559	26,181	28,621
ネ グ レ ク ト	6,318	12,911	18,352	22,455	24,444
心 理 的 虐 待	1,776	5,797	15,068	38,775	48,700
性 的 虐 待	754	1,052	1,405	1,520	1,521

注）　＊は、東日本大震災の影響により、福島県を除いて集計した数値である。
出所）　厚生労働省「福祉行政報告例」

B. 児童虐待の定義と法規定

[1] 児童虐待の定義

児童虐待防止法2条には、児童虐待について、「保護者（親権を行う者、未成年後見人その他の者で、児童を現に監護するものをいう）がその監護する児童（18歳未満の者）について行う次に掲げる行為」として、4種の規定をしている。

(1) 身体的虐待

児童の身体に外傷が生じ、または生じるおそれのある暴行を加えること。

(2) 性的虐待

児童にわいせつな行為をすることまたは児童をしてわいせつな行為をさせること。

(3) ネグレクト

児童の心身の正常な発達を妨げるような著しい減食または長時間の放置、保護者以外の同居人による身体的虐待や性的虐待と同様の行為の放置その他の保護者としての監護を著しく怠ること。

(4) 心理的虐待

児童に対する著しい暴言または著しく拒絶的な対応、児童が同居する家庭における配偶者に対する暴力その他の児童に著しい心理的外傷を与える言動を行うこと。

[2] 児童虐待防止法による対応

児童虐待防止法では、児童に関する虐待の禁止、児童虐待の予防および早期発見その他の児童虐待の防止に関する国および地方公共団体の責務、児童虐待を受けた児童の保護および自立の支援のための措置等について規定している。

児童虐待を受けたと思われる児童を発見した者は、速やかに福祉事務所か児童相談所に通告しなければならない。通告を受けた福祉事務所は、必要に応じ、近隣住民、学校の教職員、児童福祉施設の職員等との協力により、児童との面会、安全確認を行い、場合によっては児童相談所に送致し、一時保護を行う。

都道府県知事は、児童の保護者に対し、児童を同伴し出頭を求めたり、児童委員や関係職員に必要な調査や質問をさせることができる。出頭の求めに応じない場合、裁判所の発行する許可状に基づき、臨検や児童の探索を行うことができる。

児童についても、乳児院や児童保護施設の入所措置が採られたり、保護

者には面会や通信の制限が行われる場合もある。

　2007（平成19）年、児童虐待防止法が改正され、以下の点が変更されている。

①児童の安全確認等のための立入調査等の強化

　裁判官の許可状を得た上で、解錠等を伴う立入調査が可能となった。

②保護者に対する面会・通信等の制限の強化

　都道府県知事は、保護者に対し、児童へのつきまといや児童の居場所付近での徘徊を禁止することができる。

③保護者に対する指導に従わない場合の措置等の明確化

　都道府県知事が出した、虐待を行った保護者への指導に関する勧告に従わなかった場合、一時保護、施設入所等の措置を講ずる。

［3］その他の児童虐待への対応

　児童虐待の発生予防や早期発見等には、以下のような対策が設けられている。

(1) こんにちは赤ちゃん事業

　生後4ヵ月までの乳児のいるすべての家庭を訪問し、子育て支援に関する情報提供や養育環境の把握を実施。

(2) 育児支援家庭訪問事業

　養育支援が必要な家庭を訪問し、育児・家事への助言・指導を行うとともに、1歳6ヵ月児・3歳児健康診査における育児不安等に対応する心理相談等母子保健活動を充実。

(3) 児童相談所の体制強化

　児童相談所の児童福祉司の配置基準を強化し、地域の関係機関との連携を強めるため、要保護児童対策地域協議会や虐待防止ネットワークを設置。

(4) 児童養護施設における受け入れ態勢の整備

　心理療法担当職員や、被虐待児個別対応職員の配置、家庭支援専門相談員（ファミリーソーシャルワーカー）の配置、地域小規模児童養護施設の整備等の実施。

　2008（平成20）年、児童福祉法が改正され、児童虐待に関する項目として、以下の点が盛り込まれた。

①乳児家庭全戸訪問事業、養育支援訪問事業、地域子育て支援拠点事業等子育て支援サービスの法定化

②子どもを守る地域ネットワーク（要保護児童地域対策協議会）の機能強化

③養子縁組を前提とした里親と養育里親を区別し、養育里親に対する研修等の実施

（欄外）家庭支援専門相談員（ファミリーソーシャルワーカー）

④被虐待児を養育者の住居で養育する小規模住居型児童養育事業（ファミリーホーム事業）の創設
⑤児童自立生活援助事業への対象拡大（義務教育終了後の児童の他、20歳未満の者もこの対象に追加）
⑥児童養護施設等の施設内虐待防止のための規定の創設

　また、民法改正により、家庭裁判所による虐待を行った保護者等への従来の親権の停止の他、2年を超えない範囲内で、親権の一時停止の審判の規定が新たに加えられている。

3. DV防止法

A. DV防止法の概要

[1] 配偶者からの暴力の定義

　2001（平成13）年に制定されたDV防止法（配偶者からの暴力の防止及び被害者の保護に関する法律）では、配偶者からの暴力について、次の2点を定義している。

①配偶者からの身体に対する暴力
　身体に対する不法な攻撃であって生命または身体に危害を及ぼすもの。
②心身に有害な影響を及ぼす言動
　①に準ずるものとして、離婚後等婚姻が取り消された後に受ける暴力等も含む。

　「被害者」とは、配偶者からの暴力を受けた者をいう。また、「配偶者」には、婚姻届を出していないものの事実上婚姻関係にある場合や、離婚届を出していないものの事実上離婚と同様の事情にある者も含むとされている。

> DV防止法（配偶者からの暴力の防止及び被害者の保護に関する法律）

[2] 配偶者暴力相談支援センター等

　都道府県は、婦人相談所その他の適切な施設において、配偶者暴力相談支援センターの機能を果たすようにすることが規定されている。このセンターでは、以下のような業務が行われる。
①被害者の問題に対する相談、または婦人相談員や相談機関の紹介
②被害者の心身の健康を回復させるための医学的・心理学的な指導
③被害者の緊急時における安全の確保および一時保護

> 婦人相談所
>
> 配偶者暴力相談支援センター

④被害者の自立促進のための就業の促進、住宅の確保、援護等に関する制度の利用等について、情報の提供、助言、関係機関との連絡調整その他の援助

⑤保護命令の制度の利用についての情報の提供、助言、関係機関への連絡その他の援助

⑥被害者を居住させ保護する施設の利用について、情報の提供、助言、関係機関との連絡調整、その他の援助

また、婦人相談所の婦人相談員は、被害者の相談に応じ、必要な指導を行うことができる。都道府県は、婦人保護施設において、被害者の保護を行うことができる。

B. 配偶者からの暴力防止対策

[1] DV防止法による対応

配偶者からの暴力を受けている者を発見した者は、配偶者暴力相談支援センターまたは警察官に通報するよう努めなければならない。医師その他の医療関係者は、配偶者からの暴力によって負傷しまたは疾病にかかったと認められる者を発見したときは、配偶者暴力相談支援センターまたは警察官に通報することができる。

保護命令　　被害者が配偶者から生命等に対する脅迫を受けた場合、生命または身体に重大な危害を受けるおそれが大きいとき、裁判所は、次の2つの保護命令を出す。

①6ヵ月間、被害者の身辺につきまとったり、被害者の住所、勤務先等で徘徊することが禁じられる。

②2ヵ月間、被害者とともに生活していた住居からの退去することおよび住居付近の徘徊が禁じられる。

2013（平成25）年1月の法改正により、生活の本拠を共にする交際相手からの暴力およびその被害者にも、DV防止法が適用されることになった。

[2] 婦人保護事業

婦人保護事業　　婦人保護事業は、1956（昭和31）年に制定された売春防止法により規定され、性行や環境に照らして売春を行うおそれのある女子について、その更生保護を目的としている。その活動の中心は、各都道府県に設置されている婦人相談所である。

売春防止法

婦人相談所

婦人相談所では、社会環境の浄化、配偶者からの暴力の防止に関する啓

発活動、要保護女子や暴力被害女性の早期発見、相談、調査、判定、指導・援助、一時保護、収容保護等の事業を行う。

また、婦人保護施設は、本人の申請による婦人相談所長の保護の決定を受けて、要保護女子等に対し、社会復帰に必要な生活訓練や職業指導等を行う施設として位置づけられている。

> 婦人保護施設

4. 高齢者虐待防止法および障害者虐待防止法

A. 高齢者虐待防止法の規定

> 高齢者虐待防止法（高齢者虐待の防止、高齢者の養護者に対する支援等に関する法律）

[1] 高齢者虐待の定義

この法律において、高齢者虐待とは、以下のような行為をいう。

(1) 身体的虐待

高齢者の身体に外傷が生じ、または生じるおそれのある暴行を加えること。

(2) ネグレクト

高齢者を衰弱させるような著しい減食または長時間の放置等養護を著しく怠ること。

(3) 心理的虐待

高齢者に対する著しい暴言または著しく拒絶的な対応その他の高齢者に著しい心理的外傷を与える言動を行うこと。

(4) 性的虐待

高齢者にわいせつな行為をすることまたは高齢者をしてわいせつな行為をさせること。

(5) 経済的虐待

養護者または高齢者の親族が、高齢者の財産を不当に処分することその他高齢者から不当に財産上の利益を得ること。

[2] 高齢者虐待を発見した者の対応

養護者による高齢者虐待を受けたと思われる高齢者を発見した者は、高齢者の生命または身体に重大な危険が生じている場合は、速やかに市町村に通報しなければならない。急迫した場合でなくとも、虐待を発見した場合は、市町村に通報するよう努めなければならないとされている。

老人短期入所施設

通報を受けた市町村は、速やかに高齢者の安全の確認その他事実の確認のための措置を講じ、必要に応じて一時的保護のため老人短期入所施設への入所や必要な居室の確保を行う。

B. 高齢者虐待への市町村による支援

高齢者虐待防止法では、虐待を受けた高齢者の迅速な保護や養護者に対する支援等については、市町村が適切な措置を講じることになっており、その流れは、図5-2のような対応がとられる。

図5-2 養護者による高齢者虐待への具体的な対応（市町村における事務の流れ）

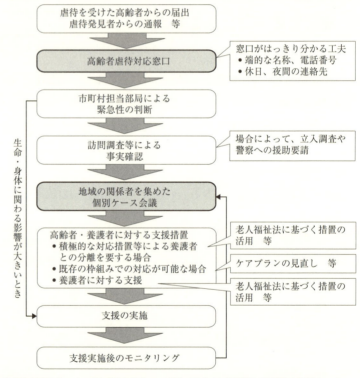

出典）長寿社会開発センター編『老人福祉のてびき 平成19年度版』長寿社会開発センター，2007，p.98.

C. 障害者虐待防止法の創設

2011（平成23）年6月、「障害者虐待の防止、障害者の擁護者に対する支援等に関する法律（障害者虐待防止法）」が制定された。

この法律では、障害者虐待を、養護者による障害者虐待、障害者福祉施設従事者等による障害者虐待および使用者による障害者虐待をさす。具体

的には、以下の行為が障害者虐待に該当する。
① 障害者の身体に外傷が生じ、もしくは生じるおそれのある暴行を加え、または正当な理由なく障害者の身体を拘束すること
② 障害者にわいせつな行為をすること、または障害者にわいせつな行為をさせること
③ 障害者に対する著しい暴言または著しく拒絶的な対応その他の障害者に著しい心理的外傷を与える言動を行うこと
④ 障害者を衰弱させるような著しい減食、長時間の放置、養護者以外の同居人が上記と同様の行為を行った場合の放置等養護を著しく怠ること
⑤ 養護者または障害者の親族が、障害者の財産を不当に処分すること、その他障害者から不当に財産上の利益を得ること

　国および地方公共団体には、障害者虐待の予防および早期発見その他の障害者虐待の防止、障害者虐待を受けた障害者の迅速かつ適切な保護および自立の支援ならびに適切な養護者に対する支援を行うため、関係省庁相互間その他関係機関および民間団体の間の連携の強化、民間団体の支援その他必要な体制の整備が求められている。それに加えて、障害者虐待の予防や虐待を受けた障害者の適切な保護、専門的人材の確保や育成のための研修の実施や、救済制度等について必要な広報その他の啓発活動を実施する。

5. 成年後見制度に関連する法改正等

A. 民法関連

[1] 成年後見の事務の円滑化を図るための民法及び家事事件手続法の制定

　2016（平成 28）年、成年後見の事務の円滑化を図るための民法及び家事事件手続法が制定され、成年後見人等に付与される権限の明確化や拡大が図られている。

成年後見人

[2] 民法の改正内容
(1) 成年被後見人に宛てた郵便物の配達の嘱託等の審判事件の創設（民 860 条の 2 新設）

　家庭裁判所の審判により、後見事務上必要がある場合、6 ヵ月以内の期

限を定めて、成年被後見人宛ての手紙を成年後見人のもとに回送することを嘱託できる。

(2) 成年被後見人に宛てた郵便物の開披の権限（民860条の3新設）

成年後見人が成年被後見人宛ての通便物を開封することができる権限を明確化した。

(3) 死後事務の根拠規定（民873条の2新設）

成年後見人は、成年被後見人が死亡した場合、必要があるときは、成年被後見人の相続人の意思に反することが明らかな場合を除き、相続人が相続財産を管理することができるようになるまで、相続財産に属する特定の財産の保存に必要な行為、相続財産の属する債務の弁済、家庭裁判所の許可を得て死体の火葬または埋葬に関する契約の締結その他相続財産の保存に必要な行為を行う権限が明文化された。

B. 成年後見制度の利用の促進に関する法律（成年後見制度利用促進法）

[1] 成年後見制度の利用促進の内容

2016（平成28）年、議員立法により、成年後見制度の利用の促進に関する法律（成年後見制度利用促進法）が制定された。主な内容は以下の点である。

①成年後見人の人材確保のための市民への研修や情報提供の実施
②家庭裁判所その他関係機関の監督体制の強化
③成年後見の利用の促進を図るための成年後見制度利用促進基本計画の策定
④内閣総理大臣を長とする成年後見制度利用促進会議を内閣府に設置
⑤成年被後見人の医療、介護の意思決定に関する支援のあり方の検討

[2] 成年後見制度利用促進基本計画

(1) 基本的な考え方

2017（平成29）年、成年後見制度の利用促進に関する施策の総合的・計画的な推進を図るため、成年後見制度利用促進基本計画が閣議決定されている。

この計画は、①ノーマライゼーション（個人の尊厳を重んじ、その尊厳にふさわしい生活を保障）、②自己決定の尊重（意思決定支援の重視と自発的意思の尊重）、③財産管理のみならず、身上監護の重視、という3つの基本的な考えに基づいている。

(2) 成年後見制度利用促進基本計画の要点

この計画は、①利用者がメリットを実感できる制度・運用の改善、②権利擁護支援の地域連携ネットワークづくり、③不正防止の徹底と利用しやすさの調和、という3つの要点が挙げられる。

参考文献
- 内閣府編『高齢社会白書 平成19年版』ぎょうせい，2007.
- 長寿社会開発センター編『老人福祉のてびき 平成19年度版』長寿社会開発センター，2007.
- 厚生労働省「平成24年度 福祉行政報告例」
- 厚生労働統計協会編『国民の福祉と介護の動向 2017／2018』厚生労働統計協会，2017.

ジェネリックポイント

福祉サービス利用者への成年後見制度の必要性について教えてください。

介護保険制度による高齢者向けの福祉サービスや障害者自立支援法（2013〔平成25〕年4月より障害者総合支援法）による障害者福祉サービスに代表されるように、福祉サービスを利用するには、サービス利用者とサービス事業者とのサービス利用契約を結ぶことが基本とされることが多くなっています。ところが、認知症高齢者や知的障害者、精神障害者のような判断能力に問題のある人については、第三者による支援がなければ、本人にとって不利な内容であったり、費用面でも不当な契約を結ばれる危険があります。事実、介護サービスを提供していた比較的名の知られた民間企業であっても、不正受給等が問題となりました。もし家族がいたとしても、本人に内緒で年金を引き落として勝手に使うなど、身近な親族だから安心というわけでもありません。また、振り込め詐欺等特に高齢者の財産が狙われる犯罪の増加が、これからも心配されています。

障害者総合支援法第1章参照。
➡ p.5

単なる財産管理のみならず、身上監護の重視という高齢者や障害者の日常生活を支える視点が、現在のわが国の成年後見制度には明記されています。2016（平成28）年には、「成年後見制度の利用の促進に関する法律（成年後見制度利用促進法）」も制定されています。今後、成年後見制度の活用が見込まれる高齢者、障害者はまだまだ増える傾向にあり、成年後見制度の存在は、もっと注目されてもよいと思います。

理解を深めるための参考文献

- 新井誠『高齢社会の成年後見法（改訂版）』有斐閣，1999.
  高齢社会の進行に伴い、認知症高齢者の財産管理や身上監護等成年後見の必要性について指摘した先駆的著書。イギリスやドイツの成年後見法をもとに、わが国の法制度の課題を考察している。
- 野田愛子編『新しい成年後見制度をめざして』東京都社会福祉協議会，1993.
  当時の東京精神薄弱者・痴呆性高齢者権利擁護センター（通称：すてっぷ）の活動を通じて、意思能力が十分でない人びとへの社会生活を支援するための相談援助のあり方を、相談事例を通じて考察しており、障害者や高齢者の権利擁護の課題について言及している。
- 日本社会福祉士会編『権利擁護と成年後見実践――社会福祉士のための成年後見入門』民事法研究会，2009.
  社会福祉士が成年後見人等に任命されて行うさまざまな後見事務について、わかりやすく解説した入門書。

コラム　事理弁識能力について

　事理弁識能力とは、自分の行為が、自分もしくは周囲の環境にどのような影響を及ぼすかをしっかり認識できるかという能力である。
　認知症の高齢者や知的障害者、精神障害者等の権利擁護を考えるときに、この能力をどう捉えるかという点が、権利擁護活動に大きな影響を与える。法定後見制度も補助、保佐、後見という3類型により、段階的に本人の能力と後見人等の権限を組み合わせている。
　本人の意思をどれだけ代弁できるのか、本人の望む日常生活をどれだけ実現できるのか、後見人等のみならず、権利擁護にかかわる人たちには常に自覚しておかなければならない課題である。

第6章 成年後見制度の概要①
──法定後見制度──

1
成年後見制度は、
現代のソーシャルワークの実践において
欠かすことのできない重要な権利擁護手段である。
それゆえ、制度の概要だけでなく、
手続の方法や保護機関である成年後見人等の
実際の後見事務をも理解しておかなければ、
実務において役に立たない。
そこで、成年後見制度の単なる学問的な知識の域を超えた、
実務に根ざした実践的な知識の習得をめざしたい。

2
成年後見制度は、
私人同士の権利擁護手段であり、
権利擁護の担い手(保護主体)である
成年後見人、保佐人、補助人等の権限の範囲や限界、その差異、
および被保護者の権限の範囲や限界等が
極めて重要となってくる。
そこで、本章では、それらを完全に理解することをめざす。

3
ソーシャルワーカーとしての本人や家族に対する相談業務
(説明とアドバイス)のためだけでなく、
将来、専門職として自らが成年後見等の業務に
携わることを念頭に、
申立手続や後見業務等の実務を具体的にイメージして、
実務家の卵にふさわしい学習を心がけてもらいたい。

1. 成年後見制度の概要

A. 制度の意義

　成年後見制度とは、精神上の障害により判断能力が不十分であるため契約等の法律行為[1]における意思決定が困難な者（たとえば、認知症高齢者、知的障害者、精神障害者等）について、後見人等の機関（保護者）がその判断能力を補い、それによってその判断能力の不十分な者の生命、身体、自由、財産等の権利を擁護する制度である。

　なお、この制度は、「精神上の障害」を前提とした制度であるから、これを伴わない身体上の障害だけを有する人は対象とならない。

B. 制度創設の経緯

　従来、この制度にあたるものとして、禁治産制度および準禁治産制度があったが、その公示方法が戸籍であったこと、制度の呼称からイメージが悪かったこと、本人の意思の尊重が十分ではなかったことなどから、あまり利用されなかった。

　そこで、わが国が直面する超高齢化社会への対応（認知症高齢者）および知的障害者・精神障害者等の福祉の充実の観点から、①自己決定の尊重、②残存能力の活用、③ノーマライゼーションの理念等の現代的な課題と従来の本人保護の理念との調和を旨として、柔軟かつ弾力的な利用しやすい制度へと抜本的な改正が行われた。

　こうして新たに誕生したのが成年後見制度であり、2000（平成12）年4月1日から施行された。従来の禁治産および準禁治産の制度に対する特徴は、以下の通りである。

①単なる私的な委任契約について、公正証書（公証人制度）と結びつけた監督機能を有する任意後見制度を新設した（任意後見人契約に関する法律）。

②補助類型を新設した（民15条）。そして補助類型の場合は、本人の判断能力判定のための鑑定が不要とされた。

③成年後見人等の保護者を複数人選任することが可能となり（複数後見）、しかも法人がなることも可能となった（法人後見）。

自己決定の尊重

残存能力の活用

ノーマライゼーション
障害のある人も家庭や地域で通常の生活をすることができるような社会をつくろうとの考え方。

複数後見
（民843条3項・876条の2第2項・876条の7第2項）
当該事案において具体的に必要とされる職務内容や性質、本人の財産の状況等一切の事情を考慮して、家庭裁判所が必要と認めるときに選任される。たとえば、財産管理と身上監護をそれぞれの専門家が分掌することが望ましい場合、財産管理の範囲が非常に広範かつ多岐にわたり、または複雑である場合、住所地と被後見人の入所施設等が距離的に離れていて、それぞれの場所での財産管理と身上監護に困難を伴う場合等である。選任された後見人等は、各自が単独でその権限を行使できる。しかし、権限の行使の矛盾・抵触を防止するために必要があるときは、審判により、例外的に①権限の共同行使の定めや②権限の分掌の定めをなし得る。

法人後見
（民843条4項・876条の2第2項・876条の7第2項）
メリットは、法人の職員等、組織化された複数人の力を駆使して対応することが可能であり、また死亡や病気の危険のある自然人より永続性が期待できる点である。

④硬直化した配偶者後見人・配偶者保佐人の制度が廃止された。
⑤監督人を家庭裁判所が「職権」で選任できることになった。
⑥行政機関として、市町村長に申立権が認められるようになった（精神51条の11の2・知障28条・老福32条）[2]。
⑦公示方法が、戸籍記載ではなく東京法務局の「後見登記等ファイル」への記録になった（後見登記等に関する法律）[3]。
⑧保護者への報酬は、従来は禁治産のみ家庭裁判所が相当な報酬を与えることができるにすぎなかったが、法定後見の3類型ともに家庭裁判所が相当な報酬を付与できることとなった。

市町村長申立て
市町村長申立権は、本人に身寄りがいない場合や、いたとしても親族自ら虐待を行っているなどにより積極的申立てを望まない事案など、親族の申立てが困難な事案で威力を発揮する。

後見登記等ファイル

C. 介護保険制度との関係

また、2000（平成12）年4月に導入された介護保険制度は本人とサービス提供事業者との契約を前提としており、成年後見制度は、まさに契約当事者である利用者本人の契約締結能力を補完するものとして介護保険制度には不可欠な制度であった。

D. 成年後見制度の種類

成年後見制度には、法定後見制度と任意後見制度とがあり、「成年後見制度」という呼称は、その総称である。

[1] 法定後見制度

法定後見制度は、申立権者による家庭裁判所に対する申立てに基づいて、本人の保護者を家庭裁判所が選任するという点に特徴のある制度であり、本人の判断能力の程度により「後見」「保佐」「補助」の3類型に区分される。そして、「後見」「保佐」「補助」ごとに、保護者の権限（代理権、取消権、同意権）の有無・範囲や本人が行い得る行為の範囲が異なっているので、これをしっかりと理解しておくことが必要である[4]。

なお、「後見」という場合、成年後見制度とは異なる未成年者保護のための後見人（未成年後見人）制度が存在するので、これと区別するために「成年後見（人）」という言葉も用いられる。

法定後見制度の主な内容は以下の4ヵ所に分かれて規定されているので注意が必要である。
①民法　第1編総則第1章人第2節行為能力—後見開始の申立てと審判
　（7条〜21条）

法定後見制度

②民法　第4編親族第5章、後見・第6章保佐及び補助―後見開始後の機関・事務・終了手続（838条～876条の10）
③家事事件手続法　第2章第1～3節、成年後見・保佐・補助に関する審判事件（117条～144条）
④家事事件手続規則第2章第1～3節、成年後見・保佐・補助に関する審判事件（78条～86条）

任意後見制度

[2] 任意後見制度

　任意後見制度は、本人の保護者を本人自らが選任でき、その選任を、本人（委任者）と保護者（受任者）を契約当事者とする公正証書による任意後見契約という特殊な契約によって行う点、および法定後見制度と異なり、保護者には本人の意思に基づく代理権（任意代理権）しか付与されず、特別な取消権が与えられていないという点に特徴がある。

　任意後見は、委任者（本人）が受任者（保護者）に対し、精神上の障害により事理弁識能力が不十分な場合における自己の生活・療養看護および財産の管理に関する事務の全部または一部をあらかじめ委託し、その委託に係る事務について受任者に代理権を付与し、任意後見監督人が選任されたときからその効力を生ずる契約（任意後見契約）に基づく制度といえる。

2. 法定後見3類型の概要

　法定後見3類型の比較は、**表6-1**の通りである。

表6-1　後見・保佐・補助の比較表

法定後見制度				
		後見	保佐	補助
対象者	現行法定義	精神上の障害により事理弁識能力を欠く常況にある者（民7）	精神上の障害により事理弁識能力が著しく不十分な者（民11）	精神上の障害により事理弁識能力が不十分な者（民15①）
開始の手続	審判の申立権者	①本人、配偶者、4親等内の親族、検察官、他の類型の法定後見人、法定後見監督人（民7・11・15） ②任意後見受任者、任意後見人、任意後見監督人（任意後見10②） ③市町村長（精神51の11の2、老福32、知障28。ただし、「その福祉を図るため特に必要があると認めるとき」）			
	審判の要件	本人精神鑑定必要（家事119条1項） 本人の同意は不要	本人の精神鑑定必要（家事133条） 本人の同意は不要	本人精神鑑定不要（家事138条） 本人の同意が必要（民15②）

本人	本人の呼称	成年被後見人（民8）	被保佐人（民12）	被補助人（民16）
保護機関	保護者	成年後見人（民8）	保佐人（民12）	補助人（民16）
	監督人	成年後見監督人（民849の2）	保佐監督人（民876の3）	補助監督人（民876の8）
	欠格事由	（民847・852・876の3②・876の8②） ①未成年者 ②家庭裁判所で免ぜられた法定代理人、保佐人、補助人 ③破産者 ④被後見人に対して訴訟をし、またはした者、ならびに、その配偶者および直系血族 ⑤行方の知れない者		
代理権	付与の対象	財産に関するすべての法律行為の代理権（民859①）	申立の範囲内で家庭裁判所が定める特定の法律行為の代理権（民876の4①）	申立の範囲内で家庭裁判所が定める特定の法律行為の代理権（民876の9①）
	付与の手続	後見開始の審判（民838） 本人の同意は不要	保佐開始の審判（民876） ＋代理権付与の審判（民876の4①） ＋（本人以外の申立の場合は）本人の同意必要（民876の4②）	補助開始の審判（民876の6） ＋代理権付与の審判（民876の9①） ＋（本人以外の申立の場合は）本人の同意必要（民876の9②）
同意権 取消権	付与の対象	・同意権はない。 ・日常生活に関する以外の行為について取消権・追認権を有する（民9・120①・122）	民法13条1項各号所定の行為で日常生活に関する以外の行為につき同意権あり（民13①）	民法13条1項各号所定行為の一部で申立の範囲で家庭裁判所が同意権付与の審判をした行為につき同意権あり（民17①）
			民法13条1項以外の行為のうち日常生活に関する以外の行為で、家庭裁判所により同意権付与の審判があった行為につき同意権あり（民13②・9）	
			同意が必要な行為で同意なくなされた行為もしくは同意に代わる許可なくなされた行為につき、取消権、追認権あり（民13④・120①・122）	同意が必要な行為で同意なくなされた行為もしくは同意に代わる許可なくなされた行為につき、取消権、追認権あり（民17④・120①・122）
	付与の手続	取消権について、後見開始の審判（民838）	保佐開始の審判（民876）	保佐開始の審判＋同意権付与の審判（追加付与の審判）（民13②）	補助開始の審判＋同意権付与の審判（民17①）＋（本人以外の請求によるとき）本人の同意必要（民17②）
後見人等の義務		善管注意義務（民644）、報告義務（民645）、受取物等引渡義務（民646）、損害賠償義務（民647）、応急処分義務（民654）		
		身上配慮義務、本人の意思尊重義務（民858・876の5①・876の10①）		
終了事由		（1）絶対的終了事由 ①本人の死亡（失踪宣告（民31）を含む） ②後見開始の審判等の取消 a 事理弁識能力を欠く常況等の消滅による取消（民10・14・18） b 任意後見監督人選任により任意後見が開始して後見開始の審判等が取消されたとき（任意後見4②） （2）相対的終了事由 ①後見人等の死亡 ②後見人等の辞任の許可（民844・876の2②・876の7②） ③後見人等が解任されたとき（民846・876の2②・876の7②） ④後見人等に欠格事由が発生したとき（後に明らかになった場合を含む）（民847・876の2②・876の7②）		

A. 成年後見

[1] 成年後見の対象となる本人（成年被後見人）（民7条）

　後見の対象者は、精神の障害（認知症・知的障害・精神障害等）により事理を弁識する能力（判断能力）を欠く常況にある者である（民7条）。したがって、後見は、まさにこのような人びとを保護する法定後見類型であると言える。

　精神上の障害とは、身体上の障害を除くすべての精神的な障害を意味し、認知症、知的障害、精神障害、自閉症スペクトラム障害、高次脳機能障害などを含む広い概念である。「常況にある」とは、一時的に判断能力を回復することはあっても、通常は判断能力を欠く状態のことである。

　対象者の具体例としては、通常は日常の買い物も自分ではできず、あるいはごく日常的な事柄（家族の名前、自分の居場所等）がわからなくなっている人、遷延性意識障害の状態（いわゆる植物状態）の人などである。

[2] 後見開始の審判の申立権者、本人の同意の要否、鑑定の要否

　申立権者は、本人、配偶者、4親等内の親族[5]、未成年後見人、未成年後見監督人、保佐人、保佐監督人、補助人、補助監督人、任意後見受任者、任意後見人、任意後見監督人、市町村長、検察官であり、これらの者が、本人の住所地を管轄する家庭裁判所に後見開始の審判を請求する。そして、申立てに理由があると認められるときは、当該家庭裁判所により「後見開始の審判」が出され、本人に成年後見人が付される（選任される）。

　なお、本人の要保護性が優先されるため、申立てに関して本人の同意は不要である。しかし、成年後見人が付されると本人の行為能力が大幅に制限されることになるため、慎重を期すべく、本人の判断能力の判定に際しては明らかにその必要がないと認められる場合を除き、医師等の専門家による「鑑定」が必要とされている（家事119条1項）。

　また、成年後見開始の審判の申立てと成年後見人が欠けた場合の成年後見人選任の申立ては、審判がなされる前であっても、家庭裁判所の許可がなければ、取り下げることができない（家事121条、家規78条）。この取下げの制限は、保佐人（家事133条、家規85条）、補助人（家事142条、家規86条）も同様である。

[3] 成年後見人の権限（1）―包括的な代理権と財産管理権

(1) 成年後見人の法定の権限―包括的な代理権と財産管理権

　成年後見人は、法定の権限として、①本人（成年被後見人）の財産に関

成年後見

事理弁識能力
自己の行為の利害得失（利益・不利益）を理解し得る能力であり、知的能力、日常的な事柄を理解する能力、社会適応能力を含んだ判断能力のことである。「意思能力」とほぼ同義。

後見開始の審判
「審判」とは家庭裁判所の終局的な判断（裁判）のことである。なお、後見開始後は、その事案に関するすべての審判は、後見開始の審判をした家庭裁判所が一元的に行う（家事117条。保佐、補助も同様。同128条・136条）。

本人の同意

鑑定
裁判官（審判官）の判断能力を補充するために、医師等の特別の学識経験を有する者から、その専門的知識またはその専門的知識を具体的事実に適用して得た判断を報告させる手続のことである。後見・保佐の申立てに際しては、迅速な鑑定を可能とすべく、あらかじめ本人の主治医その他資格を有すると考えられる医師に鑑定を引き受けてもらうよう依頼し、その承諾を得た上で、その旨家庭裁判所に伝えることが望ましい。また、家庭裁判所が出している「鑑定書作成の手引」を医師に活用してもらうとよい。

する法律行為全般についての包括的な代理権と②本人の財産を管理する権限（包括的な財産管理権）を有するものとされている（民859条1項）。

これは、後見に付される本人は判断能力を欠く常況にあるため、一般に1人では自己の財産に関する法律行為を適切に行うことができず、また管理も適切にはなし得ないという状態を直視して、本人の保護のためにこれに対処したものである。

(2) 成年後見人の代理権の特徴

成年後見人の場合、その代理権が本人の生活全般に及ぶ「包括的」なものであること、特別な付与の手続（代理権付与の審判）や本人の同意が必要とされていない「当然の」代理権であることが最大の特徴である。このため、後見人のこの代理権には、日用品の購入その他日常生活に関する行為の代理権も当然含まれており、また法律行為に関連する登記・供託の申請、要介護認定の申請等の公法上の行為やさらには後見事務に関して生ずる紛争についての訴訟行為にも及ぶ広範なものと理解されている。ただし、婚姻、養子縁組等の身分行為など、一身専属的な事項の代理権はない。

後見人はこれら広範な代理権を駆使して本人にとって必要なさまざまな行為を行い、本人の活動範囲を堅持し拡大していくのである。

(3) 成年後見人の代理権の制限

以上のような広範な代理権ではあるが、以下のように一定の制限がある。

①居住用不動産処分の許可（民859条の3）

居住の用に供する建物またはその敷地（居住用不動産）の売買、賃貸、賃貸借の解除または抵当権の設定その他これらに準ずる処分をするには、家庭裁判所の許可が必要である。これは、本人の住み慣れた居住環境等の変化がその心身および生活に与える影響が大きいため、成年後見人の判断だけに委ねるのではなく、家庭裁判所が関与することが適当であるとの趣旨である。それゆえ、これに違反して成年後見人が家庭裁判所の許可なく処分した場合は、その行為は無効であり法律効果を生じない。

②利益相反の場合の特別代理人の選任（民860条）

成年被後見人と成年後見人がいずれも相続人である場合における遺産分割協議や成年後見人が成年被後見人の財産を買い取るなど、成年被後見人と成年後見人の利益が相反する場合には、成年後見人は代理権を行使することができないとされている。利益相反状況がある場合は、成年後見人の適切な代理権行使が期待できないからである。この場合は、家庭裁判所に特別代理人を選任してもらい、特別代理人がその利益相反事項について代理権を行使する（民860条本文・826条）。ただし、後見監督人がすでに選任されているときは、この者が代理権を行使すべきことになるので、特

代理権
代理権とは、他人に代わって特定の法律行為を行う権限を言い、当該代理人の法律行為の効果が本人に帰属するというものである。わかりやすく言えば、本人（成年被後見人）の代理人として、本人に代わって施設入所契約や必要な品物の売買等の法律行為を行う権限のことである。代理権は、本人の活動範囲を拡張する機能を有する。代理権には、①法定後見制度など法律の規定に基づいて付与される法定代理権と②たとえば口頭や委任状等によって、人がその自由意思に基づいて他者に与える任意代理権とがある。

居住用不動産
問題は、家庭裁判所の許可を要する「居住用不動産」とは何かであるが、それは生活の本拠として現に居住の用に供しているまたは居住の用に供する予定のある不動産（土地・建物）のことである。それゆえ、借家住まいの本人が施設に入所したのでその借家を解約するような場合も家庭裁判所の許可が必要となってくる。

利益相反

特別代理人

別代理人の選任は不要である（民860条但書・851条4号）[6]。

[4] 成年後見人の権限（2）—取消権

(1) 成年後見人の法定の権限—取消権

　成年後見の場合、本人（成年被後見人）は判断能力を欠く常況にあるので、本人が自ら法律行為を行う場合には、自己に不利益な行為を誤って行ってしまうおそれが高い。

　そこで、本人が自ら行った法律行為は、原則として、本人または成年後見人が事後的に取り消すことができるとされている（民9条本文・同120条1項）。これは本人が行為時に意思能力を有していても可能である。

　後見開始の審判によって、成年被後見人および成年後見人は当然に取消権を与えられ、被後見人の法律行為を取り消すことができる。また成年後見人は、事後的に追認して有効な法律行為とすることもできる（追認権。民122条・124条）。なお、成年被後見人が取消権を行使した場合は、もはや成年後見人によってもそれを覆すことはできず、当該法律行為は確定的に無効となる。

　成年後見人は、本人の日常の行動を注意深く見守り、本人が法律行為をしたことを知ったときは、当該法律行為の内容を吟味して本人にとっての必要性や有利・不利を見極め、不利な場合は適時適切に取消権を行使して、当該法律行為の効力を阻止すべきことになる。これが成年後見人の重要な任務となっている。

(2) 取消権の行使方法

　取消権の行使は、取消しの対象となる法律行為を明示し、法律行為の相手方に対して、それを取り消すとの意思表示を行うことによってなす（民123条）。意思表示は口頭でもできるが、後日の紛争防止のため、書面によってなすのが通常である。そして、意思表示は到達しないと効果が発生しないので[7]、到達を証明できるよう「配達証明付きの内容証明郵便」[8]で行うことが適切である。

(3) 取消権の行使の効果

　取消権を行使した場合は、取り消された法律行為は、初めから無効であったとみなされる（遡及的無効、民121条本文）。すなわちそのような法律行為は初めから存在しなかったものと扱われる。たとえば、他者から高利でお金を借り受けたような場合でも、取消権が行使されれば、当該借金契約は当初からなかったものとみなされ、本人は受領した借受金を返還せねばならないが、他方、高額な利息等を支払う必要もなくなるのである。

　そして、特筆すべき点は、本人はその行為によって現に利益を受けてい

取消権
本人が行った法律行為を取り消すことができる権限をいい、取り消された法律行為は、初めから無効であったとみなされる（民121条本文。保佐、補助も共通）。取消権は、本人の判断ミスを是正し、原状に戻すことで本人を救済する手段としての機能を有する。保佐と補助の場合は、さらに保佐人と補助人の同意権の実効性を担保する機能を果たす。

法律行為

追認権

見守り

る限度（現存利益）において返還の義務を負うに過ぎないとされている点である（民121条但書。保佐人、補助人も共通）。

これは、法定後見制度を利用している本人（「制限行為能力者」という）の取消権の実効性を高めて本人を保護するとの趣旨からである。

それゆえ、上記の例で言えば、本人が借受金をすでに費消してしまっている場合には、その対価としての購入物等が現に残存していない限り、現存利益はないとして、一切借受金を返還する必要はないことになる[9]。

(4) 取消権の対象から除外されている行為

しかし、日用品の購入その他日常生活に関する行為は、取り消すことはできないとされている（民9条但書。保佐、補助も同様）。

これは、当該行為に対する本人の自己決定を尊重し残存能力を発揮させるとともに、当該行為の相手方の取引の安全に配慮したものである。

(5) 取消権の期間の制限

本人、成年後見人の取消権は、成年後見人が当該法律行為を認識するなど追認することができる時から5年間行使しないときは時効消滅する。また、行為の時から20年経過したときも消滅する（民126条。保佐・補助も共通）。成年後見人等はこの期間の制限を意識しておく必要がある。

B. 保佐

[1] 保佐の対象となる本人（被保佐人）（民7条）

保佐の対象者は、精神上の障害（認知症・知的障害・精神障害等）により事理を弁識する能力が著しく不十分な者である（民11条）。ただし、後見相当の者は除く。具体例としては、日常の買い物程度は自分でできるが、重要な財産行為は自分では適切に行うことができず、他人の援助を受ける必要がある人などである。

[2] 保佐開始の審判の申立権者、本人の同意の要否、鑑定の要否

申立権者は、本人、配偶者、4親等内の親族、未成年後見人、未成年後見監督人、後見人、後見監督人、補助人、補助監督人、任意後見受任者、任意後見人、任意後見監督人、市町村長、検察官であり、これらの者が、本人の住所地を管轄する家庭裁判所に保佐開始の審判を請求する。そして申立てに理由があると認められるときは、当該家庭裁判所により「保佐開始の審判」が出され、本人に保佐人が付される（選任される、民12条）。

なお、成年後見と同様、審判に関して本人の同意は不要である。また本人の判断能力の判定に際しても、原則として医師等の専門家による「鑑定」が必要である（家事133条）。

現存利益

日用品の購入その他日常生活に関する行為
「日用品の購入その他日常生活に関する行為」は、一般的には、食料品・衣料品の買物、電気ガス代、水道料等の支払、それらの経費の支払に必要な範囲の預貯金の引き出しなどが想定されるが、その具体的な範囲は、各人の職業、資産、収入、生活状況、当該行為の目的等の事情の他、当該行為の種類、性質、取引額等の客観的な事情を総合的に考慮して判断される。

保佐開始の審判

また、保佐開始の審判の申立て、保佐人が欠けた場合の選任の申立ては、審判がなされる前であっても、家庭裁判所の許可がなければ、取り下げることができない（家事133条）。

[3] 保佐人の権限—同意権と取消権

(1) 保佐人の法定の権限—同意権・取消権

被保佐人が民法13条1項各号所定の行為をするには、その保佐人の同意を得なければならない（民13条1項本文）。

これは、民法13条1項所定の各行為は重要な財産行為であり、被保佐人が単独で適切に法律行為を行うには困難を伴うと考えられる類型であることから、保佐人に相談させて有利不利等を確認してもらうべく、保佐人に同意権を与えたものである。

それゆえ、被保佐人が保佐人の同意を得ることなく民法13条1項所定の各行為を行った場合は、その効果は未確定な状態となり、その間は、被保佐人および保佐人のいずれからも取り消すことができるものとされる（取消権）。逆に、取り消すことなく保佐人が同意をすれば、その行為は確定的に被保佐人に帰属することとなる。つまり保佐人の同意権が被保佐人によって無視された場合に保佐人の取消権が発動され得ることになり、保佐人の同意権と取消権はセットになっている（補助人の同意権と取消権も同様）。なお、保佐人の同意は、被保佐人の行為の前後、同時を問わない（補助人も同様）。事後の同意は、「追認（追認権）」と呼称されることがある（民122条・124条）。

(2) 保佐人の同意付与の対象となる民法13条1項所定の行為

そこで、重要となるのは、保佐人が同意をし、または取り消し得る行為の範囲であるが、それは民法13条1項各号が規定する以下の各行為である。それゆえ保佐人はこれらをしっかりと理解しておく必要がある。

①元本を領収し、または、これを利用すること（1号）

具体例：利息・家賃・地代等の法定果実を生む財産を受領すること（預貯金の払戻しや弁済の受領など）、金銭の貸付、不動産の賃貸（⑨参照）

②借財または保証をすること（2号）

具体例：借金をしたり、保証人になったりすること

③不動産その他重要な財産に関する権利の得喪を目的とする行為をすること（3号）

具体例：重要な財産の売買、担保設定、賃貸借、無償貸与、契約の解除。相当の対価を伴う雇用契約、委任契約、福祉サービス利用契約、保険契約などもこれにあたる。

同意権
同意を要する本人の行為を了承し、法律行為の効果を確定的に本人に帰属させ得る権限のことである。

取消権

追認権

民法13条1項各号

④訴訟行為をすること（4号）
⑤贈与、和解または仲裁合意をすること（5号）
⑥相続の承認もしくは放棄または遺産の分割をすること（6号）
⑦贈与の申込みを拒絶し、遺贈を放棄し、負担付の贈与の申込みを承諾し、または負担付遺贈を承認すること（7号）
⑧新築、改装、増築または大修繕をすること（8号）
⑨建物については3年、山林については10年、その他の土地については5年、動産については6ヵ月を超える期間の賃貸借をすること（9号、民602条参照）

(3) 保佐人の同意権・取消権の対象から除外されている行為

以上のように、保佐人は同意権・取消権を行使して援助を行い、被保佐人の財産行為を適正なものに導いていくが、被保佐人の日用品の購入その他日常生活に関する行為については、保佐人の同意権は及ばず、それゆえ、保佐人はもちろん被保佐人は取消すことはできないとされている（民13条1項但書。後見人、補助人も同様）。

その趣旨や内容は後見人と同じである（前記A［4］（4）参照）。　　➡ p.105

(4) 保佐人の取消権の行使の方法、効果、期間の制限

保佐人の取消権の行使の方法、効果、期間の制限については、成年後見人と同じである（前記A［4］（2）（3）（5））。　　➡ pp.104-105

(5) 保佐人の同意権・取消権の対象行為の拡張

前述の通り、保佐開始の審判と同時に当然に付与される保佐人の同意権・取消権の対象行為は民法13条1項各号所定の行為であるが、被保佐人の判断能力の状況や行為状況によっては、これでは保護に欠ける場合もある。その場合は、保佐開始の審判の請求権者または保佐人、保佐監督人の請求に基づく家庭裁判所の審判があれば、その他の行為についても、同意および取消しの対象とすることができる（ただし、日用品の購入その他日常生活に関する行為は除く（民13条2項））。

(6) 保佐人の同意権・取消権が意味するもの

これまでの説明で保佐人の同意権・取消権の内容は理解できたと思うが、これが意味するものは一体何だろうか。

それは、被保佐人は精神上の障害により事理を弁識する能力が著しく不十分な者ではあるが、一定の行為能力は残存しているということである。すなわち、保佐人の同意権・取消権の対象となっていない行為については、被保佐人は単独で自由に確定的に法律行為をなし得るということである。それゆえ、これによって残存能力が発揮される反面、本人の理解不足により不利な取引を行うおそれもあるので、保佐人は被保佐人の生活全般に対

する見守りと助言が重要となってくる。

見守り

[4] 特別な申立てと審判によって与えられる保佐人の代理権
(1) 保佐人の代理権の特色

代理権

　保佐開始の審判は、それだけでは保佐人に代理権を付与するものではない（補助も同様）。これが後見開始の審判と同時に包括的な代理権が当然に付与される成年後見とは大きく異なる点である。これは、被保佐人は前記の通り一定の行為能力は残存しているので、必要であれば自ら行為を行い得るからである。

　しかし、実際には被保佐人の多くは判断能力や身体機能の著しい低下によって、自己の財産管理をはじめ日常必要となる各種の法律行為を自ら行うことが困難であることが少なくない。

代理権付与の審判

　そこで、特定の法律行為について保佐人に代理権を付与してそれらを保佐人に行わせる必要がある場合は、保佐開始の審判に加えて、「代理権付与の審判の申立て」を行い、特別に代理権付与の審判を得なければならない（民876条の4第1項）。ただし、自己決定の尊重の観点から、代理権付与の審判をするには被保佐人の同意が必要とされる（同条2項）。

(2) 保佐人の代理権の範囲

特定の法律行為

　代理権付与の対象は、申立ての範囲内で家庭裁判所が必要かつ相当と認めて定める「特定の法律行為」（民13条1項各号の行為に限られない）であり、個々の事案ごとに異なる。

　たとえば、財産管理に関する法律行為（預貯金の管理・払戻し、不動産その他の重要な財産の処分、遺産分割、賃貸借契約の締結・解除等）や身上監護（生活または療養看護）に関する法律行為（介護契約、入所施設契約・医療契約の締結等）などである。また、当該法律行為に関連する登記・供託の申請、要介護認定の申請等の公法上の行為や訴訟行為も代理権付与の対象となり得る。ただし、保佐人が代理人として居住用不動産の処分をするには、家庭裁判所の許可が必要であり（民859条の3・876条の5第2項）、これに違反して許可なく処分した場合は無効である。また新たな申立てによって、代理権の追加・取消しまたは範囲の変更も可能である。

(3) 保佐人の財産管理権

　成年後見人が財産に関する法律行為全般についての包括的な代理権に対応する包括的な財産管理権を有するのに対して（民859条1項）、保佐人は、個別の審判により付与された一部代理権の範囲に応じて、その代理権に付随する部分的な財産管理権を有することになる。

C. 補助

［1］ 補助の対象となる本人（被補助人）

　補助の対象者は、精神上の障害（認知症・知的障害・精神障害等）により事理を弁識する能力が不十分な者である（民15条）。ただし、後見または保佐相当の者は除く。具体例としては、重要な財産行為について自分で適切にやれるか不安がある人などである。事理弁識能力が「不十分」であれば足りるので、かなり広範囲の者をカバーできる類型である。

［2］ 補助開始の審判の申立権者、本人の同意の要否、鑑定の要否

　申立権者は、本人、配偶者、4親等内の親族、未成年後見人、未成年後見監督人、後見人、後見監督人、保佐人、保佐監督人、任意後見受任者、任意後見人、任意後見監督人、市町村長、検察官であり、これらの者が、本人の住所地を管轄する家庭裁判所に補助開始の審判を請求する。そして申立てに理由があると認められるときは、当該家庭裁判所により「補助開始の審判」が出され、本人に補助人が付される（選任される、民16条）。　　　　　　　　　　　　　　　　　　　　　　　　　補助開始の審判

　なお、後見や保佐とは異なり、補助開始の審判の申立てを行うためには、自己決定の尊重の観点から本人の同意が必要である（民15条2項）。

　他方、後見や保佐とは異なり、本人の判断能力の判定に際しては医師等の専門家による「鑑定」は不要であるが、医師その他適当な者の意見を聴く必要がある（家事138条）。

　なお、補助開始の審判は、次項［3］の「同意権付与の審判」または次項［4］の「代理権付与の審判」とともにしなければならないとされている（民15条3項）。

　また補助開始の審判の申立ておよび選任の申立ての取下げに家庭裁判所の許可が必要なことは、後見・保佐と同様である（家事142条・121条）。

［3］ 特別な申立てと審判によって与えられる補助人の同意権・取消権

（1） 補助人の同意権の特色

　保佐と異なり補助の場合は、補助開始の審判だけでは補助人に同意権・取消権は付与されず、同意権付与の審判の申立てに基づき、家庭裁判所より同意権付与の審判を得なければならない（民17条1項）。そして同意権付与の審判をするには、被補助人の同意が必要である（民17条2項）。　　　同意権付与の審判

　そして、同意権付与の対象行為は、申立ての範囲内で家庭裁判所が必要かつ相当と認めて定める「特定の法律行為」とされ、しかも民法13条1項に規定する行為（保佐人の同意を要する行為）の一部に限るとされてい　　　特定の法律行為

る（民17条1項但書）。これは、被保佐人より高い判断能力を有する被補助人について、「保佐」以上の行為能力の制限を加えることは適当でないとの趣旨からである。なお、この制限内であれば、後日、必要に応じて同意権の対象行為を拡張することも可能である。

つまり、補助人の同意権は必要に応じたピンポイント型同意権（取消権）と言い得る。たとえば、何度も訪問販売で消費者被害にあった被補助人であれば、「訪問販売に関する取引」について同意権を付与して、いつでも取り消し得ることとして防御するなどである。

当該被補助人の事情や特性に応じて、しかも鑑定が不要であるため安い手数料で防御策を講じ得るのが、この類型の優れたところである。

なお、補助人の同意は、被補助人の行為の前後、同時を問わない。

取消権

(2) 補助人・被補助人の取消権

このようにして付与された同意権の対象行為（特定の法律行為）について、被補助人が補助人の同意を得ずに行為を行ったときは、補助人または被補助人はこれを取り消し得る（民120条1項・17条4項）。

保佐の場合もそうであったが、補助人の同意権の範囲と補助人・被補助人の取消権の範囲は一致する。

(3) 補助人の同意権・取消権の対象から除外されている行為

後見や保佐と同様、被補助人の日用品の購入その他日常生活に関する行為については、補助人の同意権は及ばない。それゆえ、補助人はもちろん被補助人も取消すことはできない。その趣旨や内容は後見人と同じである（前記A［4］(4) 参照）。

➡ p.105

(4) 補助人の取消権の行使の方法、効果、期間の制限

補助人の取消権の行使の方法、効果、期間の制限については、成年後見人と同じである（前記A［4］(2)(3)(5)）。

➡ pp.104-105

(5) 補助人の同意権・取消権が意味するもの

被補助人は判断能力が単に不十分であるに過ぎないから、大幅な行為能力が残存していることが前提となっている。それゆえ、補助人の同意権・取消権は保佐人のそれよりも狭い範囲のピンポイント型に留まっており、それ以外の広範な行為については、被補助人は単独で自由に確定的に法律行為をなし得ることになる。

［4］特別な申立てと審判によって与えられる補助人の代理権

代理権

(1) 補助人の代理権の特色

保佐と同様、補助開始の審判は、それだけでは補助人に代理権を付与するものではない。そこで、特定の法律行為について補助人に代理権を付与

してそれらを補助人に行わせる必要がある場合は、補助開始の審判に加えて、「代理権付与の審判の申立て」を行い、特別に代理権付与の審判を得なければならない（民876の9）。そして、自己決定の尊重の観点から、代理権付与の審判をするには被補助人の同意が必要とされる（同条2項）。

(2) 補助人の代理権の範囲

代理権付与の対象は、申立ての範囲内で家庭裁判所が必要かつ相当と認めて定める「特定の法律行為」（ただし、補助人の同意権と異なり民13条1項各号の行為の範囲内という制限は受けない）であり、個々の事案ごとに異なる。保佐人のところで述べたのと同様、当該被補助人の財産管理や身上監護にとって必要な特定の法律行為を付与してもらえばよい。なお、後日、代理権の追加・取消しまたは範囲の変更も可能である。

(3) 補助人の財産管理権

補助人は、個別の審判により付与された一部代理権の範囲に応じて、その代理権に付随する部分的な財産管理権を有することになる。

D. 本人の行為と相手方の取引の安全

前述の通り、法定後見の本人の行為は、事後的に取り消される場合があるが、当該本人が法定後見制度を利用している者か否かを容易に知りえない取引の相手方は不測の損害を被るおそれがある。そこで、法は本人の保護を尊重しつつも、ある程度、本人の行為の相手方の取引の安全を保護する配慮をしている[10]。

E. 成年後見人等の資格と欠格事由

成年後見人等になるのに、特別な資格は必要ない。それゆえ、親族とは異なる一般市民によるいわゆる「市民後見人」も可能である。

しかし、以下の欠格事由（民847条）に該当する者は成年後見人等にはなれず、また途中で以下の事由が生じたときは成年後見人等はその地位を失う。①未成年者、②家庭裁判所で免ぜられた法定代理人、保佐人、補助人、③破産者、④成年被後見人等に対して訴訟をし、またはした者ならびにその配偶者および直系血族、⑤行方の知れない者。

代理権付与の審判

特定の法律行為

取引の安全

欠格事由

市民後見人
認知症高齢者が急増する中、後見制度の担い手としては、親族および専門職だけでは到底足りず、新たな担い手として期待されているのが市民後見人である。2012（平成24）年4月1日に施行された改正老人福祉法32条の2においても、市町村による市民後見人育成とその活用が努力義務とされている。また、2016（平成28）年5月に施行された成年後見制度の利用の促進に関する法律（成年後見制度利用促進法）においても、市民後見人を含む、地域において成年後見人等となる人材の確保の措置が求められている（11条8号）。

3. 成年被後見人、被保佐人、被補助人の行為能力および資格制限

A. 行為能力の意義

行為能力 | 行為能力とは、自己の法律行為の効果を確定的に自己に帰属させ得る能力をいう（単独で有効な法律行為をなし得る資格といってもよい）。

B. 制限行為能力者

制限行為能力者 | 法律上、上記の行為能力に制限が設けられている者を、制限行為能力者という。民法は、制限行為能力者として、①未成年者、②成年被後見人、③被保佐人、④被補助人の4類型を定めている。そして、これらの者が単独で行った法律行為は取り消し得るものとし、その一方で、制限行為能力者には、一定の保護者を付してその財産を保護・管理することとしている。

C. 成年被後見人、被保佐人、被補助人の行為能力

第2節「法定後見3類型の概要」の説明からわかるように、成年被後見人、被保佐人、被補助人は、いずれも単独で行った法律行為は取り消される場合があるので、行為能力に制限が設けられているということになる（制限行為能力者）。そして、その具体的な態様は以下の通りである。

[1] 成年被後見人

原則として単独では有効に法律行為をなし得ず、例外的に「日用品の購入その他日常生活に関する行為」のみ単独で有効になし得る。

[2] 被保佐人

①民法13条1項各号所定の行為および②家庭裁判所の審判によって新たに同意権を付与された法律行為は、保佐人の同意がないと有効になし得ないが、その他の行為は「日用品の購入その他日常生活に関する行為」も含め単独で有効になし得る。

[3] 被補助人

　家庭裁判所の審判によって同意権を付与された特定の法律行為は補助人の同意がないと有効になし得ないが、その他の行為は、「日用品の購入その他日常生活に関する行為」も含め単独で有効になし得る。

D. 成年被後見人、被保佐人、被補助人の身分行為

　上記の行為能力と婚姻や養子縁組等の身分行為は必ずしも一致しない。成年被後見人も事理弁識能力を一時回復しているときは医師2人以上の立会いがあれば遺言をできるし（民937条）、婚姻、離婚、養子縁組等も成年後見人の同意なくして単独で有効になし得る。ただし、当該身分行為の意味を理解し得る能力（身分行為能力）は、最低限必要である。

E. 成年被後見人、被保佐人、被補助人の資格制限

資格制限

　被補助人には特に資格制限はない。しかし、被後見人や被保佐人については、類型的に高度な経済的判断が要求されたり、他人の生命・身体・財産にかかわる高度な判断能力が要求される資格等について制限がある。

[1] 成年被後見人および被保佐人に関する制限

　会社の取締役・監査役・執行役、医療法人の役員、社会福祉法人の役員等）、医師、薬剤師、歯科医師、弁護士、司法書士、行政書士、弁理士、税理士、公認会計士、建築士、国家公務員、地方公務員その他。

[2] 成年被後見人のみ制限されるもの

　印鑑登録、意思表示の受領能力（民98条の2）、訴訟能力（民訴31条）その他。なお、成年被後見人が他者に与えていた代理権は消滅し（民111条1項2号）、またすでになされていた委任契約も当然終了する（民653条3号）。

　選挙権、被選挙権は制限されない。

選挙権・被選挙権
従来は被後見人には選挙権、被選挙権がなかった。しかし2013（平成25）年3月東京地方裁判所による違憲判決を受け、同年6月30日施行の改正公職選挙法で、被後見人にも選挙権・被選挙権が認められるに至った。

4. 申立手続と鑑定

申立手続　　法定後見の申立手続は、大まかには以下のような流れで行われる。

A. 関係者からの事情聴取、本人との面接・調査

　社会福祉士等第三者が申立ての援助を行う場合、まず、本人がどのような状況にあり、どのような内容の身上監護と財産管理を行う必要があるかや、法定後見人としての適任者を見出すために、申立人の意向を確認しながら、家族・親族、場合によっては病院・福祉施設の関係者、市町村の高齢者福祉の担当者等と面接し、具体的な状況の調査をする必要がある。そして、本人に面接し、必要があれば事情を説明し、本人の意思を確認し、申立てのために本人の判断能力に関する診断書などを準備する。また後見申立てにおいて後見制度支援信託（第6節）の利用が予想される場合には、その説明もしておくべきである。

B. 家庭裁判所に対する手続の準備

　申立人と成年後見人等候補者を決め、本人の住所地の家庭裁判所へ提出する必要書類[11]と添付書類[12]を準備する。なお、家庭裁判所は職権で成年後見人等を選任するので、希望した候補者が選任されるとは限らないが、これについての本人の意思を尊重するとともに、早期に適任者を選任してもらうために候補者を決めておくのは有益である。

申立ての費用　　申立ての費用は、申立手数料として収入印紙（800円）、登記費用として登記印紙（2,600円）、送達費用として郵便切手（3,000～4,500円程度・申立ての種類や裁判所によって多少異なる）、鑑定費用（ただし後見と保佐のみ）として約5万～10万円（裁判所へ予納）の他、各添付書類の収集費用が適宜必要である[13]。

　後見開始申立書の一例は図6-1、申立事情説明書の一例は図6-2、財産目録等の一例は図6-3の通りである。

　必要書類、添付書類、費用、申立書その他の書式は各家庭裁判所によって若干異なるので、申立前に申立てるべき家庭裁判所のウェブサイトで確認する。

図6-1 後見開始申立書

<u>申立後は，家庭裁判所の許可を得なければ申立てを取り下げることはできません。</u>

後見・保佐・補助　開始申立書

受付印	
収入印紙（申立費用）　　円	（収入印紙欄） 　　開始申立てのみは，８００円（補助開始のみの申立てはできません。） 　　保佐開始申立て＋代理権付与のときは１６００円分 　　補助開始申立て＋同意権付与＋代理権付与のときは２，４００円分 　　※はった印紙に押印しないでください。
収入印紙（登記費用）　　円	準口頭　　関連事件番号平成　　年（家　）第　　号
予納郵便切手　　　　　　円	

東京家庭裁判所　御中 　　　□立川支部 　平成29年12月10日	申立人の 記名押印	東　京　太　郎　㊞

添付書類	本人・成年後見人等候補者の戸籍謄本，本人・成年後見人等候補者の住民票 本人の登記されていないことの証明書，診断書

申立人

住　所	〒１０１-△△△△ 東京都千代田区神田▲▲町〇〇番〇号 　　　　　　　　　　　　　　　　電　話　（03）1234-△△△△ 　　　　　　　　　　　　　　　　携帯電話　（090）1234-△△△△ （　　　　　方）　　　　　　　　ＦＡＸ　（03）△△△△-1234
フリガナ 氏　名	トウ　キョウ　　タ　ロウ 東　京　太　郎　　　　大正／<u>昭和</u>／平成　●●年●●月●日生
本人と の関係	1　配偶者　　2　父母　　[3]　子（長男）　4　兄弟姉妹甥姪 5　本人　　　6　市区町村長　7　その他（　　　　　　　）

本人

本　籍	東京都千代田区霞が関１丁目〇番〇号
住民票 の住所	☑申立人と同じ　〒　－　　　　　　　電話　（　　） 　　　　　　　　　　　　　　　　　　　　　　　（　　　　方）
施設・病院 の入所先	施設・病院名等 □入所等していない　　医療法人■■介護老人保健施設□□ 〒１０１-△△△△　　　　　　　　　電話　（03）1234-〇〇〇〇 東京都千代田区神田■■町△△番△△号
	トウ　キョウ　イチ　ロウ 東　京　一　郎　男・女　明治／大正／<u>昭和</u>／平成　●年●月●●日生

成年後見人等候補者

☑申立人と同じ※

住　所	〒　－　　　　　　　電　話　（　　） 　　　　　　　　　　携帯電話　（　　） 　　　　　　　　　　ＦＡＸ　（　　）
フリガナ 氏　名	昭和／平成　　年　月　日生
本人と の関係	1　配偶者　2　父母　3　子（　　）　4　兄弟姉妹甥姪 5　本人　　6　市区町村長　7　その他（　　　　　　　）

（注）太わくの中だけ記入してください。
※　申立人と成年後見人等候補者が同一の場合は，□にチェックをしてください。その場合は，

成年後見人等候補者欄の記載は省略して構いません。

	申立ての趣旨
●1,2,3いずれかを○で囲んでください。 → ●保佐申立ての場合は必要とする場合に限り、当てはまる番号((1), (2))も○で囲んでください。	① 本人について**後見**を開始するとの審判を求める。 2 本人について**保佐**を開始するとの審判を求める。 　(1) 本人のために**別紙代理行為目録**記載の行為について保佐人に**代理権を付与する**との審判を求める。 　(2) 本人は、民法第13条1項に規定されている行為の他に、下記の行為（日用品の購入その他日常生活に関する行為を除く）をするにも、その保佐人の**同意を得なければならない**との審判を求める 記
→ ●補助申立ての場合は必ず当てはまる番号((1), (2))を○で囲んでください。	3 本人について**補助**を開始するとの審判を求める。 　(1) 本人のために**別紙代理行為目録**記載の行為について補助人に**代理権を付与する**との審判を求める。 　(2) 本人が**別紙同意行為目録**記載の行為（日用品の購入その他日常生活に関する行為を除く。）をするには、その補助人の同意を得なければならないとの審判を求める。

申立ての理由
本人は、☑認知症　□知的障害　□統合失調症　□その他（　　　　　） 　　　　により判断能力が低下しているため、 　　☑財産管理　　□保険金受領　☑遺産分割　□相続放棄 　　□不動産処分　☑施設入所　　□訴訟・調停 　　□その他（　　　　　　　　　　　　　　　　　　）の必要が生じた。 ※　詳しい実情は、申立事情説明書に記入してください。
(特記事項) 　本人は平成23年頃より、認知症が出現し、平成26年頃より徘徊を繰り返すようになった。ところが、平成27年4月24日、脳梗塞発症のため東京都千代田区の○○病院に入院した。 　その後、平成27年9月14日に療養目的にて東京都千代田区の△△病院へ転院した。しかし、脳梗塞の後遺症に対してリハビリでの改善が見られず、全介助状況となり、在宅復帰困難なため、平成29年4月6日より医療法人■■介護老人保健施設□□に入所している。 　今後は、高齢および病状の進行や悪化に伴い、施設での入所継続が困難となった場合は、入院契約等も必要になると考えられる。

本人の現状としては、私の顔の認識はできるものの、認知症の進行が見られ、私や職員等の問いかけに対して「よかった」「うれしい」程度の返答は可能であるが、自発語はほとんど見られない状況である。

　私は、本人の徘徊がひどくなった平成27年1月に会社の社宅を出て、妻と娘とともに本人の自宅に引っ越し、本人が脳梗塞で倒れてからも妻と娘と一緒に本人の世話を続けている。

　また、本人は金銭の自己管理も全く困難な状況であるため、預貯金等の管理は、事実上私が行い、□□への入所費等の支払等も私が代行している。また、本人の自宅（本人名義）が老朽化して雨漏り等がみられるようになり、自宅の修理等の契約が必要な状況である。また、今年10月に本人の姉（大阪花子）が他界し、その遺産分割協議の必要が生じている（花子夫婦には子がいないため、相続人は花子の夫である大阪三郎と本人の2名）。

　なお、本人の妻（私の母）は平成20年2月に他界した。本人の子は、私以外に二男の東京次郎がいるが、遠方（福岡市）に住んでおり、本人の面倒をみることは困難であるため、同人も私が成年後見人になることに同意している。

図6-2 申立事情説明書

申 立 事 情 説 明 書
(後見開始・保佐開始・補助開始)

※ この事情説明書は，申立人(申立人が記載できないときは，本人の事情をよく理解している人)が記載してください。

記入年月日： 平成29年12月10日　　記入者氏名： 東京　太郎 ㊞
　　　　　　(記入者が申立人以外の場合は申立人との関係：　　　　　　　)

裁判所との連絡方法について
1　申立人の平日昼間の連絡先(携帯電話又は勤務先等)を記入してください。
　① 携帯電話番号　　０９０(１２３４)△△△△
　② 連絡先名　　　　㈱弘文堂　編集部　　電話番号 ０３(５６７８)●●●●
　　　裁判所名で電話しても　☑よい　□差し支える
2　裁判所から連絡をするに当たり，留意すべきこと(電話できる時間帯等)があれば記載してください。　なるべく携帯電話に連絡してほしい。

【申立ての事情について】
1　この申立ての主な目的は何ですか(具体的な内容や時期も記載してください。)。
　□　預貯金の解約又は保険金等の受取りのため
　☑　被相続人(大阪花子(本人の姉)，平成20年2月1日死亡)の遺産分割協議(相続放棄の申述を含む。)のため
　　　※この場合は，添付資料として遺産目録を提出してください。
　　(※死後間もないので詳細については不明。詳細が明らかになり次第、追加提出予定である。)
　□　不動産の処分(□売却，□賃貸，□賃貸借の解除，□抵当権等設定，□　　　)のため
　□　不動産の購入，建替，リフォーム等のため
　□　不動産以外の財産(動産，株式，社債等)の処分のため
　□　金銭の借入れのため
　☑　その他の財産管理(☑預貯金の管理，☑年金等の受領，□不動産賃料等の受領，☑医療費・介護費用・税金・保険料の支払い等)のため
　☑　施設入所又は福祉サービス契約等のため
　□　裁判所の手続(遺産分割調停，訴訟等)のため(現在事件が係属しているときは，裁判所名，事件番号，事件の内容も記載してください。)
　☑　その他
　(具体的な内容・時期)　本人の自宅の雨漏り修理(なるべく早期に)

2　この申立ての内容に関して，これまでに家庭裁判所の手続を利用したことがありますか。
　☑　ない
　□　ある
　　　申立時期：平成　　年　　月頃　　申立人氏名：　　　　　　　
　　　裁判所　：　　　　家庭裁判所　　支部・出張所
　　　事件番号：平成　年(家　)　　号　事件名：

3　本人の親族について
(1) 本人の配偶者，子，父母，兄弟姉妹等の親族について記載してください。
　　（申立人や候補者については記入の必要はありません。）

関係 ○で囲む。	住　所・氏　名	年齢 ／ 同居・別居の別 ／ それぞれの考え
配偶者 子 父・母 兄・弟 姉・妹	〒８１０－００７３ 福岡市中央区舞鶴●丁目●番●号 　　　東京次郎	年齢４７歳　同居・別居（電話　０９２－７１４－■■■■） この申立てについて　☑知っている　□知らない 申立てをすることに　☑賛成している　□反対している　□不明 候補者が後見人等になることに 　　　　　　　　　　☑賛成している　□反対している　□不明 ☑同意書あり

(2) 反対の意向を示している人がいれば，その理由や内容を具体的に記載してください。
　　　な　し

4　申立書と一緒にお渡ししている「成年後見申立ての手引」をお読みになって理解できなかったことや疑問なことがあれば記載してください。
　　　な　し

【本人の状況について】

1　本人は現在どこで生活していますか。
　　☑　病院，老人ホーム等の施設で生活している。
　　　　病院・施設名：＿＿医療法人■■介護老人保健施設□□＿＿
　　　　入院・入所日：＿平成２９年４月６日＿
　　　　所在地：　〒１０１－△△△△
　　　　　　　　　東京都千代田区神田■■町△△番△△号
　　　　　　　　　電話　０３－１２３４－〇〇〇〇（担当職員名　篠木　）
　　　　最寄駅：　〇〇線■■駅下車　徒歩・バス（　　　行・　バス停下車）　１０分
　　　　□　転院・移転予定あり（平成　　年　　月頃：移転先　　　　　　　　　　）
　　　　☑　転院・移転予定なし

　　□　自宅又は親族宅で生活している。
　　　　□　介護サービスを受けている。
　　　　□　親族が介護している。（介護者：　　　　　　　　　　）
　　　　□　介護は受けていない。

　　　　最寄駅：＿＿＿＿線＿＿＿＿駅下車　徒歩・バス（　　　行・　バス停下車）　　分
2　次の認定を受けている場合は記入してください。
　　□　愛の手帳（　１度・２度・３度・４度　），療育手帳（Ａ・Ｂ・　　）
　　□　精神障害者手帳（　１級・２級・３級　）
　　☑　介護認定（要支援　１・２　，要介護　１・２・３・４・[5]　）
　　□　いずれもない。
3　本人の現在の状態について
(1) 裁判所まで来ることは
　　　　□　可能である。
　　　　☑　不可能，または容易には来ることができない。

(2) 移動することについて
- ☐ 自立歩行可能（自力で車椅子で移動できる場合も含む。）
- ☐ 介添えにより車椅子で移動できる。
- ☑ ベッドから起き上がることができない。

(3) 会話能力
- ☐ 会話は成り立つ。
- ☑ あいさつ程度のやりとりはできるが，会話として意味が通じない。または通じないことが多い。
- ☐ 言葉が出ない。

4 (1) 本人の経歴（最終学歴，主な職歴，結婚，出産等）を記入してください。

年月日	最終学歴，主な職歴	年月日	身分の変動，家族関係
・　・	最終学歴（　　　　　　　）を卒業	・　・	2人きょうだいの　2番目として出生
・　・		・　・	

(2) 本人の病歴（病名，発症・受症時期，その後の入院期間等）を記入してください。
H27.4.24　脳梗塞発症（○○病院入院／H27.4.24～H27.9.14）
H27.9.14　リハビリ目的にて転院（△△病院／H27.9.14～H29.4.6）

5　本人の財産を，現在，事実上管理しているのは誰ですか。
- ☐ 本人自身　　☑ 申立人（あなた）
- ☐ その他（氏名及び本人との関係　　　　　　　　　　　　　　　）
- ☐ 誰が管理しているか分からない。

6　本人はこの申立てがされることを知っていますか。
- ☑ 知っている。
    本人は，後見人等を付けることに同意していますか。
    - ☐ 同意している。
    - ☐ 同意していない。（理由　　　　　　　　　　　　　　　　　）
    - ☑ 分からない（本人が理解できない場合を含む。）。
    候補者が後見人等になることについての本人の意向はどうですか。
    - ☐ 本人は，候補者が後見人等になることに賛成している。
    - ☐ 本人は，候補者が後見人等になることに反対している。
        （理由　　　　　　　　　　　　　　　　　　　　　　　　）
    - ☑ 分からない（本人が理解できない場合を含む。）。
- ☐ 知らない（その主な理由は次のとおりである。）。
    - ☐ 本人は理解できる状態にない。
    - ☐ 本人は理解できる状態だが，不安を与えたくないので，知らせていない。
    - ☐ 本人は理解できる状態だが，申立てに反対すると思うので知らせていない。
    - ☐ その他（　　　　　　　　　　　　　　　　　　　　　　　）

7　家庭裁判所調査官が本人のところへ面接調査に行く場合がありますが，留意点（訪問可能な時間帯，訪問する際の本人の精神面への注意等）があれば記載してください。
　　面接に行かれる前に施設の篠木職員にお電話ください

図6-3 財産目録

記載例　財産目録（平成〇〇年〇月現在）

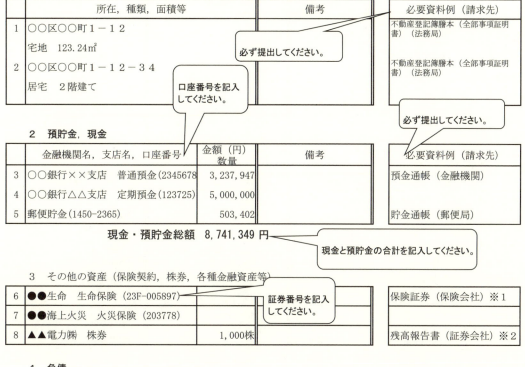

【記載等の要領】
1　本人が現在所有している財産すべてを，記載例に従って記載します。
「その他の資産」及び「負債」については，各合計金額を計算して記載してください。
2　必要資料例を参考にして，財産の内容が分かる資料を添付してください。
主な資料
　　□　不動産登記簿謄本
　　□　預貯金の通帳（定期預金証書を含む）のコピー
　（銀行名，支店名，口座名義人，口座番号及び直近2か月分の残高が記載されたもの）
　　□　保険証券のコピー（必ず両面ともコピーしてください。）
　※1　保険証券が手元にない場合は，保険契約が記載された通知書
　※2　株については，所有する株の内容，株数が記載された報告書・通知書等

（コピーの取り方）
なるべく，A4の用紙を縦に置いてコピーしてください。余白は切り取らないでください。

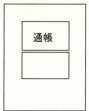

記載例　　収支状況報告書（平成〇〇年〇，△月）

1　収入

	区分，内容	金額（円）	備考（特記事項等）	必要資料例
1	年金（老齢基礎年金）	50,633		年金通知書（2か月分）※
2	賃料（財産目録2の建物）	124,000		契約書又は確定申告書控え
3	株式配当金（財産目録8の株式）	10,500		通知書※
	A　合計	185,133　円		

2　支出

	区分，内容	金額（円）	備考（特記事項等）	必要資料例
4	生活費	40,000		
5	療養費	153,219		施設・病院作成の領収書（2か月分）※
6	住居費	126,000		領収書（2か月分）※
7	税金（固定資産税）	120,000		請求書※
8	保険料（国民健康保険，介護保険）	16,000		請求書※
9	住宅ローン（▲▲銀行〇〇支店）	84,000	平成〇〇/〇〇に終了する予定	
10	借金返済（〇〇商店）	50,000		領収書※
11	平成〇〇/〇/〇胃の手術	300,000		領収書※
	B　合計	889,219　円		
	A－B＝	－704,086　円		

【記載等の要領】

1　直前2か月間の収入及び支出について，記載例を参考にして記載してください。

　なお，生活費とは，本人の食費，水道光熱費，被服費等日常生活に要するものとし，住居費や療養費は別の区分としてください。

2　収入・支出（年金，賃料等）については，必要資料例を参考にして，資料を添付してください。

　確定申告をしている方は，必ず直近の確定申告書控えのコピーを添付してください。

※　金融機関を通じて，振り込んだり，振り込まれているときは，通帳に取引相手が明記されている場合に限り，領収書等に代えて通帳のコピーを提出することができます。

　主な資料
　　□　確定申告書控え（直近のもの）のコピー
　　□　病院・施設の領収書のコピー　2か月分
　　□　普段利用している通帳のコピー　2か月分

C. 申立後の家庭裁判所における手続

　家庭裁判所は、後見開始等の審判をするときは、職権で成年後見人等を選任するが、選任にあたっては、家庭裁判所は、成年被後見人等の心身の状態、生活および財産状況、成年後見人等候補者の職業・経歴、成年被後見人等との利害関係の有無、成年被後見人等の意見その他一切の事情を考慮する必要があるとされている（民843条4項・876条の2第2項・876条の7第2項）。これらの調査においては、家庭裁判所調査官が活用される。

　なお、後見申立てにおいて、後見制度支援信託の利用が検討される場合の手続については第6節「後見類型に利用される後見制度支援信託」の通りである。

> **家庭裁判所調査官**
> 審判官（裁判官）を補助する公務員で、医学・心理学・社会学その他の専門知識を有し、主として家事事件や少年事件の事実関係の調査や資料の収集、提出、報告等を行う家庭裁判所の職員である。

[1] 申立人の調査等

　家庭裁判所は申立人に対し、申立てのいきさつ、成年後見人等候補者を推薦した理由、本人の生活状況、財産状況、心身の状態、本件に関する意向、異論を持つ親族の有無・理由などを調査する。

[2] 成年後見人等の候補者の調査（家事120条・130条・139条）

　家庭裁判所は、成年後見人等候補者の職業、経歴、成年被後見人等との利害関係を含めた民法843条4項（保佐・補助に準用。民876条の2第2項・876条の7第2項）に記載の諸事情を総合的に考慮して、最も適任と思われる人物を職権で成年後見人等に選任する[14]。

> **成年後見人等の候補者**

[3] 本人の面接調査

　法定後見では、本人の意思を尊重するため、後見開始等の審判および成年後見人等の選任について、本人の陳述を聴取する必要があるとされている（家事120条・130条・139条）。保佐や補助の事案で、代理権を付与する場合の本人の同意の確認もこの手続で行われる。

[4] 関係人調査

　家庭裁判所は、親族間に本人の財産管理の方針などについて争いがある場合や成年後見人等候補者に反対の親族がいるなど必要があるときは、書面や面接等により、当該申立ての趣旨・実情等を伝え、これらに関する意向の確認をすることがある。

[5] 医師による判断能力の鑑定

鑑定

後見および保佐開始の審判をするには、本人の精神の状況について鑑定が必要となる。ただし、本人が遷延性意識障害（いわゆる植物状態）にあるなど、明らかに判断能力を欠くと認められる場合は鑑定をしないこともある（家事119条但書・133条）[15]。

なお、補助開始の審判については、鑑定は必要とされておらず、医師の診断書等で足りる（家事138条）。

鑑定等の結果、本人の判断能力が申立てとは異なる類型に該当すると認定された場合は、「申立ての趣旨の変更」等の手続を行う。

D. 後見開始等の審判の告知・通知

後見開始等の審判は成年後見人等に選任される者に告知される（家事122条・131条・140条）。

また、本人に対しては、後見開始の審判の場合はこれを「通知」し（家事122条1項）、保佐開始および補助開始の審判の場合はこれを告知する（家事131条・140条）。

E. 審判の確定と効力発生時期

法定後見の開始の審判は、告知の日から即時抗告[16]の期間である2週間（家事86条）を経過することにより確定し、効力を生じる（家事74条）。

F. 嘱託による登記

登記

法定後見の開始の審判が確定すると、家庭裁判所書記官は遅滞なく、東京法務局に対しその旨の登記を嘱託（依頼）し、これを受けて登記官によって、後見登記等ファイルに当該審判に関する事項が登記される（家事116条、後見登記等に関する法律）。

G. 審判前の保全処分

審判前の保全処分

後見等開始の審判の申立て後、審判がおりて確定するまでには相当な期間（通常1ヵ月～3ヵ月）が必要である。そこで早急に財産の保存管理をしたり、身上監護についての緊急の手当てをしたりしなければ、本人に取り返しのつかない事態が生じる場合は、家庭裁判所はその申立てに基づき、

審判前の保全処分として、さまざまな命令を発することができる（家事105条～115条）。

たとえば、①財産管理者を選任したり（家事126条1項・134条1項・143条1項）、②本人の財産の管理もしくは本人の監護に関する事項の指示を出したり[17]、③財産管理者に一定の取消権や同意権が付与される後見命令（家事126条2項・134条2項・143条2項）、保佐命令（家事134条2項）、補助命令（家事143条2項）を発したりするなどである。この取消権およびその前提となる同意権の範囲は、成年後見人、保佐人、補助人と同じ範囲である。

ただし、後見等開始の審判の申立てがあること、後見等開始の審判の申立てが認容される蓋然性があること、後見等開始の審判が効力を生じる前に保全処分の必要性があることが要件となっている。

財産管理者

後見命令、保佐命令、補助命令

5. 成年後見人、保佐人、補助人の職務

A. 成年後見人の職務

[1] 成年後見人の基本的職務

大きくは以下の3つに分けられる。

特に①②については、成年後見人に付与された代理権・取消権（追認権）を適時適切に行使して、職務を遂行することになる（なお、成年後見人が行うべき職務事項は「後見事務」と呼ばれる）。そのためには、利用し得るさまざまな制度や連携機関、必要な法令等に関する情報を習得していく努力が必要である。

①成年被後見人（本人）の財産を管理し、かつその財産に関する法律行為について本人を代表（代理）すること（財産管理、民859条）。
②本人の生活、療養看護に関する事務を行うこと（身上監護、民858条）。
③成年後見人として行った職務の内容を家庭裁判所に報告すること。

なお、家庭裁判所が後見制度支援信託の利用を検討すべきと判断した場合は、第6節の通りその特有の事務がある。

後見事務

後見制度支援信託

[2] 財産管理

財産管理とは、本人が持っている財産を適正に管理・処分することであ

財産管理

り、高い厳格性が求められる。具体的には、以下のような内容である。

(1) 財産や収入等の調査

成年後見人に選任された段階で、速やかに本人の財産や収入等を調査し、その結果を書面（財産目録）にして、その内容を証明する資料とともに、1ヵ月以内に家庭裁判所に提出する。調査にあたっては郵便物等の管理も重要である。

(2) 財産管理計画

本人の生活や療養、財産管理等に必要な費用を計算するなどして、財産管理計画を立てる。

(3) 財産の適正な管理

本人の財産を適正に管理する。たとえば、ⅰ）印鑑や預貯金通帳の管理・保管、ⅱ）不動産の維持・管理、ⅲ）保険金や年金などの受領、ⅳ）医療・介護サービス等の締結、ⅴ）さまざまな必要経費や債務の支出、ⅵ）生活資金捻出のための財産の処分や公的扶助の申請など広範囲に及ぶ。具体的な方法の例は以下の通りである。

①本人の預貯金については、ⅰ）金融機関に成年後見人の届出を行い、成年後見人の財産と混同しないよう「○○成年後見人●●」の名義で管理する、ⅱ）複数の口座は管理しやすいようにできる限り整理する、ⅲ）安全確実な運用を心がけることなどが重要である。

②本人の収入は、必ず成年後見人等の第三者の収入と区別して管理する。

③本人の財産から必要費用や債務弁済金を支出する際には、それが本人のための適正な出費であることが当然必要であるが、さらに「限りある財産を有効に利用する」という視点が必要である。そして管理にあたっては、ⅰ）本人のための支出と、成年後見人等の第三者の支出とが混同しないように区別し、ⅱ）日頃から支出状況についてきちんと記録して、ⅲ）個々の支出内容を裏付ける領収書等の証明資料をしっかりと保管整理しておくことが重要である。

④本人所有の財産の処分については、「居住用不動産」を処分する場合はあらかじめ家庭裁判所の許可が必要であることは前述した通りであるが、その他の財産の処分についても、必要性などについて十分に検討の上、被後見人に損害を与えることのないように注意しなければならない。

⑤本人が相続人になっている遺産分割の協議にあたっては、原則として本人が法定相続分（民900条参照）を取得できるようにする。

⑥また本人が無断で行った法律行為を必要に応じて取り消し原状回復を図ることも重要な財産管理行為である。

⑦また、特に本人が在宅の場合は、各社会福祉協議会が実施している日常

郵便物等の管理
本人の郵便物等の中には、株式の配当通知やカードの利用明細や金融機関からの請求書等など財産に関する重要な書類が含まれていることがある。そこで、家庭裁判所が必要があると認めるときは本人宛ての郵便物等を成年後見人に配達すべき旨を信書の送達事業者に対して嘱託することができるものとし、成年後見人は郵便物等を開封できるものとされている（民法860条の2、860条の3、円滑化法[18]参照）。

日常生活自立支援事業
ただし、本人に後見人等が選任されたときは、この事業を利用できないとしている社会福祉協議会もある。

生活自立支援事業等の利用を検討するのもよい。
(4) 財産の管理状況等を記録しておき、定期的に家庭裁判所に報告する。

[3] 身上監護（身上の保護）

①身上監護とは、成年被後見人（本人）の生活・治療・療養・介護などに関する法律行為を行って支援を行うことである。たとえば、本人の住居の確保および生活・介護環境の整備、施設等への入退所の手続や契約、治療や入院の手続などが該当する。さらに必要な場合には、生活保護の申請をしたり、介護保険における要介護度の認定に対する異議申立てを行うなどの、公法上の行為も成年後見人の職務である。ただし、婚姻、養子縁組等の身分行為など、一身専属的な事項は職務の内容とならない。また医療行為の同意権[19]はない。

　なお、成年後見人は本人が死亡すれば任務は終了する。残財産の相続人等への引継ぎや家庭裁判所への報告に関する事項を除き、これまで付与されていたさまざまな権限は喪失する。しかし、現実的には相続人がいない場合や、いても引き継ぐまでの間に、遺体の火葬や治療費の支払い等の「死後の事務」を行う必要がある事案もあり、その根拠や範囲が不明確であった。そこで、成年後見人に限り一部「死後の事務」を可能とする法改正がなされた[18]。

②成年後見人の職務は、本人の生活全般にわたる法律行為を行うことであり、本人を引き取っての同居や介護労働等の事実行為を含むものではない（ただし、してはならないという趣旨ではない）。これらの事実行為については、親族や病院・施設等に委ねても構わないが、本人が適切な治療や介護を受けているかどうかについては適時確認しておく必要がある。

③また、成年後見人は、従来責任無能力者の法定監督義務者の立場にあり、責任無能力状態の本人が第三者に与えた損害を賠償する責任を負う（民714条1項）と考えられてきた。しかし、認知症高齢者が駅構内の線路に立ち入り電車と衝突した、いわゆるJR東海事件最高裁判決（平成28年3月1日第三小法廷）では「成年後見人であることだけでは直ちに法定の監督義務者に該当するということはできない」とされた。

④従来、本人が精神障害者の場合には、その家族や成年後見人などが、精神保健福祉法上の「保護者」となり、治療を受けさせる義務、医師に協力し指示に従う義務などの義務が特別に課されていた。しかし家族の高齢化などに伴い、負担が大きくなっていることから、2014（平成26）年4月1日施行の同法改正法によりこの保護者制度自体が廃止されたた

身上監護（身上の保護）

医療行為の同意権

死後の事務

責任無能力者の法定監督義務者か

精神保健福祉法上の「保護者制度」の廃止

め、これらの特別の義務はなくなった。

[4] 家庭裁判所への報告と後見監督

後見監督

後見監督とは、成年後見人等の職務が適切に行われているかどうかを、家庭裁判所が定期的に調査し、確認することをいう（民853条・863条）。それに対応する形で、成年後見人は、本人の財産管理および身上監護の状況について報告書や資料等を提出し、場合によっては説明のために家庭裁判所に赴く場合もある。後見監督の具体的な時期・方法については、それぞれケースによって異なるが、書面照会や面接調査が実施される。

定期的な報告としては、①就任1ヵ月以内に行われる報告、②以後、1～3年の間隔で行われる後見事務報告、③終了時に行われる後見事務終了（相続財産引継）報告などがある。

成年後見監督人

管理財産が高額である場合や後見人の実際の職務内容に問題が見受けられるような場合には、家庭裁判所による後見監督とは別に、成年後見人の職務状況を監督する成年後見監督人がつけられることもある。この場合は、成年後見人は成年後見監督人に対し、後見事務の内容を定期的に報告しなければならない。

解任

成年後見人が故意に監督に応じなかったり、財産管理等が適切にされていないような場合には、家庭裁判所が成年後見人を解任することがある。

B. 保佐人の職務

➡ pp.106–108

保佐人は、第2節B [3] [4]で述べた権限、すなわち同意権の対象行為（民13条1項各号その他）および審判によって代理権が付与された特定の法律行為の範囲内において、上記の成年後見人と同様の財産管理および身上監護を行い、それらについて家庭裁判所に報告をし、その後見監督に服することになる。

C. 補助人の職務

➡ pp.109–111

補助人は、第2節のC [3] [4]で述べた権限、すなわち特別の審判によって同意権または代理権が付与された特定の法律行為の範囲内において、上記の成年後見人と同様の財産管理および身上監護を行い、それらについて家庭裁判所に報告をし、その後見監督に服することになる。

D. 成年後見人・保佐人・補助人の身上配慮義務・善管注意義務

　成年後見人等はその事務を行うにあたって、成年被後見人等の意思を尊重し、かつその心身の状態および生活の状況に配慮しなければならない（身上配慮義務。民858条・876条の5第1項・876条の10第1項）。

　また委任者の注意義務の規定が準用されるので（民869条）、成年後見人等は善良なる管理者の注意義務（民644条）[20]を負う。それゆえ、成年後見人等は、本人の意向に十分配慮し本人をよく見守る活動が必要となり、本人の利益に最大限かなうように職務を行わなければならない。

　このため、成年後見人等がこれらの義務に違反し、故意または過失によって本人に損害を与えた場合には、その損害を賠償しなければならず（民415条・416条）、さらに悪質な場合には、業務上横領罪（刑253条）などの刑事責任を問われることがある。

身上配慮義務

善良なる管理者の注意義務

責任

E. 成年後見人、保佐人、補助人の報酬

　成年後見人等は、報酬を望む場合は「成年後見人等に対する報酬付与の申立て」を行い、家庭裁判所がそれを認め相当と判断した金額についてのみ、本人の財産から報酬を受け取ることができる。

　報酬の金額は、成年後見人等の職務の具体的内容や期間、成年被後見人等本人の財産状況などに応じて家庭裁判所がその裁量によって決定する。それゆえ、必ずしも付与されるとは限らない。

　なお、報酬請求の時期は、その任務の途中であっても任務終了後であっても構わないが、請求する時点で財産がない場合は報酬は付与されない。

報酬

報酬付与の申立て

F. 成年後見人、保佐人、補助人の職務の終了

　成年後見人等の任務は、以下の事由その他によって終了する[21]。

①成年被後見人等（本人）の死亡

②解任　成年後見人等に不正な行為、著しい不行跡その他後見等の任務に適しない事由があるときは、家庭裁判所は、成年後見監督人等、本人、その親族等の請求によりまたは職権で、審判して解任できる（民846条ほか）[22]。

③辞任　成年後見人等は、正当な事由がある場合に限り、家庭裁判所の許可を得て辞任することができる（民844条ほか）[23]。この場合、遅滞なく後任の成年後見人等の選任を家庭裁判所に請求しなければならない

解任

辞任

（民845条ほか）。

任務が終了したときは、2ヵ月以内に、管理していた財産の収支を計算し、相続人（もしくは本人または新しい成年後見人等）に財産を引き継ぎ、さらにその結果を家庭裁判所に報告しなければならない（民870条ほか）。

G. 成年後見監督人、保佐監督人、補助監督人

成年後見監督人

成年後見人等の行う後見等の事務を監督するために必要があると認められるときは、本人、その親族、成年後見人等の請求によりまたは職権で、成年後見監督人等を選任する（民849条・876条の3・876条の8）。

成年後見監督人等の職務

成年後見監督人等の職務は、①成年後見人等が行う後見等の事務を監督すること（解任請求を含む。民851条ほか）、②成年後見人等が欠けた場合に遅滞なくその選任を家庭裁判所に請求すること、③急迫の事情がある場合に成年後見人等に代わって必要な処分をすること、④本人と利益が相反する行為について、本人を代表したり（後見の場合）、同意を与えたり（保佐・補助の場合）することなどである。

6. 後見類型に利用される後見制度支援信託

[1] 後見制度支援信託の創設

2012（平成24）年2月から、法定後見の成年後見類型（なお、未成年後見人にも導入）に、信託契約を利用した「後見制度支援信託」が導入され、順次運用が開始された[24]。なお、この仕組みは、未成年後見事件もその対象とされる。

[2] 制度の概要

信託
委託者（ここでは被後見人本人）が自己の財産を他者（受託者・ここでは信託銀行等）に移転させ、受託者が、一定の目的に従って、受益者（ここでは被後見人本人）のために、引き渡された財産（＝信託財産）を管理・運用する仕組みのこと（信託法2条）。

後見制度支援信託

後見制度支援信託とは、後見制度（未成年後見を含む）の被後見人（本人）の財産管理について支援するもので、日常的な支払をするのに必要十分な金銭を預貯金等として後見人が管理し、通常使用しない金銭を信託銀行等に信託する仕組みのことである。

後見制度支援信託の対象となる財産

後見制度支援信託の対象となる財産は金銭のみであり、不動産や株式は対象とならない。本制度の利用に際しては、財産や本制度の利用の適否を調査・検討するために、一旦は専門職後見人（弁護士・司法書士等）が選

専門職後見人

任されるが、制度利用に適していると家庭裁判所が判断した場合は、専門職後見人において、預貯金等が換価され、これらを信託財産として、専門職後見人が信託銀行等との間で元本保証の信託契約を締結する。そして、信託財産を払い戻したり、追加したり、信託契約を解約したりするには、あらかじめ家庭裁判所に「指示書」を発行してもらい（家事81条1項、旧家事審判規則84条）、これに基づいて行わなければならない。

指示書

この制度は、法定後見の後見類型（保佐、補助は除く）にのみ利用され、本人にある程度の現金や預貯金などの金融資産があり[25]、親族後見人の選任が予定され、本制度の利用に適した事案に利用される[26]。これにより、本人の財産管理を安全・確実なものにでき、また、親族後見人の負担も軽減されることが期待されている[27]。なお、財産管理の安全・確実性の利点からこの仕組みをすでに親族後見人が選任されている事案、さらには専門職後見人が選任されている事案へと拡大する動きもある。

法定後見の後見類型

親族後見人

[3] 後見制度支援信託を利用する場合の手続の流れ

後見制度支援信託を利用する場合の手続の流れは図6-4の通りである（最高裁判所のリーフレットより）[28][29]。

後見制度支援信託を利用する場合の手続の流れ

なお、後見制度支援信託を利用する場合も、家庭裁判所は、事案に応じて必要な後見監督を行う。

図6-4　後見制度支援信託を利用する場合の手続の流れ

家庭裁判所			専門職後見人			
後見開始または未成年後見人選任の申立て	審理	審判	後見制度支援信託の利用の適否についての検討	家庭裁判所に信託契約をする旨の報告書提出	信託契約提出	専門職後見人が辞任　親族後見人への財産の引継ぎ

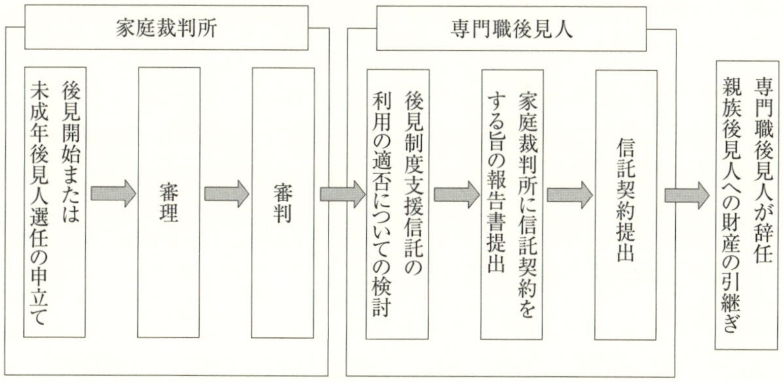

出所）家庭裁判所「後見制度において利用する信託の概要」最高裁判所, 2011, p. 3.

7. 成年後見制度の各類型および財産管理等委任契約を利用する際の留意点(30)

財産管理等委任契約

A. 各類型および財産管理等委任契約の長所・短所を理解しておく

　まず、任意後見契約と財産管理等委任契約(31)は、当事者間の委任契約を基礎とするため、法定後見と異なり、本人が望む保護者を受任者とすることができ、しかも、判断能力が低下する事態に備えて事前に対処（準備）でき得る。また援助の内容も報酬も当事者間で自由に決めることができ、解消も比較的に容易である。また、本人の行為能力も制限されない。

　しかし、反面、これらは本人による保護者に対する代理権の付与を内容とするものにすぎないので、法定後見のような特別な取消権は付与されず(32)、救済的機能に乏しい。また本人に意思能力がない場合や保護者の候補者（受任者）がいない場合には、利用できないという難点もある。

　次に、財産管理等委任契約と任意後見契約の比較であるが、財産管理等委任契約は任意後見契約に対し、ⅰ）形式に制限がないため、公正証書の作成などの費用を掛けずに契約できる、ⅱ）任意後見監督人の選任を待つまでもなく、ただちに受任者が活動を開始できる、ⅲ）判断能力の低下はないが身体機能が不十分なために事務処理能力が低下した人も利用できるという長所がある。

権限濫用の防止

　しかし反面、財産管理等委任契約は、ⅰ）契約に対する公的認証がないため、対外的な信用性に問題があり、また後日、契約の有効性が争いになり得る、ⅱ）公的な監督がないため、受任者による権限濫用の防止策が不十分となるという短所がある。

➡ p.100

　さらに法定後見の類型内部の比較であるが、これは第２節「法定後見３類型の概要」での説明がそのままあてはまるので、参照されたい。

　なお、これら法定後見の場合は、判断能力の低下がないと利用できないが、保護者の候補者がいなくても利用でき、また本人以外の申立権者による発動が可能である（身寄りのない者や家族などから虐待を受けている者に対する権利擁護手段として有効）。そして成年後見と保佐の場合は、本人が望まない場合であっても本人の要保護性の観点から利用が可能となっている。さらに家庭裁判所等による保護者に対する監督も規定できる。しかし、審判確定までに一定の時間を要すること、本人の望む者が保護者として選任されるとは限らないこと、報酬付与が家庭裁判所の判断に委ねら

れ確実でないこと、保護者にとっては家庭裁判所等に対する報告等が多少面倒であること、成年後見と保佐の場合は、原則として鑑定が必要であり、多少費用がかかることなどの難点がある。

B. どの類型・方法を利用すべきかを検討する際の着眼点

　これについては各制度内容・方法の理解がそのまま指針となるが、主に以下の点を確認する必要がある。その結果、親族による援助ではうまくいかないことが予想される場合には、弁護士や社会福祉士等の専門家による援助を検討すべき場合もある。また適任者の人選が課題となることもある。

①本人に意思能力（契約締結能力）があるか。
②本人の判断能力が低下している事案か、身体機能が低下しているのみの事案か。
③本人の判断能力の程度はどのようなものか。
④適切な保護者の候補者がいるか。本人が希望する保護者がいるか。
⑤代理権を行使する者が公的に認証される必要があるか。
⑥迅速性が必要か。それはどの程度か。
⑦消費者被害の可能性があるなど、同意権や取消権が必要な事案か。
⑧本人の同意を得られるか。本人の希望や意思内容はどうか。
⑨任意後見契約や法定後見申立ての費用を準備できるか。
⑩法定後見等の申立てをしてくれる者がいるか。
⑪管理すべき財産が多いまたは複雑な問題があるなど、援助に専門的な知識や技能を必要とするか。
⑫本人をめぐって家族内部に争いがあるか。それは家族内で解決できるものか、また家族内で解決することが適切か。
⑬本人が虐待を受けている可能性があるか。
⑭環境調整が必要か。
⑮予想される援助事務はどのようなものか。
⑯本人の周りに、他にどのような支援者や社会資源が存在するか。
⑰後見申立ての場合は、後見制度支援信託の利用の可能性があるか、それを是とするか否か。

8. 親権と扶養

ここでは成年後見制度との関連で、親権と扶養の概要について説明する。

親権

A. 親権

[1] 親の子に対する3つの配慮

親が保護を必要とする子を配慮するという関係は、大きく次の3つの側面に分けることができる。

①独立の社会人としての社会性を身につけさせるために、子を肉体的に監督・保護し（これを監護という）、また精神的発達をはかるための配慮をする（これを教育という）。

②子が財産を有するときに、その財産管理をしてやり、また子の財産上の法律行為につき子を代理したり、判断能力を補うために同意を与えたり、場合によっては法律行為を取り消したりする。

③子の生活費や養育費の経済的負担を負う（これを扶養という）。

[2] 親権と扶養

民法は、上記［1］の①と②の配慮のために「親権制度」を置き、③の経済的配慮は「親子扶養制度」でこれを規律している。そして、もし子に親がいないときは、①と②の保護のために「未成年後見制度」を置き、③の保護のために親族扶養制度を用意して上記3つの配慮について補っている。

こうして、親権の内容は、①の配慮に対応する「身上監護権」と②の配慮に対応する「財産管理権」ということになる。

[3] 親権としての身上監護権と財産管理権

親権としての身上監護権

(1) 親権としての身上監護権

民法820条は「親権を行う者は、子の利益のために子の監護及び教育をする権利を有し、義務を負う」と規定している。これは包括的な権利であるとともに、親権を行使する者の義務でもある。そして、さらにこれを具体化するものとして①居所指定権（民821条）、②懲戒権（民822条）、③職業許可権（民823条）、④第三者に対する妨害排除権（子の引渡請求権）、⑤身分上の行為についての代理権等が存在する。

親権者は、これらを適宜行使して、子の監護と教育を行い、子を健全な育成へと導いていくのである。そして、それは、監護と教育の性質からして、法律行為だけでなく事実行為を当然に含んだ権利義務である。

この点は、成年後見制度の身上監護が法律行為を念頭に置いたものであることと大きく異なる。

(2) 親権としての財産管理権（管理権）

民法824条は、親権者は「子の財産を管理し、かつ、その財産に関する法律行為についてその子を代表する」と規定している。それゆえ、財産管理権の内容は、財産管理と代理である。条文上は「代表」とあるが、親権者は法定代理人となっている。財産管理には事実行為も含まれる。

> 親権としての財産管理権

(3) 子の利益のための親権

親権は子の利益のために行使されるべきものであるから、父または母による虐待や親権の行使が困難または不適当な場合は、子本人、その親族、未成年後見人などの請求により、家庭裁判所の審判によって親権が喪失され（民834条）、あるいは一時的に停止させられる（民834条の2）ことがある。また、同様に管理権が喪失されることもある（民835条）。

> 子の利益のための親権

[4] 未成年者の行為能力

未成年者も意思能力を有すれば当然、法律行為をなし得るが、民法は未成年者保護の観点から、それに一定の制限を加えている。すなわち、未成年者が法律行為をするには、その法定代理人の同意を得なければならず、これに違反する法律行為は、未成年者または法定代理人によって取り消され得る（民5条1項本文・2項）。それゆえ、未成年者は、成年被後見人、被保佐人、被補助人と同様、制限行為能力者である。

ただし、未成年者が単独で有効に法律行為をなしえ、未成年者の取消権を行使しえない行為も法定されている(33)。法律行為の種類や範囲は異なるものの単独で有効になし得る行為となし得ない行為が法定されているという点では被保佐人に類似する。

> 未成年者の行為能力

> 制限行為能力者

[5] 未成年後見人

民法838条は、後見は、次に掲げる場合に開始すると規定している。

①未成年者に親権を行う者がないとき、または親権を行う者が管理権を有しないとき。

②後見開始の審判があったとき。

①が「未成年後見人」であり、②が「成年後見人」である（民843条1項）。

未成年後見人は、未成年者に対して最後に親権を行う者は、遺言で未成

> 未成年後見人

年後見人を指定することができるとされている（民839条）。一定の者に指定権がある点は、成年後見人とは異なる点である。

そして、未成年後見人となるべき者がいないときまたは未成年後見人が欠けたときは、家庭裁判所は、未成年被後見人またはその親族その他の利害関係人の申立てによって、未成年後見人を選任するものとされている（民840条。「未成年後見人選任審判」）。未成年後見開始の原因は、親権者の死亡、親権喪失・親権停止・辞任、行方不明、心神喪失、事実上親権行使ができない場合、親権者に対する後見・保佐開始の審判があったときなどさまざまである。

未成年後見人には複数人選任することができ、また法人を選任することもできる（民840条）。

未成年後見人は、基本的に親権者と同一の権利義務を有する（民857条）。つまり、財産管理権だけでなく上記で述べた親権者の広範かつ具体的な身上監護権を有しており、この点で、もっぱら法律行為にかかわることが予定されている成年後見人とは大きく異なる。ただし、後見事務を遂行するにあたっては、善良な管理者としての注意義務を負うことは同様である（民852条による民644条の準用）。

> **未成年後見人の数**
> 従来、未成年後見人は1人でなければならないとされていた（民842条）が、2011（平成23）年に同条が削除された。

B. 扶養

> 扶養

[1] 扶養の意義と扶養義務者

扶養とは、自分の資産・労力で生活することのできない者に経済的な援助を与える制度であり、このようなことは家族間で「面倒を見る」という形で日常的に行われている。

民法は、扶養義務者として以下の2つの類型を定めている。

①「直系血族及び兄弟姉妹」はお互い当然に扶養義務が生じる（民877条1項）。

②「3親等内の親族」においては、特別の事情があるときに家庭裁判所が扶養の義務を負わせることができるものとした（民877条2項）。

[2] 扶養義務の内容（程度）と順序

扶養義務の内容（程度）は、①生活保持義務と②生活扶助義務の2つに分けられるとするのが一般的な理解である。そして、夫婦間の扶養と親の未成熟子に対する扶養義務は生活保持義務であり、他の親族間の扶養義務は生活扶助義務であると解されている。なお扶養は未成熟子に財産がなくとも問題となり、また親が離婚した場合の非親権者でも扶養義務はあるか

> **扶養義務**
>
> **生活保持義務**
> 自己と同一水準において相手方の生活を維持すべき義務（「最後に残された一片の肉まで分け与えるべき義務」と比喩的に表現されることがある）。
>
> **生活扶助義務**
> 義務者が自己の地位相応の生活をしてなお余裕がある場合にだけ、相手方の生活を援助する義務（「己の腹を満たして後に余れるものを分かつべき義務」と比喩的に表現されることがある）。

ら、親権（特に財産管理権）と扶養は別個の問題である。

　扶養をする義務のある者が数人ある場合においては扶養をするべき者の順序について、当事者間に協議が調わないとき、または協議をすることができないときは、家庭裁判所が調停または審判でこれを定めるとされている（民878条）。

［3］成年後見制度と扶養の関係

（1）成年後見制度と扶養の関係

　成年後見人、保佐人、補助人、任意後見人は、本人の「直系血族及び兄弟姉妹」か「3親等内の親族」でない限り、扶養義務を負わない。

　それゆえ、本人の身上監護にあたっては、扶養義務者に自覚を促し、また信頼関係を構築しつつその協力を得てこれを行う必要がある。しかし、扶養に関して協力を得られないときは、扶養義務者に対して扶養請求を行い、場合によっては自己の代理権の範囲内で家庭裁判所に扶養料の支払の調停や審判を求めなければならない。また扶養義務者がいても現実には扶養が行われない場合には、公的な生活保護給付を求める必要がある（ただし、補足性の原則〔親族扶養優先の原則〕がある）[34]。

　特に子の親に対する扶養は生活扶助義務に過ぎず、また複数の子の存在によって扶養すべき者の順序があいまいであり、また扶養義務者の自覚も希薄なため、老親に対する扶養の放棄が深刻化しつつある。そして、ついには養護者による高齢者虐待（介護放棄・ネグレクト）へと陥る状況も珍しくない。それゆえ、これらを防止するために成年後見人等が果たすべき役割や課題は大きい。

▶高齢者虐待

（2）扶養と財産管理

　扶養すなわち判断能力の低下した家族（本人）の「面倒を見る」という大義名分の下で、扶養義務者が本人の財産を管理し、その財産を不当に処分または不当に利益を得るという例も少なくない。典型例は、判断能力の低下した老親の年金や知的障害のある子の障害年金をわが物にするいわゆる「年金搾取の問題」である。これらは、高齢者虐待防止法、障害者虐待防止法においては「経済的虐待」とされるものであるが、このような事案についても、被虐待者の財産の管理を成年後見人等が家族から取り戻して適切に管理するなど、その果たす役割と課題は大きい。しかし、これは家族の生活資金に直結する問題であり、また本人も家族との縁を容易には切り難いため、非常にデリケートな問題でもある。それゆえ、成年後見人等としては、毅然とした態度をとりつつも、根気強い説得と本人の福祉に向けた信頼関係の構築や環境調整など、地道な努力が必要となる。ここに

▶年金搾取の問題

▶経済的虐待

成年後見人等の職務の難しさと醍醐味があるといい得る。

注)

(1) 法律行為とは、意思表示を要素とし、それに基づいて法律効果が与えられる行為のことをいう。契約も、当事者が契約内容について意思を表示し、両当事者でその内容が合致（合意）すれば、その契約内容に対応する法律効果が発生する。なお、取消権の行為のように、当事者の単独の意思表示のみによって法律効果が発生するものもある（これを「単独行為」という）。

法律行為

(2) 適当な申立人が見つからず支援に困難を来たす事案で大きな力を発揮する。各法ともに「本人の福祉のために特に必要がある場合」を申立ての要件としているが、その具体例としては①配偶者または4親等内の親族がいない場合（現在、2親等内の親族がいない場合にまで運用を緩和）、②それらの親族があっても音信不通やかかわり合いを拒否する場合などが挙げられる。なお「高齢者虐待の防止、高齢者の養護者に対する支援等に関する法律」（以下、高齢者虐待防止法）においても、養護者による虐待から高齢者を保護するために、市町村長が適切に審判の請求をすべきことが求められている（同9条2項）。また各市町村における要綱の整備や成年後見利用支援事業の整備によって、今後、積極的な活用が期待される。詳しくは第9章および第11章を参照されたい。

高齢者虐待防止法

➡ p.171、p.189

(3) 高齢者の中には、「戸籍」に記載されると勘違いをしている人もいるので、その誤解を払拭することが大切である。この登記はコンピュータシステムに記録されるものであるが、登記情報の開示は、本人、家族（配偶者・4親等内の親族）、成年後見人等登記記録に記載されている者等、一定の者に請求権者を限定した上で、登記事項（記録がないときは、その旨）の証明書（成年後見登記事項証明書）を交付して行われる。これによって、利用している成年後見制度の内容や保護者の権限の範囲等を第三者に証明できることになる。この証明書は最寄りの法務局または地方法務局の窓口で請求できるが、法務局の「支局」や「出張所」では取り扱っていないので注意が必要である。

成年後見登記事項証明書

(4) 意思能力と法定後見制度の関係

　　高齢者・障害者はもちろん何人も、契約等の法律行為を有効に行うためには、「意思能力」（自己の行為の意味を理解し、自己の行為の結果を弁識するに足りるだけの精神的能力）が必要である。この精神的能力がない者（意思無能力者）の行った法律行為（契約等）は無効である。しかし、これは、意思無能力者は社会で生きていくための行為を自分ではなし得ない不都合がある。しかも、悪徳商法等に引っかかった場合等は、民事訴訟法上は、行為当時に意思無能力であったことを本人側が立証できなければ当該法律行為は有効と扱われ、このため不利益な契約に拘束されて被害が生じてしまう。そしてこの被害の危険は、意思無能力までには至っていなくとも、判断能力が不十分であれば同様である。

意思能力

無効

　　そこで、意思能力のない者や意思能力が不十分な者を定型化し、これらの者に保護機関（後見人・保佐人・補助人）を設けて本人の財産管理権等を制限するとともに、他方保護機関に一定の権限と責任を与えて、制限された本人の財産管理権を補充し、さらに本人の身上監護にも配慮させることによって、本人の生活を支えていく制度が必要となる。これが法定後見制度である。

(5) 4親等内の親族とは、主に①親・祖父母・子・孫・ひ孫、②兄弟姉妹・甥・姪、③おじ・おば・いとこ、④配偶者の親・子・兄弟姉妹などである。

(6) 同様に、被保佐人と保佐人の利益が相反する場合は、保佐監督人が選任されていない限り臨時保佐人の選任が必要である（民876条の2第3項）。被補助人と補助人の利益が相反する場合は、補助監督人が選任されていない限り臨時補助人の選任が必要である（民876条の7第3項）。

(7) 意思表示は相手方の生活圏内に到達しなければ効果が発生しないのが原則である

が、いわゆる訪問販売行為による取引等に関する解除（クーリングオフ）は、消費者保護の観点から、その意思表示を記した書面を発しただけで解除の効果が生じるとされているので（特定商取引に関する法律9条2項）、素晴らしい。
(8) 内容証明郵便は、後日、当該内容の書面を出したことを証明することのできる郵便であり、1ページあたりの行数や1行あたりの文字数が決められている。まったく同じ内容の書面を3通作成して郵便局に持っていき、1通は名宛人に郵送され、1通は証明印が押印されて控えとして差出人にその場で交付され、最後の1通は郵便局で保管される。ただし、内容証明郵便を取り扱う郵便局は限定されている。配達証明書は、配達後、ハガキの形で差出人の住所に郵送されてくる。なお最近ではインターネットでの利用もできる。　　　　　　　　　　　　　　内容証明郵便
(9) 大まかに言えば、①そのまま残っている物は返還が必要。ただし、損傷している場合でもその損傷物を返還すれば足りる。②貸金等を生活費として有益に消費し、形を変えて残っている場合は返還が必要。③物でも金銭でも、受領した物を浪費したり、紛失したり、騙し取られたり、滅失したりした場合は返還不要となる。
(10) 成年後見制度における取引の安全の方法
　　①成年等登記ファイルと登記事項証明書
　　②日用品の購入その他日常生活に関する行為は取消権の対象から除外している。
　　③民法21条の「詐術」と取消権の制限…本人が行為能力者であることを信じさせるために詐術を用いたときは、その行為を取り消すことができない（民21条）。　　　　　　　　　　　　　　詐術
　　④民法20条の相手方の催告権…本人と取引をした相手方は、本人または成年後見人等に対し、1ヵ月以上の期間を定めて、その期間内に追認するかどうかを確答すべき旨の催告をすることができる。そして、その期間内に確答がない場合は、行為能力が制限されている本人に対する催告の場合は、当該取引行為は取り消したものとみなされ、行為能力が回復した本人または成年後見人等に対する催告の場合は、追認したものとみなされる（民20条）。　　催告権
(11) 必要書類には、①後見開始等申立書、②本人所有の財産目録、③本人・候補者質問票等がある。なお、書式は家庭裁判所やそのウェブサイトで入手できる。
(12) 添付書類には、①本人・候補者の戸籍の各全部事項証明書（戸籍謄本）、②本人の成年後見登記事項証明書（登記のないことの証明書を含む）、③本人・候補者の住民票（戸籍附票でも可）、④本人の成年後見等用の診断書（この定型診断書用紙は家庭裁判所やそのウェブサイトで入手できる）、⑤財産目録の内容を証明する資料（預貯金通帳、不動産登記簿謄本、年金証書、医療費・施設利用料の領収書、負債に関する資料等のコピー）等がある。
(13) なお、弁護士や司法書士等の専門家に申立ての代理や援助を依頼すると、別途、弁護士費用等が必要となる。しかし、所得が低くてこれらの弁護士費用等を直ちに用意できない場合には、各都道府県に事務所が設置されている「日本司法支援センター」（通称、法テラス）による民事法律扶助（弁護士費用等の立替え）の　　　法テラス
利用を検討するとよい。
(14) 成年後見人等の職務は、本人の日常の出納から財産の管理、診療契約の締結、身上監護等多岐にわたり、法律や福祉医療に関する知識や行為が要求される場合もある。このため家庭裁判所は、本人に高額な財産や複雑な財産関係がある場合、親族間に本人の財産管理の方針等について争いがある場合等には、申立書記載の成年後見人等候補者をそのまま選任するとは限らず、当該事案に対する適格性を慎重に調査して、弁護士、司法書士、社会福祉士等の第三者の専門家を成年後見人や成年後見監督人等に選任することがある（これらを専門職後見人と称し、　　専門職後見人
また家族以外の第三者が選任される場合を第三者後見人と称することがある）。　第三者後見人
(15) 最近の実務では、意識はあっても日常の意思表示が困難な場合、短期記憶の減退や妄想等が顕著な場合にも鑑定が省略される場合が広がっている。
(16) 不服申立ての一種のこと（家事85条以下・123条・132条・141条）。
(17) 例：「別紙財産目録記載の預貯金に係るすべての預貯金通帳及び届出印を、財産

139

管理者に引き渡せ」。
(18) 2016（平成28）年4月に「成年後見の事務の円滑化を図るための民法等を一部改正する法律」（「円滑化法」）が成立し（同年10月から施行）、①成年後見人が当該事務を行う必要があること、②成年被後見人の相続人が相続財産を管理することができる状態に至っていないこと、③成年後見人が当該事務を行うことにつき、相続人の意思に反することが明らかな場合でないことの各要件を満たす場合は、成年後見人に限り、以下の死後事務を一部行えることが明文化された（民法873条の2）。

ア）個々の相続財産の保存に必要な行為
イ）弁済期が到来した債務の弁済
ウ）死体の火葬又は埋葬に関する契約の締結及びア）イ）を除くその他相続財産全体の保存に必要な行為（但し、ウについては家庭裁判所の許可が必要）

　これらに該当しない場合にも死後の事務ができないわけではなく、正当化の法的根拠としては、①民法651条（応急処分義務）、②民法697条1項（事務管理）等が考えられるが、できる範囲が不明確である等の問題もあり、事前に家庭裁判所に相談したほうが無難である。

郵便物等の管理
➡ p.126

　なお上記の円滑化法では、成年後見人に対し、郵便物等の管理に関する権限が新たに付与された。

(19) 成年後見人等が病院等と診療契約（法律行為）を締結して、本人に適時適切に適正な医療を受けさせることは、身上監護（療養看護）に関する重要な職務である。他方、医療行為は患者の身体に対し医的侵襲を伴うこともあるので、具体的な治療に際しては、医師は「説明と同意（インフォームドコンセント）」の過程

医的侵襲行為

を経て行われなければならないとされている。この同意は、法的には、医師の医的侵襲行為の正当化（違法性を阻却する）事由と位置づけられる。

　それでは、本人（患者）の病状が重篤であるため同意ができないような場合、成年後見人等が本人（患者）に代わって当該医的侵襲行為の許否について医師に対して同意を与えることができるか。これが医療行為の同意権の問題である。この点、医的侵襲行為に対する同意の本質は、身体の苦痛や生命の危険に対する同意であるから、他者がこれに同意して本人にこれらの苦痛や危険を強制することは人格権や自己決定権に反するとして、許されないとするのが一般的な考え方である。しかし、上記のような場合には、法的根拠が不明確なまま、親族の同意を得て行われるのが実際上の取り扱いとなっている。ところが、本人が同意できずかつ家族の同意さえ得られないような事案の場合、必要な治療を受けさせることができず著しく不都合である。そこで、成年後見人等に、本人に代わって同意する権限を与えるべきだとの議論が巻き起こるのである。そして2016（平成28）年5月に施行された「成年後見制度の利用の促進に関する法律」（成年後見制度利用促進法）においても、今後成年後見人等の医療等に係る意思決定が困難な者への支援等の検討がなされるべきことが明記された（11条3号）。

延命治療の許否

　家族や成年後見人等の同意権を一般化することはできないとしても（特に延命治療の許否の場合は、生死の決定を同意者が行うことを意味する）、国民的な議論に基づき、当該医的侵襲行為を正当化する根拠と要件（法的なルール）を個別具体的に明確にし、早急に立法的に解決されることが望ましい。この点の法律のない現在、正当化根拠としては、緊急避難（民720条2項・刑37条）、緊急事務管理（民698条）、推定的承諾の法理、社会相当性の理論等が議論されている。

(20) 「善管注意義務」と略称される。「自己の財産に対するのと同一の注意」（民659条・940条）という概念に対置されるもので、要するに自分の物や事柄に対するのと同じ程度の気遣いでは足りず、他人の物や事柄として、個々のケースに応じて社会通念上客観的に要求される十分な注意をすることを求めるものである。

(21) 終了事由は以下の通りである。
　後見等それ自体が終了するものは、①本人の死亡と②後見等開始審判の取消しで

ある。後見等それ自体は終了しないが、当該後見人等の関係で法律関係が終了するものは、①後見人等の死亡、②選任審判の取消し、③辞任（民844条）、④解任（民846条等）、⑤資格喪失（民847条）である。

(22) 解任の事由
①不正な行為とは、違法な行為または社会的に非難されるべき行為（横領、私的流用）、②著しい不行跡とは、品行ないし操行が甚だしく悪いこと（その行状が本人の財産の管理に危険を生じさせるなど、適格性の欠如を推認させるような場合）、③その他後見等の任務に適しない事由とは、成年後見人等の権限濫用、管理失当、任務懈怠など。

(23) 辞任の正当な事由の例
①職業上の必要等から遠隔地に住居を移転し、後見等の事務の遂行に支障が生じた場合、②老齢・疾病などにより後見等の事務の遂行に支障がある場合、③本人またはその親族との間に不和が生じた場合など。

(24) 制度創設の背景
　　成年後見制度開始事件数は、2000（平成12）年度の制度開始から10年で4倍に膨れあがっていた。当時後見人等には、その約5割強は親族が選任されていたが（2016〔平成28〕年には約28％まで減少）、親族後見人については、被後見人である認知症高齢者等の財産を使い込んだり、着服するという不正行為が行われる事案（親族後見人の不祥事）が現れ始めた。このため、家庭裁判所による報告書の提出が事後的なもので実効性も弱く、また家庭裁判所が扱う事務量も限界に達してきており、チェック体制が不十分であるという課題が指摘されてきた。後見制度支援信託の導入は、親族後見人の選任が予定される事案について、これらの課題に一部対応するためのものである。 　　　　　　　　　　　　　　　　　親族後見人の不祥事

(25) 金融資産の額としては、概ね1000万～2000万円以上が念頭に置かれているようであるが、各家庭裁判所がその地方の実情に応じて制度運用を行うので、申立てる家庭裁判所の運用基準を確認したほうがよい。

(26) 後見制度支援信託の利用に適さない場合としては以下のような事案が考えられる。　後見制度支援信託の利用
①信託の利用が適当でない事情がある場合　　　　　　　　　　　　　　　　　　　　に適さない場合
　ⅰ）本人の財産が少なく収支も赤字であるなど、費用対効果の観点から信託の利用が困難な場合、ⅱ）本人の財産に株式等の信託できない財産が多く含まれる場合、ⅲ）本人の財産に関する遺言の存在が明らかな場合、ⅳ）本人の身上監護状況等により、収支予定を立てることが困難な場合
　これらの場合は、後見制度支援信託が利用されない通常の親族後見人（場合によっては専門職後見人または後見監督人）選任事案となろう。
②専門職後見人に継続的に活動させることが相当な事案
　ⅰ）後見事務に専門的な知見が必要な場合、ⅱ）候補者となるべき親族がいない場合、ⅲ）親族後見人候補者の後見人としての適格性に問題がある場合、ⅳ）親族間に紛争がある場合
　これらの場合は、専門職後見人が引き続き、後見業務を行うことになる。

(27) 後見制度支援信託を利用した場合の財産管理の方法　　　　　　　　　　　　　　　後見制度支援信託を利用
　　具体的には、本人の現金や預貯金といった金融資産のうち、日常生活維持に必　　　した場合の財産管理の方
要な生活費や医療費、施設利用の費用、介護サービス利用のための費用など以外　　　法
の、当面使う必要のない預貯金等の資産について、信託銀行等との間で元本が保
証される信託契約を結び、信託銀行等に引き渡す。どの信託銀行と契約を締結す　　　信託契約
るかは自由である。
　　信託した財産は信託銀行等で管理されるので、後見人は、年金の受取や施設入
所などのサービス利用料の支払といった日常的に必要な少額の金銭を別の預貯金
口座で管理し、後見事務を遂行する。そして、本人の収入よりも支出のほうが多
くなることが見込まれる場合には、信託財産から必要な金額が定期的に送金され
るようにすることもできる（「定期交付金」）。突発的な病気などで一時的に多額　　　定期交付金

指示書	な支出が必要となったときは、信託財産の一部払い戻しを行うべく、後見人は家庭裁判所にその旨申請し、審査を受け、適正なものと認められた場合、家庭裁判所が「指示書」を発行する。後見人はこの指示書に基づいて信託銀行等に支払請求をし、管理する預貯金口座に「一時金」の交付を受ける。また、逆に予定外の収入があった場合には、家庭裁判所にその旨報告し、家庭裁判所から指示書を得て、信託財産に金銭を追加（「追加信託」）する。
追加信託	
複数選任方式	
リレー方式	

(28) 選任方式には、専門職後見人とともに親族も後見人として選任される「複数選任方式」と、後日に親族後見人を選任して専門職後見人が後見業務を引き継いで辞任する「リレー方式」とがある。そのいずれを採用するか、また複数選任方式の場合に権限分掌を行うかについては、家庭裁判所が、対象事件の内容、親族後見人候補者の適格性、専門職後見人候補者の意見などを考慮して適宜選択する。

後見制度支援信託を利用する場合の費用

(29) 後見制度支援信託を利用する場合の費用

　　後見制度支援信託を利用すると、通常、①信託契約の締結に関与した専門職後見人に対する報酬と②信託銀行等に対する信託手数料（信託報酬）が必要となる。専門職後見人に対する報酬の額は、家庭裁判所が専門職後見人が行った仕事の内容や本人の資産状況などのいろいろな事情を考慮して決定する。信託手数料は、信託銀行ごとに各社で定めているので、専門職後見人は、それを確認し、それを前提に信託銀行と契約することになる。

信託手数料（信託報酬）

遺言制度

(30) 遺言制度との違い

　　遺言は、人が自己の死亡後の法律関係（主に遺産の分配）を定めるために行う要式の法律行為（単独行為）で、遺言者の死亡によって初めて効力を生じるものである。それゆえ、判断能力が減退した者の生存する間にその権利の擁護をめざす成年後見制度とはまったく異なる「相続」に関する制度である。

相続

(31) 公正証書による正式な任意後見契約をせずに、本人が受任者に対し、財産の管理等の一定の事項を依頼し、そのための任意代理権を付与する契約のこと。

(32) 成年後見制度の取消権とは別個の観点から認められている各種取消権については、もちろん本人は有しており、その行使が代理権の範囲に含まれていれば保護者も当然行使しうる。たとえば詐欺・脅迫を理由とする取消権（民96条）、特定商取引法が規定するクーリングオフ、消費者契約法が規定する取消権等である。

(33) 未成年者が単独で有効に法律行為をなし得る行為

　　①単に権利を得、または義務を免れる法律行為（民5条1項但書）、②法定代理人が目的を定めて処分を許した財産の、目的の範囲内における処分行為（民5条3項）、③法定代理人が目的を定めないで処分を許した財産の処分行為（民5条3項）、④法定代理人によって営業を許された場合における、当該営業に関する行為（民6条1項）。①は未成年者にとって不利ではなく、②～④については法定代理人に事前の同意（許可）があったと同視し得るからである。

(34) まずは困窮者自身が資産・能力を活用すべきこと、親族扶養や他の法律による扶助が生活保護法による保護に優先することを内容とする原則（生活保護4条）。

理解を深めるための参考文献

- （公社）日本社会福祉士会編『権利擁護と成年後見実践（第2版）』民事法研究会, 2013.
  日本社会福祉士会が、その成年後見人養成研修のテキストとして編集した実践的な基本書である。社会福祉士向けにわかりやすく解説されている点がうれしい。
- 赤沼康弘・鬼丸かおる編『成年後見の法律相談（第3次改訂版）』学陽書房, 2014.
  東京弁護士会の「高齢者・障害者の権利に関する特別委員会」に所属する成年後見実務の経験の深い弁護士らによる解説書である。手続や制度の利用・運用について、その手続書式も含め、実務に携わる過程で生ずる疑問の多くに平易に答えた便利な1冊。
- 社団法人成年後見センター・リーガルサポート編『12人の成年後見人―たった一つの人生に捧げる後見物語』日本加除出版, 2008.
  12人の司法書士が、自らの成年後見等の業務を紹介しその実務を描いた体験物語。後見人等や本人・家族等の心の交流や苦悩などリアルな人間ドラマが記されている。

 本人の「意思」を見つめるということ

　ある弁護士AがBさん（90歳女性・認知症）は、5年前に夫に先立たれ、子も身寄りもおらず、現在、特別養護老人ホームに入所中である。ほとんど意思活動がなく、変化のない静かな毎日を送っていた。ところがある日、介護職員Cが美術雑誌を見せていたところ、絵画の販売のページを見て、突然「この桜の絵を買いたい」と意思表示をした。本当に久しぶりの意思表示であった。ここ1年間、なかったことなので、皆、驚いた。Bさんの話では、亡くなった夫が高校の美術教師をしていたことがあり、この桜の絵はBさんの誕生日に夫が描いて贈った絵に似ているので、どうしても欲しいとのことであった。AがBさんに何度本意を確かめても、やはり同じ回答であった。絵の価格は70万円。しかし、月額10万円の年金収入のほとんどは施設利用費で消え、預貯金も100万円足らずである。現在の財産状況および今後の生活を考えると、Bさんにとってはかなり高額な買い物である。このような場合、成年後見人の権限としてどのように行動すべきか。

　Aには、以下のような疑問が沸いた。すなわち、Bさんの「この桜の絵を買いたい」という意思は真意ではなく衝動的・一時的なものに過ぎないのでは？　Bさんが言うように本当にご主人は美術の先生でBさんに桜の絵を描いて贈ったことがあるのか。その意思決定の前提事実に誤解があるのでは？　この絵を購入すると残金が30万円しかなくなり、今後の生活に不安がある。そもそも自己の預貯金の大部分を単なる思い出のために費消すること自体、Bさんの判断に誤りがあ

真意

るので、拒絶すべきではないか。

　確かにBさんは認知症であり、その真意の把握には困難を伴う。しかも現在の財産状況からすると意思決定は無謀だという判断もできよう。

真意の把握

　しかし、それは成年後見人として本当に正しい判断なのだろうか。真意が把握できないからという切り捨て方は適切なのか。「無難」な判断のほうが正しいのか。判断が付かないので、いっそのこと「保留」という逃げ道を進もうか。

　しかし、有意義な意思決定などほとんどなかったBさんが、本当に久しぶりに意思決定を行っているのである。小さな事項も含めると私たちは日常生活の中で毎日何百回と自己決定を行うが、意思活動の低調な人びとは、特に目に見える意思決定や意思表示が少なく、久しぶりの意思決定は、残存能力の発揮という点からしても非常に貴重な自己選択なのである。それを拒絶すべきなのか。私たちであればまた別の自己選択を行い得るが、Bさんには人生最後の自己選択かもしれない。

意思とは何か

意思の社会的意義

意思の構成要素と形成過程

　福祉に携わる私たちが最も尊重すべきとされている「意思」とはそもそも一体何なのだろうか。いかなる社会的意義があるのだろうか。どうして尊重すべきとされているのだろうか。意思の構成要素や形成過程はどのようなものか。真意をどうやって把握すべきか。そして、本人を擁護するとはどういうことなのだろうか。今一度、原理原則に立ち戻って問い直してみよう。すると、Bさんの「意思」が、掌で優しく包むべき宝石のような存在であることがわかるかもしれない。

第7章 成年後見制度の概要② ―任意後見制度―

1 超高齢社会が到来した今、成年後見制度の利用促進が喫緊の課題となっている。また、いわゆる親なきあと問題という障害者（児）両親の高齢化も深刻な状況となっている。

2 成年後見制度は、このような諸問題に対応する権利擁護の制度として期待され、2000（平成12）年に施行されたが、制度発足後17年以上が経過した現在においても、任意後見制度の利用度は決して高いとはいえない状況がある。

3 任意後見制度は、将来の生活設計を可能とする権利擁護の仕組みである。本章ではセルフアドボカシーとエンパワメントの両面からの支援を念頭に置きつつ、成年後見制度を補完する見地から福祉型信託（家族信託）の可能性についても言及する。

1. 任意後見制度の現状と特徴

A. 相談から任意後見契約締結へ至るまで

　任意後見契約は、認知症、知的障害、精神障害などにより判断力が不十分な状況となった場合に備え、予め自己の生活、療養看護、財産管理などの事務の全部または一部を自ら信頼する第三者との間で公正証書によって契約を結び、その第三者が家庭裁判所の関与のもと、委任された事務を行うことにより、本人の生活の質を低下させることなく、本人の希望に沿った将来の生活設計を可能ならしめるための委任契約の一種である。

　任意後見契約は介護等事実行為を除く法律行為をなすことを受任者に委任する契約であるが、一般の任意代理と違う点は、契約が公正証書によってなされること、また、家庭裁判所により任意後見監督人が選任された時から発効するという点にある。当然のことながら、任意後見契約を締結するには、いわゆる本人が意思能力（自己の行為の結果を判断することができる精神能力）を有していることが必要で、本人の意思能力に疑問符がつくような場合には、法定後見制度の利用を検討すべきであろう（図7-1）。

> 生活の質
>
> 介護等事実行為
>
> 法定後見制度

図 7-1　相談から任意後見契約締結へ至るまで

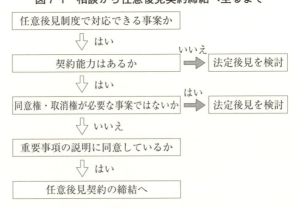

※　任意後見契約に関する法律2条では、任意後見契約における委任者のことを「本人」と呼んでいるので、委任者については、以下、単に「本人」と表記する。

B. 任意後見制度の現状

　最高裁判所事務総局家庭局から公表された2016(平成28)年1月から12月までの1年間における、全国の家庭裁判所の成年後見関係事件(後見開始、保佐開始、補助開始及び任意後見監督人選任事件)の申立件数は合計で3万4,249件(前年は3万4,782件)であり、対前年比約1.5％の減少となっている。

　このうち、任意後見監督人選任の審判の申立件数は791件(前年は816件)で対前年比約3.1％の減少となっている。親族以外の第三者(弁護士、司法書士、社会福祉士等)が成年後見人等に選任されたものは全体の約71.9％(前年は約70.1％)である。

　制度発足以来17年が経過した現在においても、成年後見制度の利用度は決して高いとはいえない状況が続いている。認知症高齢者が800万人にものぼろうかという時代を前にして、成年後見制度の利用促進に向けて福祉職や行政、関係諸団体のさらなる奮起を期待したい。

※「成年後見関係事件の概況」については、過去、社会福祉士国家試験問題に出題されたことがある。最高裁から毎年公表される成年後見に関する各種データはチェックしておきたいものである。

> 後見
> 保佐
> 補助
> 任意後見監督人

C. 任意後見制度の特徴

　民法858条に次の条文がある。「成年後見人は、成年被後見人の生活、療養看護及び財産の管理に関する事務を行うに当たっては、成年被後見人の意思を尊重し、かつ、その心身の状態及び生活の状況に配慮しなければならない」。この条文は、自己決定権の尊重とノーマライゼーションの理念に基づくものであり、法定後見のみならず任意後見制度にも妥当し、成年後見制度とは何かを示す指標と考えられる(任意後見6条)。

> ノーマライゼーション
> normalization

　しかしながら、法定後見と任意後見を比べた場合に明らかに性格を異にするものがある。たとえば、財産管理を例にとれば、どちらかと言えば、法定後見は財産の保全(静的管理)に重きを置くが、任意後見においては、財産の活用(動的管理)もある程度可能である点にその違いを見出すことができるだろう。なお、任意後見契約に付随して、財産管理の指針を示し、本人の将来の希望を述べる「ライフプランに関する覚書」が別途締結される場合があるが、これは将来の生活設計を明確にする意味がある。

> ライフプラン

＜任意後見制度の特徴＞

　①本人の自己決定権の尊重(憲13条)、②本人意思の補充、③任意後見

は法定後見に優先する。

2. 任意代理契約と任意後見契約の3類型

A. 見守りと財産管理等任意代理契約

　高齢者の中には、判断力低下などの問題はないが、何らかの身体上の障害のため、日常的な生活支援を必要とする人がいる。任意後見制度は将来の判断力の低下に備えるために有効な制度ではあるが、前述のような人びとのニーズに応えるには、見守り契約や財産管理等任意代理契約（以下、単に任意代理契約という）による支援も必要となる。任意後見契約の3類型、(1) 将来型、(2) 移行型、(3) 即効型のうち、(1) と (2) において、その必要性が高いといえよう。

B. 任意後見契約の3類型

　任意後見契約に関する類書には、必ずといってよいほど見守り契約や任意代理契約の必要性について触れられている。本人を、契約発効時まで切れ目なく支援していくには、それらが必要な場合があるからである。ここでは任意後見契約の3類型について述べる。

(1) 将来型

　本人の身体能力や判断力に問題はないが、将来に備え任意後見契約を検討する。見守りや任意代理契約についても検討しておく（**図7-2　契約類型②**）。

(2) 移行型

　本人の判断力に不安な面が見られるようになり、日常的な生活支援が必要になってきた場合に検討する。

　前述の通り、任意後見契約が発効するまでの間、切れ目なく本人を支援するためには、見守り契約や任意代理契約が必要な場合がある。そのような場合には、見守り契約や任意代理契約とともに任意後見契約を締結しておくとよいだろう（**図7-2　契約類型③**）。

(3) 即効型

　法定後見における補助相当の場合であっても、本人がまだ意思能力を有

見守り

任意代理契約（公正証書でなくてよい）
契約は、①契約の趣旨、②代理権の範囲、③管理対象財産、④証書の保存、⑤報酬、⑥契約の解除、⑦契約の終了、⑧守秘義務などからなる。

任意後見契約

将来型

移行型

即効型

しており、任意後見契約を締結することが可能な場合に検討する。

このような場合、契約と同時に任意後見監督人選任の申立てをなし、任意後見契約を発効させることができる。このような契約形態を即効型と呼んでいる（図7-2　c任意後見契約を検討）。

図7-2　任意後見契約の契約類型

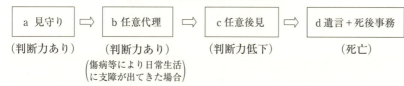

※　契約の類型としては、①a+c、②b+c、③a+b+cがある。③は、①と②を組み合わせて事案に応じ利用する場合である。
※　本人死亡時の財産引継ぎを円滑に進めるためにd遺言が活用されることがある。
※　以上は説明を簡単にするため、シンプルな類型を想定した。クライアントの状況によりさまざまなバリエーションが考えられる。

遺言
人の生前の意思表示に法律的な効果を与えて死後にその実現を図る制度。一定の方式に従うことが求められる（民法960条）。

3. 任意後見契約とは

A. 公正証書による契約

[1] 要式行為

任意後見契約に関する法律2条1号では、任意後見契約とは、「委任者が、受任者に対し、精神上の障害により事理を弁識する能力が不十分な状況における自己の生活、療養看護及び財産の管理に関する事務の全部又は一部を委託し、その委託に係る事務について代理権を付与する委任契約であって、第4条第1項の規定により任意後見監督人が選任された時からその効力を生ずる旨の定めのあるものをいう」とある。任意後見契約は後日の紛争を避けるため要式行為とされ、公正証書によらなければならない（任意後見3条）。

契約書には、概ね次のことが記載されている。

①契約の趣旨、②契約の発効、③後見事務の範囲、④身上配慮の責務、⑤証書などの保管、⑥任意後見監督人への報告、⑦会計帳簿など書類の作成、⑧費用の負担、⑨報酬、⑩契約の解除、⑪契約の終了、⑫後見登記、⑬終了時財産の引継ぎ、⑭守秘義務。

以上、専門職とクライアントとの間には知識や情報量に差があるのが通例であり、そのことを認識し、難解な法律用語については、理解を得るま

要式行為
法律行為の内容となる意思表示を明確にするため、一定の様式に従うことが求められるもの。

公正証書
公証人が法律行為その他私権に関する事実について作成した証書のこと。私署証書に対する。

で何度でも説明をなし、契約の骨子を記載した重要事項説明書を事前に本人に交付することが望ましい。

[2] 登記

登記

公証人は、任意後見契約の公正証書を作成したときは、登記所に任意後見契約の登記を嘱託しなければならない（公証人法57条の3）。

B. 契約の発効時期 (任意後見4条)

[1] 任意後見監督人が選任された時

(1) 申立権者

任意後見監督人

家庭裁判所に対する任意後見監督人選任の申立権者は、本人、配偶者、4親等内の親族または任意後見受任者である。本人以外の者が任意後見監督人選任の申立てをするには、予め本人の同意が必要とされている。ただし、本人がその意思を表示することができないときは、この限りではない。

(2) 任意後見監督人の職務 (任意後見7条)

①任意後見人の事務を監督すること。
②任意後見人の事務に関し、家庭裁判所に定期的に報告をすること。
③急迫の事情がある場合に、任意後見人の代理権の範囲内において、必要な処分をすること。
④任意後見人またはその代表する者と本人との利益が相反する行為について本人を代表すること。

※ その他の職務
任意後見監督人は、いつでも任意後見人に対し事務の報告を求め、任意後見人の事務もしくは本人の財産の状況を調査することができる。また、任意後見監督人は家庭裁判所の命により、これらの事務を行う場合がある。

[2] 任意後見契約が発効しない場合 (任意後見4条)

下記の場合には、適式な申立てがあっても、家庭裁判所は任意後見監督人を選任しない。

①本人が未成年者であるとき。
②本人が成年被後見人、被保佐人または被補助人である場合において、当該本人に係る後見、保佐または補助を継続することが本人の利益のため特に必要であると認めるとき。

➡ 本人の利益のため特に必要がある場合については、3C[3] p.155 参照。

③任意後見受任者が次に掲げる者であるとき。
　イ　民法847条各号（4号を除く）に列挙された者、①未成年者、②家庭裁判所で免ぜられた法定代理人、保佐人または補助人、③破産者、

④行方の知れない者
ロ　本人に対して訴訟をし、またはした者およびその配偶者並びに直系血族
ハ　不正な行為、著しい不行跡その他任意後見人の任務に適しない事由がある者

［3］発効時期をめぐる問題点

本人と任意後見受任者との間に任意代理契約がなされている場合、任意代理契約は、あくまでも任意後見契約が発効するまでの、つなぎ的役割を担うものとの認識が必要である。本人の判断力が低下し、任意後見監督人選任の必要があるにもかかわらず、これが故意になされないとすれば、不適正な財産管理が継続されてしまう虞がある。

［4］任意後見優先の原則

任意後見と法定後見が競合するような事態が発生した場合には、原則として任意後見が優先する。このことは、自己決定権の尊重の観点からも理解できよう。法は「任意後見契約が登記されている場合には、家庭裁判所は、本人の利益のため特に必要があると認めるときに限り、後見開始の審判等をすることができる」（任意後見10条1項）とし、同条3項で「第4条第1項の規定により任意後見監督人が選任された後において本人が後見開始の審判等を受けたときは、任意後見契約は終了する」とするが、3項は「任意後見契約が発効していない限り、たとえ本人が後見開始の審判を受けても、既存の任意後見契約は存続する」と読むことができ、この規定は本人がその後回復し、意思能力を取り戻した場合、既存の任意後見契約が有用になることを示すものといえる（図7-3）。

図7-3　任意後見と法定後見の守備範囲

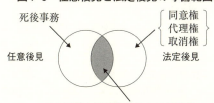

※　任意後見契約においては、上図にある「死後事務」と呼ばれるものがある。これは、任意後見契約特有の事務である。(以下C［2］(4)参照)

C. 後見事務の範囲（代理権目録）

代理権目録

　任意後見契約における代理権目録については法務省から2通りの様式が示されている。一定の項目にチェックを入れる方式（附録第1号様式）と、白紙に必要な代理権を記入する方式（附録第2号様式）の2つである。

[1] 代理権目録（附録第1号様式の例） ※法務省案を簡略化。

□にチェックを入れる。

① □ 財産の管理・保存・処分等に関する事項
　（売却・賃貸借・担保権等の設定を含む）
② □ 金融機関との取引に関する事項
　（預貯金・貸金庫取引・融資等に関する取引）
③ □ 定期的な収入の受領および費用の支払に関する事項
　（家賃・年金等の受領、家賃・公共料金等の支払手続）
④ □ 生活に必要な送金および物品の購入等に関する事項
　（生活費の送金、日用品以外の物品の購入等）
⑤ □ 相続に関する事項
　（遺産分割または相続の承認・放棄等、贈与、寄与分、遺留分の減殺）
⑥ □ 保険に関する事項
　（保険契約の締結・変更・解除、保険金の受領）
⑦ □ 証書等の保管および各種手続に関する事項
　（権利証・株券・実印等の保管、登記・供託の申請、税務申告等）
⑧ □ 介護契約その他の福祉サービス利用契約等に関する事項
⑨ □ 住居に関する事項
⑩ □ 医療に関する事項
⑪ □ 上記各事項に関して生じる紛争処理に関する事項
⑫ □ 復代理人・事務代行者の選任に関する事項

※　附録2号様式を用いる場合には、任意後見人が代理権を行うべき事務を自由に定めることになるが、その範囲は任意後見法2条1号に掲げられている本人の「生活、療養看護及び財産の管理に関する事務」の範囲内でなければならない。また代理権の範囲は明確で、かつ、具体的な記載が必要で、「本人の生活全般」「日常生活一般」「生存に必要な一切の行為」のような記載は、身上監護事項にとどまるのか、財産管理事項に及ぶのか不明確であるとされている[1]。

※　上記、①～⑦⑨は財産管理に関する代理権、⑧⑩は身上監護に関する代理権である。特に、⑨⑪については、有料老人ホーム入居時の高額な一時金の問題がある。

※　なお、「成年後見の事務の円滑化を図るための民法及び家事事件手続法の一部を改正する法律」（平成28年法律第27号）により新設された郵便転送や開披に関する民法860条の2、860条の3は任意後見には適用されない。

[2] 代理権の問題点

必要最小限度の代理権のみでは対応できない事態も生じよう。しかしながら、包括的な代理権の持つ弊害も考慮しなければならない。クライエントのニーズを十分に把握し代理権を決定する。以下、代理権の問題点について述べる。

(1) 居住用不動産の処分

法定後見においては、成年後見人が成年被後見人の居住用不動産について、売却、賃貸、担保権の設定をなすには家庭裁判所の許可が必要である旨規定されている（民859条の3）。成年被後見人にとって、居住用不動産は終の棲家として重要な意味を持つ。任意後見契約がこの民法の規定を潜脱する目的で利用されないよう注意が必要である。

居住用不動産

(2) 保険契約に関する事項

保険契約の解約に関する権限があるからといって、受任者は何のためらいもなく、これを解約してよいものだろうか。保険契約は本人や親族にとって生活の拠り所となる性質を有する。また、保険金の受取人が親族である場合、受取人の意思を無視して解約してよいものかどうか、親族を巻き込んだ複雑な問題に発展しないよう配慮が必要である。

保険契約

(3) 福祉サービスの苦情申立て

社会福祉法第82条は「社会福祉事業の経営者は、常に、その提供する福祉サービスについて、利用者等からの苦情の適切な解決に努めなければならない」と規定する。セルフアドボカシーとエンパワメントの見地から、福祉サービスの苦情申立ては重要な意味を持つ。弁護士、司法書士や社会福祉士など専門職が任意後見契約の受任者となる場合には積極的な代弁者としての活動が求められる。

福祉サービス
セルフアドボカシー
エンパワメント

2012（平成24）年度「高齢者虐待の防止、高齢者の養護者に対する支援等に関する法律に基づく対応状況に関する調査結果」が、2013（平成25）年12月26日付で厚生労働省老健局高齢者支援課認知症・虐待防止対策推進室より出されている。同調査結果によれば、養介護施設従事者等による被虐待高齢者総数263人のうち、「身体的虐待」を受けたものが149人（56.7%）で最も多く、次いで「心理的虐待」115人（43.7%）、「介護放棄」32人（12.2%）となっている[2]。

また、2013（平成25）年7月25日付で厚生労働省社会・援護局障害保健福祉部障害福祉課地域生活支援推進室より出された平成24年度「障害者虐待の防止、障害者の養護者に対する支援等に関する法律」に基づく対応状況に関する調査結果においても、障害者福祉施設従事者等による障害者虐待について、「身体的虐待」が最も多く、次いで「心理的虐待」が続

く結果となっている(3)。任意後見契約の受任者は福祉関係機関と連携を深めつつ、このような被害の根絶に向けてクライエントの支援を行っていきたい。

(4) 死後の事務

死後の事務　任意後見契約は、つまるところ精神上の障害により事理を弁識する能力が不十分な状況における自己の生活、療養看護および財産の管理に関する事務の全部または一部（任意後見4条）につき、代理権を行使するための制度といえる。死後の事務はこれに該当しないため、任意後見契約の代理権目録中に死後の事務を記載することは相当でないとされている。

よって、死後の事務については、任意後見契約の本文中に記載するか、別途、任意代理契約の本文中にこれを記載する。

死後の事務に関しては、本人死亡後、相続人から契約解除の申し出がなされた場合に問題を生じる。このような場合に備え、委任者の相続人が、本人の生前の意思に反して死後の事務委任契約を解除しないよう、解除権を予め放棄する内容の特約を本人との間で結んでおくことも有効であろう。

（死後の事務の例）
①生前債務の支払
②葬儀の手配・関係者などへの連絡、葬儀に関する世話役としての事務
③身の回りの生活用品の処分
④医療機関・施設への支払および退院手続
⑤費用の精算並びに残余財産の相続人などへの引渡し
⑥葬儀、埋葬、永代供養、年忌法要を主宰すること

以上、①～⑤について約定がない場合、受任者は応急処分義務の範囲内の事務は別として、相続人への報告、財産管理の計算、引渡し、終了登記をなしたあとは、早急に相続人へ事務を引き継ぐ必要がある。

※　⑥について若干の問題点を指摘しておく。
（ⅰ）葬儀については、形式と程度、
（ⅱ）永代供養、年忌法要については事務が長期にわたることがある。
《主な留意点》

相続放棄
限定承認
（ⅰ）について、相続をめぐって相続放棄や限定承認がなされる可能性がある場合には、受任者は常識に照らして不相応な葬儀とならないよう配慮する。葬儀については、お寺との折衝、香典返しなど煩雑な事務が予想される。受任者は報酬の約定がないと、後日これを請求することは困難となろう。また、相続人間の不和により、遺産分割協議が長期間成立せず、葬儀代の支払いさえ困難となることがある。そのような場合は、受任者による葬儀の執行は事実上困難となろう。

（ⅱ）永代供養や年忌法要については〇〇回忌まで誰がやるのか、その費用をどうするかという問題がある。親族以外の受任者がこれをやらなければならないとすると、相当の負担を覚悟しなければならないだろう。この問題を解決するため、後述する家族信託を利用する方法がある。

※　なお、新設された死後事務許可の申立て（民法873条の2）は任意後見契約には適用されない。

以上「いざ」という時のために、葬儀の案内が必要な人のリストを作成しておくなど、事前の準備が必要となろう。

なお、死亡届については戸籍法の改正により任意後見の受任者にも認められた（戸籍法87条第2項）。

(5) 介護等事実行為

介護等事実行為を代理権目録に盛り込むことはできない。任意後見契約に盛り込むことのできる委任事務は、原則として法律行為に限られる。しかしながら、親族などが任意後見契約の受任者になる場合には介護等事実行為に対するニーズも出てこよう。このような場合には、代理権目録に記載せずに契約書の本文中に記載することになる。

介護等事実行為

(6) 一身専属権について

身分上の行為、たとえば、結婚、離婚、認知、養子縁組などについては、委任に親しまない行為として、任意後見契約に盛り込むことはできないとされている。また、遺言についても同様である。

一身専属権
特定の人に限り享有できる権利。帰属上の一身専属権と行使上の一身専属権がある。

(7) 医療行為の同意

成年後見人にとって、頭を悩ます問題の1つがこの医療行為についての同意の問題である。医的侵襲行為の例で言えば、インフルエンザの予防注射から、死を招来する可能性のある手術に至るまで、あまりにも幅が広く、問題点は多岐にわたる。今のところ、任意後見を含め成年後見人には医療行為の同意権はないとされているが、延命治療をめぐってはリビング・ウィルや公正証書を活用することによりある程度対処できるのではないかとの見解もある[4]。2014（平成26）年6月6日までに、日本救急医学会、日本集中治療医学会、日本循環器学会は延命治療を中止する場合の手続を明文化した「救急・集中治療における終末期医療に関する提言（指針）」案を共同でまとめた。関係3学会の提案は、この問題に対する一つの方向性を示すものとなろう。

医的侵襲行為
投薬・注射・手術などにより人体に対して何らかの侵害を加える行為のこと。

医療行為の同意権

延命治療

リビング・ウィル
生前の意思表示のこと。尊厳死の権利や延命治療を拒むことなどが記載される。

[3] 取消権について

任意後見契約の受任者には取消権がない。この点は法定後見と大きく違う点である。判断能力の衰えた高齢者が、物品の購入をめぐってトラブルに巻き込まれるケースは相当数あるだろう。任意後見法10条1項は、「任意後見契約が登記されている場合には、家庭裁判所は、本人の利益のため特に必要があると認めるときに限り、後見開始の審判等をすることができる」とする。「本人の利益のため特に必要があると認めるとき」とは、①代理権の範囲が狭すぎる場合、②本人について同意権・取消権による保護が必要な場合などが考えられる[5]。

取消権

[4] 代理権の拡張と縮減

　当初の任意後見契約の内容を、後日何らかの事情により変更しなければならない事態が発生する場合がある。ここでは、本人が判断力を有し、任意後見監督人が選任されていないことを前提に代理権の範囲の拡張と縮減について述べる（図7-2）。

(1) 拡張する場合（代理権 a＋b → a＋b＋c へ）

　この場合、①既存の契約を解除して新たな代理権 a＋b＋c を内容とする新契約（公正証書）を締結する方法と、② c のみの代理権を内容とする新契約（公正証書）を別途締結する2通りの方法が考えられる。

(2) 縮減する場合（代理権 a＋b＋c → a＋b へ）

　この場合は、代理権の一部解除はできないので既存の契約を全部解除した上で、代理権 a＋b を内容とする新契約を締結することになる。

　以上、任意後見監督人が選任されている場合に、代理権変更のため既存の契約を解除するには、正当事由の存在と家庭裁判所の許可が必要となる（任意後見9条2項）。

D. 複数後見に関して

　1個の契約書の中で、数人の受任者が定められ、①共同代理の定めがなされているもの、②共同代理の定めがなく、権限分掌の定めがないもの。また、③当初より数個の契約がなされ、それぞれ受任者を異にするものが考えられる。

　①について、受任者のどちらか一方が死亡、あるいは判断力を喪失したような場合、②③については、受任者の間で互いの代理権が競合した場合に問題となる。

　③のタイプは、複数の受任者が、いわばリレー方式で、本人を支援する場合に有用な方式ではあろうが、それぞれの契約が持つメリットとデメリットに注意し、代理権の範囲について、十分な検討が必要であろう。

4. 親なきあと問題

　超高齢社会が現実のものとなった今、障害者（児）の両親にとって、いわゆる「親なきあと問題」はますます深刻なものになろうとしている。

最初に任意後見契約を利用する方法を、次に信託のスキームを活用する方法を述べる。

A. 任意後見契約による場合

[1] 本人が自ら契約する方法

(1) 子が成年者のとき

知的障害や精神障害があっても、本人が意思能力を有していれば、信頼できる人を受任者として、任意後見契約を締結しておくことは可能である。本人にとって任意後見が必要な事態が生じた場合には、受任者から任意後見監督人選任の申立てをなし、契約を発効させることができる。

(2) 子が未成年者のとき

子が未成年者のとき、法定代理人（親権者）の同意を得れば、本人に意思能力がある限り、前記と同様に任意後見契約を締結することは可能であろう。

[2] 親権者が子のために契約をする方法

意思能力を有しない子の法定代理人（親権者）が、未成年者に代理して、任意後見契約を受任者との間で締結する方法がある。しかしながらこの方法によった場合、未成年者の意思が十分に反映されるか不透明で、自己決定権尊重の観点からも問題だ、という見解がある。傾聴すべき見解であり、慎重な対応が求められる[6]。

B. 信託のスキームを活用する方法

障害者（児）の親とその子の福祉のために信託の仕組みを活用する方法がある。まず、この種の信託には3人の登場人物が必要である。つまり、①委託者＝親、②受託者＝信託銀行等や親族、③受益者＝子（支援が必要な親族等）、である。

以上を念頭において、まず信託銀行を受託者とする特定贈与信託（商事信託）について述べる。重度の障害を有する特別障害者等を受益者とし、金銭等を信託銀行に預けて受益権の価額最高限度額6,000万円までの部分につき非課税という制度を利用し、受益者の生活費などに充てる方法を考えてみる。だが、この制度は受益者が有する障害の程度や毎年税務申告が必要なことなど一定の要件があり、誰でもが気軽に利用できる制度ではないようだ（図7-4）。

特定贈与信託

家族信託

　次に、最近話題となっている受託者を家族とする家族信託（民事信託）について述べる。図中、銀行を息子（長男）に置き換えて考えみよう。親が「受託者」息子（長男）に財産を預け、信託を利用して障害を有する妹（長女）を支援する仕組みを想定してみる。すると、この方法も親なきあと問題に応用できる仕組みであることが理解できるだろう。

　ただし、①契約が長期にわたること、②契約が確実に守られるかどうか、③社会福祉法人、NPO、一般社団・財団法人が受託者となることはできないこと、④成年後見人は契約の中でどのような役割を担うのか、⑤税金はどうなるか、などの問題点が出てくる。

　この仕組みは複雑で、問題点を克服するには、弁護士、司法書士など専門家への相談が必要となる。しかしながら、家族信託を利用する方法もこれからは有望となるであろう。

※　図7-4の「受益者」（長女）を、認知症を有する「配偶者」（母）としてみよう。家族信託はこの場合にも有用な仕組みとなろう。

図7-4　特定贈与信託の仕組み

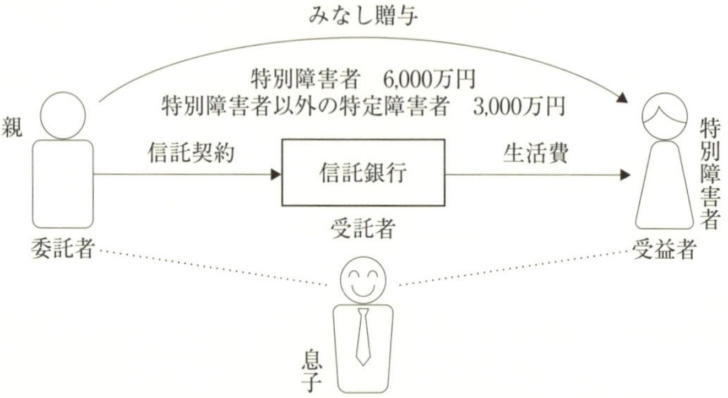

みなし贈与
特別障害者　6,000万円
特別障害者以外の特定障害者　3,000万円

親（委託者）――信託契約――→ 信託銀行（受託者）――生活費――→ 特別障害者（受益者）

息子

※　特定贈与信託を利用するには税の扱いに注意してください（平成26年7月現在）。
出所）国税庁ウェブサイト参照

5. 契約の終了事由

合意解除
約定解除

　任意後見契約は、①任意後見人が解任された場合（任意後見8条）、②契約が解除された場合（合意解除、約定解除を含む。任意後見9条）、③本人につき法定後見が開始した場合（任意後見10条3項）、④本人または任意後見人（任意後見受任者）が死亡し、または破産手続開始決定を受けた場合および任意後見人（任意後見受任者）が後見開始の審判を受けた場合に終了する（民653条）。

[1] 任意後見人が解任された場合（任意後見8条）

　任意後見人に不正な行為、著しい不行跡その他その任務に適しない事由があるときは、家庭裁判所は、任意後見監督人、本人、その親族または検察官の請求により、任意後見人を解任することができる。

[2] 任意後見契約を解除する場合（任意後見9条）

(1) 任意後見監督人の選任前

　公証人の認証を受けた書面が必要になる。まだ、契約が発効しておらず当事者の自治の範囲内の問題ではあるが、当事者の真意に基づくことを担保するため公正証書によることが求められる。

(2) 任意後見監督人の選任後

　正当事由の存在と家庭裁判所の許可が必要になる。正当事由とは、たとえば、①任意後見人が職業上の必要から遠隔地に住居を移転し、任意後見人の執務に障害が生じた場合、②任意後見契約の受任者が老齢・疾病などによりその任務に耐え得ない場合、③本人またはその親族との間に不和が生じた場合などがある[7]。

　なお、「任意後見人の代理権の消滅は、登記をしなければ、善意の第三者に対抗することができない」とされている（任意後見11条）。

6. 契約の終了に伴う事務

[1] 終了の登記

　本人、任意後見人、任意後見監督人は、本人の死亡その他の事由により任意後見契約が終了したことを知ったときは、嘱託による登記がされる場合を除き、終了の登記申請をしなければならない（後見登記等に関する法律8条2項）。

[2] 財産の引渡し

　本人が生存していれば本人またはその法定代理人へ、本人が死亡しているときは、相続人や遺言執行者へ引き渡すことになる。

※　委任終了時の応急処分義務（民654条）や委任終了の対抗要件（民655条）の規定は任意後見監督人に準用されている。

> **遺言執行者**
> 遺言の内容を実現すべき任務を負う者のこと。遺言執行者は相続人の代理人とされている（民法1015条）。

注)
(1) 新井誠・赤沼康弘・大貫正男編『成年後見制度—法の理論と実務（第2版）』有斐閣，2014，pp.210-212.
(2) 「権利擁護・虐待防止白書2014」社会福祉法人全国社会福祉協議会，p.113.
(3) 前掲書（2）p.91
(4) 前掲書（1）pp.235-237，p.279.
(5) 前掲書（1）pp.269-270.
(6) 前掲書（1）pp.298-299.
(7) 前掲書（1）pp.257-258.

参考文献
- 公益社団法人成年後見センター・リーガルサポート『実践成年後見』民事法研究会，No.14，16，20，22，26，58.
- 日本司法書士会連合会・社団法人成年後見センター・リーガルサポート共同発表「任意後見制度の改善提言と司法書士の任意後見執務に対する提案」2007.2.16.
- 日本弁護士連合会「成年後見制度に関する改善提言」2005.5.6.
- 日本成年後見法学会制度改正研究委員会「任意後見制度の改善・改正の提言」日本成年後見法学会，2012.7.

理解を深めるための参考文献
- 遠藤英嗣『新訂　新しい家族信託―遺言相続、後見に代替する信託の実際の活用法と文例』日本加除出版，2016.
著者は序文で「家族信託は、遺言や相続制度に代替し、また一部で成年後見制度に替わる機能を有している。」と述べている。

ジェネリックポイント

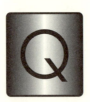
財産管理等任意代理契約の代理権目録と任意後見契約のそれはまったく同じものでしょうか。

代理権については、自己決定権尊重と残存能力活用の見地から、本人にとって何が必要なのか十分な吟味と検討がなされなければなりません。財産管理等任意代理契約（以下「任意代理契約」）の場合には、本人はまだ判断力を有していますので、必要最低限度の代理権でよいという考え方もあります。任意代理契約の場合、広範囲な代理権は受任者による代理権濫用の温床ともなり得る可能性がありますので、十分な配慮が必要です。

なお、居住用不動産の処分については、法定後見においては民法859条の3があり、その居住の用に供する建物またはその敷地について、売却、賃貸、賃貸借の解除または抵当権の設定その他これらに準ずる処分をするには、家庭裁判所の許可が必要となります。この趣旨は任意代理においても妥当するものと考えますので、任意代理の代理権目録中に不動産の処分という項目があったとしても、居住用不動産については、その都度、本人から委任状をもらうなどの配慮が望ましいでしょう。また、これについては任意後見移行後においても任意後見監督人の同意を得るなどの配慮が必要と思われます。

よって、任意代理契約と任意後見契約の代理権目録は、同一内容のものにならない場合もあり、契約の際には何を代理権とするか当事者において十分な検討をなされるようお願いします。

将来型の任意後見契約を締結する際に、本人に判断力低下等の事由が発生したときは、本人の同意が得られない場合を除き、すみやかに任意後見監督人選任の申立てをすべき義務を受任者に負わせる条項を任意代理の契約書の中に入れておきたいのですが、そのようなことはできますか。

本人と任意後見受任者との間に任意代理契約がなされている場合、任意代理契約は、あくまでも、任意後見契約が発効するまでの「つなぎ的役割」を担うものとの認識が必要です。本人の判断力が低下し、任意後見監督人選任申立ての必要があるにもかかわらず、それが故意になされないとすれば、不適正な財産管理が継続されてしまう虞があるからです。よって、質問内容にある条項を任意代理契約の中に盛り込んでおくことは、受任者に注意を喚起する意味があり、有用なことではないかと考えます。

※ 任意後見契約書（公正証書）のひな形の中にこの趣旨の文言が盛り込まれています。確認しておきましょう。

第26回（平成25年度）国家試験問題

問題81 任意後見契約に関する次の記述のうち、正しいものを1つ選びなさい。

1 任意後見契約は、事理弁識能力喪失後の一定の事務を委託する契約書が当事者間で作成されていれば効力を有する。
2 任意後見契約では、本人の事理弁識能力が不十分になれば、家庭裁判所が職権で任意後見監督人を選任する。
3 任意後見人と本人との利益が相反する場合、任意後見監督人があっても特別代理人を選任しなければならない。
4 任意後見人の配偶者は任意後見監督人になることができないが、兄弟姉妹は任意後見監督人になることができる。
5 任意後見監督人の選任後、任意後見人は、正当な理由がある場合、家庭裁判所の許可を得れば任意後見契約を解除できる。

【解説】正解5
1 任意後見契約は要式行為とされ、公正証書です（法3条）。
2 任意後見契約は任意後見監督人が選任されたときから発効し、申立権者は、本人、配偶者、4親等内の親族または任意後見受任者である。家庭裁判所の職権によるものではない（法4条）。
3 任意後見監督人が本人を代表する（法7条④）。
4 親族等が任意後見受任者になることがある。その場合、誰が任意後見監督人に選任されるかであるが、監督人は本人に代わって、任意後見人の職務を監督（コントロール）する重要な職務を持っており、弁護士、司法書士、社会福祉士等の専門家が任意後見監督人に選任されることがほとんどであろう。監督人は裁判所が選任するのであって、親族が当然になれるわけではない。
5 任意後見監督人の選任後であれば、このように正当事由の存在と家庭裁判所の許可が必要となる（法9条）。

※「任意後見契約に関する法律」は単に法〇条と表記した。

第8章 日常生活自立支援事業（地域福祉権利擁護事業）の概要

1 日常生活自立支援事業（地域福祉権利擁護事業）の必要性を理解する。

2 日常生活自立支援事業（地域福祉権利擁護事業）のしくみと手続を理解する。

3 日常生活自立支援事業（地域福祉権利擁護事業）にかかわる専門員と支援員の業務を理解する。

1. 事業内容と利用手続

A. 事業の概要

[1] 事業の目的

　介護保険制度の実施を間近に控えた1999（平成11）年10月、厚生労働省は、「地域福祉権利擁護事業」を創設した。この事業は、認知症高齢者、知的障害者、精神障害者等、判断能力が不十分な人を対象にし、福祉サービスの利用援助や日常的な金銭管理を実施して、利用者の権利擁護を図り、日常生活を安定させることを目的としている。

社会福祉法

福祉サービス利用援助事業

日常生活自立支援事業

　地域福祉権利擁護事業は、その翌年に制定された社会福祉法では「福祉サービス利用援助事業」として規定され、福祉サービスの適切な利用を支援する制度として全国で実施に移された。2007（平成19）年4月から、正式名称が「日常生活自立支援事業」と改められたが、「地域福祉権利擁護事業」の名称が広く浸透し使用されているため、旧名称が併記されて、両方の名称が使われている。

[2] 実施主体と対象

都道府県・指定都市社会福祉協議会

市町村社会福祉協議会

　この事業の実施主体は、都道府県・指定都市社会福祉協議会であり、利用にあたっての相談や受付窓口の役割を市町村社会福祉協議会が果たすことになっている。

　利用対象となるのは、判断能力が不十分な人であり、具体的には、認知症高齢者、知的障害者、精神障害者等である。つまり、日常生活を営むのに必要なサービスを利用するための情報の入手、理解、判断、意思表示を本人のみでは適切に行うことが困難であるが、本事業の契約の内容については判断し得る能力を有していると認められる人である（図8-1）。

[3] サービス内容

　この事業におけるサービス内容は、次のようなものが規定されている。

(1) 基準となる援助内容

①福祉サービスの利用援助（福祉サービスの利用に関する相談、情報提供、利用申込みに関する手続、利用料の支払に関する手続等）

②苦情解決の利用援助

図8-1 日常生活自立支援事業の流れ

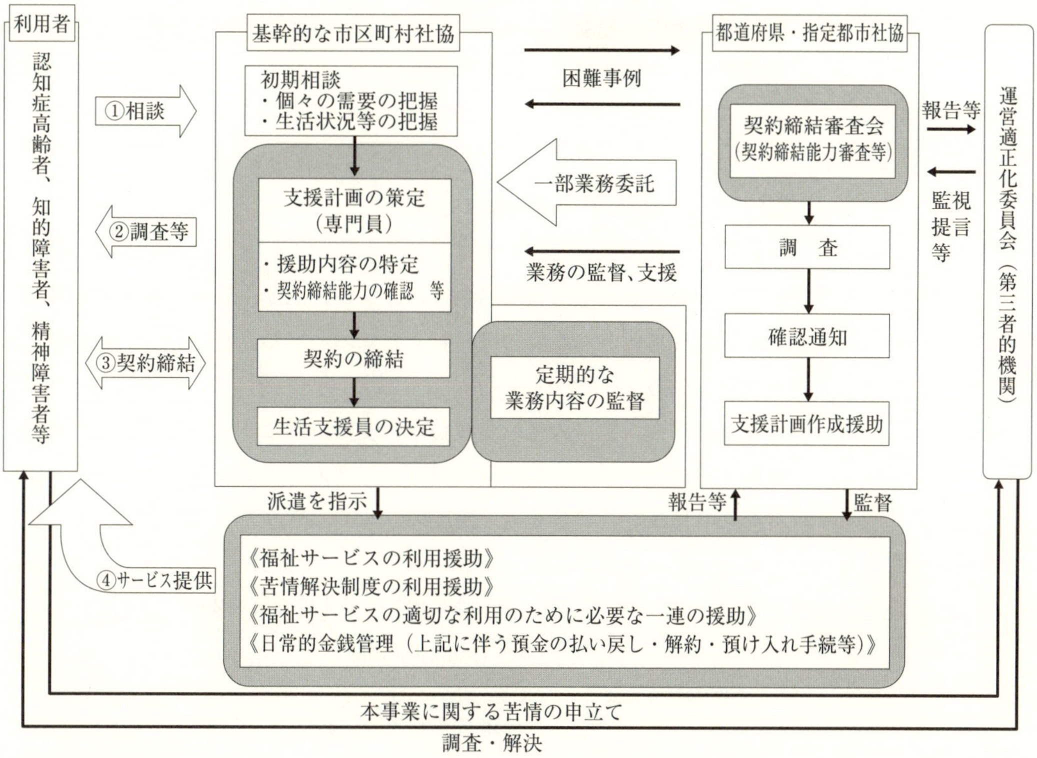

出所）厚生労働省ウェブサイト．

③住宅改造、居住核の貸借、日常生活上の消費契約および住民票の届出等の行政手続に関する援助等

(2) 上記 (1) の実施に伴う援助内容

①預金の払い戻し、預金の解約、預金の預け入れの手続等利用者の日常生活費の管理（日常的金銭管理、50万円程度までの預貯金口座の管理）
②定期的な訪問による生活変化の察知

(3) その他

①年金等の受領に関する必要な手続
②書類等預かりサービス（預貯金通帳、年金証書、定期預金証書、保険証書、権利証、印鑑等の預かり―金庫保管）

B. 利用のしくみ

[1] 相談受付から状況把握

　上記の本事業の利用が適切であると思われる人がいる場合、本人、家族はもちろんのこと、地域の民生委員や介護支援専門員（ケアマネジャー）

からの相談を、地域の市町村社会福祉協議会が受け付ける。

担当地域の基幹型社会福祉協議会の職員である生活支援専門員が本人宅を訪問し、制度の説明、利用意思の確認、契約書、支援計画等の必要書類を作成する。

［2］契約締結から援助の開始

都道府県社会福祉協議会では、契約の締結手続を行い、本人の契約締結能力について審査が必要な場合には、法律、医療、社会福祉等の分野の学識経験者で構成される契約締結審査会において審査が行われ、利用の可否が決定される。

契約締結審査会

生活支援員

契約締結後、担当の生活支援員が、支援計画に基づいて本人への援助を開始することになる。生活支援員は、援助内容の記録を作成し、定期的に社会福祉協議会に報告する（図8-2）。

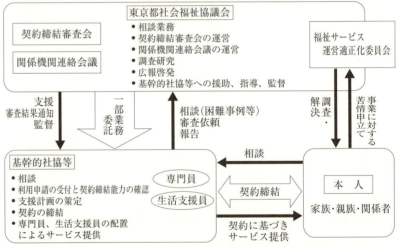

図 8-2　東京都における基本的な実施体制

出典）東京都社会福祉協議会編『地域福祉権利擁護事業とは』東京都社会福祉協議会, 2010, p.13.

［3］利用料

この事業による援助の利用に関する費用は、実施主体である都道府県社会福祉協議会が定めることになっている。福祉サービスの利用援助や日常的金銭管理サービスについては、1時間あたり1,000～1,200円、その後の時間経過による加算等が規定されている。書類等の預かりサービスについては、1ヵ月あたり500円という費用負担が平均的なものである。ただし、契約締結前の初期相談にかかる経費や生活保護受給世帯の利用料については無料である。

2. 生活支援専門員と生活支援員の役割

A. 生活支援専門員の役割

　都道府県社会福祉協議会や基幹型社会福祉協議会には、日常生活自立支援事業にかかわる生活支援専門員が配置されている。生活支援専門員は、制度利用の相談や情報提供にかかわる他、利用の申込みのあった人への訪問から援助計画の作成に至るまで、以下のような役割を担う。

①本人宅の訪問等による、本人の生活状況の把握
②本人へのサービス内容の説明およびサービスの利用意思の確認
③サービス利用内容の検討、支援計画の策定
④サービス利用契約書の作成
⑤家族や金融機関等との連絡・調整

　全国社会福祉協議会によると、2015（平成27）年度、基幹型社会福祉協議会は全国で1,205ヵ所、常勤の専門員の数は2,536人である。

> 基幹型社会福祉協議会
>
> 生活支援専門員

B. 生活支援員の役割

　生活支援員は、基幹型社会福祉協議会と雇用契約を結んだ職員である。本人の支援計画に基づいて、福祉サービスの申込みや費用の支払、日常生活に必要な預貯金の出し入れ、送金手続、小遣いなどの金銭管理等本人への具体的なサービス提供を実施する。非常勤職である生活支援員は、2015（平成27）年度、1万5,050人となっている。

> 生活支援員

3. 今後の課題

A. 援助内容について

　成年後見制度の半年前に開始された地域福祉権利擁護事業のときから、この制度は介護保険と成年後見の2つの制度と関連が深い（**図8-3**）。

図 8-3 「地域福祉権利擁護事業」と「成年後見制度」の関係概念図

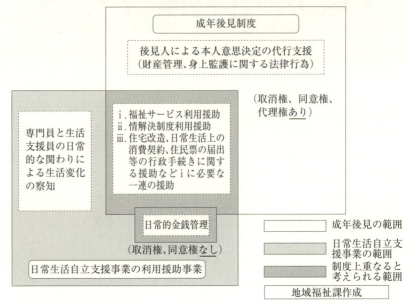

出所）厚生労働省ウェブサイト．

　まず、介護保険制度の導入により、サービスの利用について従来の行政措置による決定から、サービス利用者と事業者との契約によるサービス提供に移行するのに伴い、判断能力が不十分な人の権利擁護の視点がクローズアップされてきた。成年後見制度は、後見人の選定や家庭裁判所への申立手続等が煩雑なことから、もう少し身近に日常の金銭管理を含めた福祉サービスの利用援助を得られる制度が考えられたのである。

　運営は都道府県・指定都市社会福祉協議会が担うことになり、新たに専門員、支援員の養成と人材確保が行われるとともに契約締結審査会が設置され、成年後見制度とのすみ分けによるサービス利用者の権利擁護が図られることになった。

　当初は、実施主体によっては対象を在宅の人に限定する場合があった。特に通帳預かり等の財産管理等については施設利用者や医療機関入院中の利用には制限があったりしたが、現在は特に制限は設けられていない。また、制度自体のPR不足により、医療や社会福祉関係者自体が制度活用に消極的である現状も改善する余地がある。今後は、権利擁護の支援が明確に事業に位置づけられている地域包括支援センターと社会福祉協議会との連携の強化が期待される。

地域包括支援センター

　また、近年は、複雑な家庭環境や人間関係により多重債務を抱えたり、犯罪歴のある利用者の権利擁護のために、成年後見制度に比べて容易に手続が可能な本制度の利用が検討される向きもある。契約締結審査会におけ

る審議の結果が、利用者にとっても大きな生活環境の変化をもたらす。また、医療や法律の専門家との連携や関係機関の役割分担等連携の強化も期待される。

B. 運営上の課題について

　日常生活自立支援事業（地域福祉権利擁護事業）は、契約件数（図8-4）の地域による差異が指摘されてきた。これは、対象者の住む地域そのものの格差や、関係機関とのネットワークの実効性、PRや情報提供のあり方にも影響しているものと思われる。また、金銭や財産管理に、第三者である生活支援員が介在することに対する利用者本人や家族等の根強い抵抗感も少なからず存在する。

　困難ケースの増加については、医師や弁護士等専門家によるバックアップ体制の強化や、専門員、支援員の力量を向上させる取組みをはじめ、社会福祉協議会本体の実施基盤の強化が求められている。

　利用者の増加している地域では、恒常的な待機者への対処とともに、既存の契約者へのきめ細かな対応や、成年後見制度への移行等も視野に入れた柔軟な制度運営が求められる。2013（平成25）年4月から、日常生活自立支援事業は、安心生活基盤構築事業の一環として位置づけられることになった。この事業は、住民参加による地域づくりを通じて、地域住民の社会的孤立を防ぎ、誰もが社会との「絆」を感じながら、安心して生活できる社会をめざすため、分野横断的な相談支援体制や権利擁護の推進を行うものである。

成年後見制度

安心生活基盤構築事業

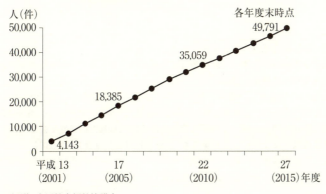

図8-4　日常生活自立支援事業の実利用者数（契約件数）の年次推移

出所）全国社会福祉協議会.

参考文献
- 地域福祉権利擁護事業の機能強化および運営基盤の強化に関する調査研究委員会「地域福祉権利擁護事業の機能強化および運営基盤の強化に関する調査研究報告書」全国社会福祉協議会，2005.
- 福祉士養成講座編集委員会編『地域福祉論（第2版）』新版社会福祉士養成講座7，中央法規出版，2007.
- 村川浩一・坪山孝・黒田研二・松井奈美編『高齢者福祉論』大学社会福祉・介護福祉講座，第一法規，2004.
- 小林雅彦・山路憲夫・原田正樹・村川浩一編『地域福祉論』大学社会福祉・介護福祉講座，第一法規，2004.

ジェネリックポイント

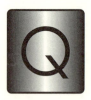

成年後見制度と日常生活自立支援事業の違いを教えてください。

成年後見制度は、特に法定後見については民法に基づく制度であり、家庭裁判所への申立てにより、あくまでも家庭裁判所が後見人等の選任し、制度の利用を決定します。日常生活自立支援事業は、社会福祉法に規定された福祉サービスの適切な利用のため、本人の判断能力が不十分ではあるものの、事業の契約の内容については判断し得る能力を有しており、社会福祉協議会と契約できる人が利用するサービスとなっています。成年後見人等に付与される代理権、同意権・取消権についても、日常生活自立支援事業では、契約に基づく実質的な代理行為を、本人に代わり支援員が代行しているという内容です。

理解を深めるための参考文献
- 東京都社会福祉協議会編『地域福祉権利擁護事業を知ろう！―利用事例と実績から』東京都社会福祉協議会，2003.
  地域福祉権利擁護事業の概要、利用事例、実績、関係機関についてわかりやすく解説。高齢者や障害者が地域福祉権利擁護事業を活用する場合について理解が得られる。
- 東京都社会福祉協議会編『地域福祉権利擁護事業（日常生活自立支援事業）とは…―制度を理解するために（改訂第2版）』東京都社会福祉協議会，2012.
  日常生活自立支援事業の概要から制度の仕組み、利用実例、実績、関係各機関の連絡先等が記載された、本制度の随一の解説書。

第9章 成年後見制度利用支援事業の概要

1 成年後見制度利用支援事業の制度的位置づけについて理解する。

2 成年後見制度利用支援事業の概要について理解する。

3 成年後見制度利用支援事業の課題について理解する。

1. 支援事業の位置づけ

A. 高齢者福祉分野の位置づけ

成年後見制度利用支援事業

介護予防・生活支援事業

　成年後見制度利用支援事業は、2001（平成13）年5月の厚生労働省老健局長通知「介護予防・生活支援事業」のメニューのうちの1つとして創設された。これは、身寄りのない認知症高齢者に対し、成年後見制度の活用が有用であるにもかかわらず、申立ての手続や費用面等の問題から利用が進まない現状をふまえて、市町村が行う成年後見制度の利用を支援する事業に対し、国庫補助を行うというものである。
　当初の事業内容は、以下の2点であった。
①成年後見制度利用促進のための広報・普及活動の実施
　成年後見制度に関するパンフレット作成、説明会・相談会の開催、情報提供等に関する活動。
②成年後見制度利用にかかる経費の助成の実施
　成年後見制度の申立てに要する経費（登記手数料、鑑定費用等）。

介護予防・地域支え合い事業

　2003（平成15）年度からは、介護予防・生活支援事業は、「介護予防・地域支え合い事業」と改称されている。
　また、2005（平成17）年の介護保険法改正をふまえて、翌2006（平成

地域支援事業

市町村長申立て

18）年度からは、介護予防・地域支え合い事業がさらに「地域支援事業」と改称された。従来市町村長申立ての場合に限定され、親族の申立てには適用されなかった問題については、2008（平成20）年度から、市町村長申立て以外の場合にも申立てに要する費用への補助が行われている。
　地域支援事業は、市町村が実施主体となり、以下の事業が行われている。
①介護予防事業
- 一次予防事業（介護予防普及啓発事業、地域介護予防活動支援事業、一次予防事業評価事業）
- 二次予防事業（通所型介護予防事業、訪問型介護予防事業、二次予防事業評価事業）

②介護予防・日常生活支援総合事業
- 生活支援サービス（介護予防、配食・見守り等）
- 権利擁護、社会参加等、多様なサービス

③包括的支援事業

- 介護予防ケアマネジメント業務（アセスメント、目標設定、事業評価等）
- 総合相談支援業務（高齢者の実態把握、他の生活支援サービスとの調整等）
- 権利擁護業務（虐待の防止、権利擁護のための必要な支援等）
- 包括的・継続的ケアマネジメント支援業務（支援困難事例検討、ネットワークづくり等）

④任意事業
- 介護給付等費用適正化事業（サービスの必要性の検討、情報提供等）
- 家族介護支援事業（家族介護支援事業、認知症高齢者見守り事業、家族介護継続支援事業）
- その他の事業（成年後見制度利用支援事業、福祉用具・住宅改修支援事業、地域自立生活支援事業）

B. 障害者福祉分野の位置づけ

　2003（平成15）年度から実施された障害者支援費支給制度により、高齢者の介護保険制度と同様に、障害者福祉サービスも基本的に行政措置の決定からサービス利用者と事業者との間の契約によるサービス提供へと移行することとなった。

　この制度改正へ対処するため、その前年から成年後見制度利用支援事業は、認知症高齢者に加え、知的障害者へも対象を拡大することになった。

　さらに、2005（平成17）年の障害者自立支援法（現在は障害者総合支援法）の制定により、翌年度から障害者「地域生活支援事業」の中に位置づけられ、精神障害者にも対象が拡大された。また、高齢者と同様に、2008（平成20）年度から、市町村申立て以外の場合にも申立てに要する費用への補助が行われている。

　地域生活支援事業については、都道府県実施と市町村実施に分類されており、それぞれ内容が異なる。そのうち、市町村実施の地域生活支援事業は、以下のものが行われている（2017〔平成29〕年7月現在）。

①理解促進研修・啓発事業
②自発的活動支援事業
③相談支援事業
- 基幹相談支援センター等機能強化事業
- 住宅入居等支援事業（居住サポート事業）

④成年後見制度利用支援事業
　補助を受けなければ成年後見制度の利用が困難である者を対象に費用の全部または一部を補助する（平成24年度から市町村の必須事業に位置づ

障害者支援費支給制度

（障害者自立支援法→）
障害者総合支援法
第1章参照。
→p.5

地域生活支援事業

け)。

⑤成年後見制度法人後見支援事業

　個人の後見人ではなく、法人が後見人になる場合の費用等の全部または一部を補助する。

⑥意思疎通支援事業

⑦日常生活用具給付等事業

⑧手話奉仕員養成研修事業

⑨移動支援事業

⑩地域活動支援センター機能強化事業

⑪任意事業（福祉ホーム事業、訪問入浴サービス事業、生活訓練等日中一時支援事業、地域移行のための安心生活支援事業、巡回支援専門員整備事業、相談支援事業所等における退院支援体制確保事業、協議会における地域資源の開発、利用促進等の支援事業、その他レクリエーション活動等支援、盲人ホーム運営事業、知的障害者職親委託等）

2. 支援事業の現状と課題

A. 成年後見制度利用支援事業のしくみ

地域支援事業
地域生活支援事業

　前述のように、成年後見制度利用支援事業は、高齢者福祉分野の「地域支援事業」と、障害者福祉分野の「地域生活支援事業」との双方に規定されているものの、その援助内容には明確な差はない。

　事業内容は、低所得の認知症高齢者や知的障害者、精神障害者が、福祉サービス等の利用に関して成年後見制度の利用が有効であると認められる場合、成年後見制度の申立てにかかる費用（登記手数料、鑑定費用等）や後見人等の報酬の全部または一部の助成を行うものである。高齢者分野では、介護保険事業の運営の安定化および被保険者の地域における自立した日常生活の支援のために必要な事業である限り、地域の実情に応じ創意工夫をこらした多様な事業形態が可能であるとされている（図9-1）。

B. 事業の現状

　障害者分野の成年後見制度利用支援事業を実施している市町村は、2008

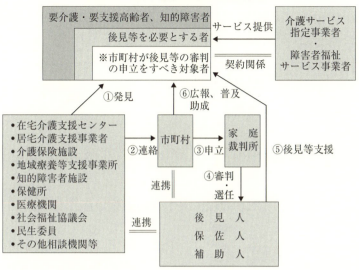

図9-1 成年後見制度利用支援事業

※) 身寄りのない重度の認知症高齢者や知的障害者であって、契約による介護保険サービスや障害者福祉サービスの利用が困難な者のうち、介護保険サービス等の利用にあたって成年後見人等による支援を必要とするが、審判の申立を行う家族がいない場合など、市町村が後見等の審判の申立をすべきもの。

資料）厚生労働省．
出典）内閣府編『障害者白書 平成17年版』独立行政法人国立印刷局，2005．

（平成20）年4月現在で560市町村、利用者数は2007（平成19）年度で272名となっている。この制度は、現行の障害者総合支援法の下では、市町村地域生活支援事業として、市町村の必須事業化されている。なお、高齢者分野の成年後見制度利用支援事業は、2009（平成21）年で686市町村での実施であったが、市町村地域生活支援事業で必須事業に格上げされている（図9-2）。

C. 制度運用上の課題

これまで述べてきた通り、成年後見制度利用支援事業は、高齢者と障害者の2つの分野それぞれに規定されている。事業内容に大差はないにもかかわらず、財源上も高齢者の地域支援事業全体の総経費が介護給付費全体の3％以内と制限されており、障害者の地域生活支援事業全体の国の予算額が2013（平成25）年度の場合460億円（負担割合は国：2分の1、都道府県と市町村：4分の1ずつ）とばらばらな規定となっている。加えて、国も地方自治体も財源が逼迫している状況下では、成年後見制度利用支援事業にかかる経費をどれくらい確保できるかが大きな焦点となる。

この制度自体が、市町村の任意事業的な意味合いにより、市町村が条例

図 9-2 平成 27 年度成年後見制度利用支援事業の実施について

(値は市区町村数)

都道府県名	実施市区町村数	後見人等への助成	申立経費の助成	利用促進広報普及活動	都道府県名	実施市区町村数	後見人等への助成	申立経費の助成	利用促進広報普及活動
北海道	129(72.1%)	110	116	70	徳島県	19(79.2%)	12	18	9
青森県	34(85.0%)	30	31	14	香川県	14(82.4%)	13	13	11
岩手県	26(78.8%)	23	24	18	愛媛県	20(100.0%)	18	14	10
宮城県	32(91.4%)	30	29	17	高知県	26(76.5%)	23	23	11
秋田県	19(76.0%)	13	13	13	福岡県	49(81.7%)	46	38	17
山形県	29(82.9%)	23	27	12	佐賀県	16(80.0%)	14	12	5
福島県	27(45.8%)	23	22	13	長崎県	18(85.7%)	16	16	9
茨城県	39(88.6%)	29	36	21	熊本県	33(73.3%)	27	25	18
栃木県	23(92.0%)	21	21	13	大分県	14(77.8%)	12	13	3
群馬県	25(71.4%)	22	20	10	宮崎県	21(80.8%)	20	19	9
埼玉県	59(93.7%)	54	52	39	鹿児島県	32(74.4%)	25	26	16
千葉県	44(81.5%)	42	38	23	沖縄県	30(73.2%)	28	27	15
東京都	26(41.9%)	22	20	15	合計	1369(78.6%)	1197	1183	738
神奈川県	30(90.9%)	29	28	20					
新潟県	22(73.3%)	21	19	15					
富山県	12(80.0%)	11	10	8					
石川県	19(100.0%)	18	15	11					
福井県	17(100.0%)	16	16	10					
山梨県	19(70.4%)	18	19	12					
長野県	58(75.3%)	47	52	31					
岐阜県	33(78.6%)	24	28	23					
静岡県	31(88.6%)	25	25	15					
愛知県	36(66.7%)	30	26	19					
三重県	23(79.3%)	19	19	15					
滋賀県	18(94.7%)	17	16	11					
京都府	23(88.5%)	22	21	11					
大阪府	38(88.4%)	37	33	21					
兵庫県	38(92.7%)	31	35	23					
奈良県	30(76.9%)	29	26	15					
和歌山県	22(73.3%)	17	18	7					
鳥取県	17(89.5%)	16	14	11					
島根県	16(84.2%)	12	13	10					
岡山県	25(92.6%)	25	22	16					
広島県	21(91.3%)	20	18	15					
山口県	17(89.5%)	17	17	8					

都道府県における実施市町村の割合
■：100%
▨：75～99%
▤：50～74%
□：～50%

出典）厚生労働省

を制定した上で実施要領を作成、財源を確保し実際の運営に携わるという流れの中では、いかにこの事業の必要性を行政も認識しているかどうかに根本の問題があると思われる。

縦割行政の弊害は、これらの対象者による制度の違いのみならず、福祉サービス全体の地域格差にも影響しており、福祉サービス利用者の権利擁護に関するニーズをどれくらい把握できているかという地域の福祉サービスの充実度が問われることとなる。特に、地域の福祉サービス利用者の権利擁護を担う役割が期待されている地域包括支援センターの力量が、この制度の創設や活用にも大きな影響を与えているように思われる。

一般住民はもとより、行政関係者の中にも、本制度の知名度はけっして高いとはいえない。前述のように当初は認知症高齢者の市町村長申立てに限られていた利用をそれ以外にも拡大していった背景には、日本弁護士連

合会や公益社団法人日本社会福祉士会の要望等専門職団体の連携とその積極的な行政への働きかけがあったのも事実である。

福祉サービス利用者の所得等に関係なく、成年後見制度の適用が必要な利用者がいる場合、迅速に制度の活用が行われるための条件整備として、本事業の重要性を今後とも広く啓発していく必要性も高い。

参考文献
- 村川浩一・坪山孝・黒田研二・松井奈美編『高齢者福祉論』大学社会福祉・介護福祉講座，第一法規，2004.
- 長寿社会開発センター編『老人福祉のてびき（平成19年度版）』長寿社会開発センター，2007.
- 厚生労働統計協会編『国民の福祉と介護の動向 2014/2015』厚生労働統計協会，2014.

ジェネリックポイント

成年後見制度利用支援事業の現状について教えてください。

成年後見制度利用支援事業は、市町村が行う任意事業であり、条例や実施要領の策定、予算の確保から実際の申立て支援に至るまで、市町村がイニシアティブをとる部分が非常に多い事業です。潜在的にはまだまだ成年後見制度を活用すべき事例はたくさんあるのですが、やはりネックとなっていたのは申立てに要する費用の問題でした。行政の取組みや司法や福祉の関係者、専門職の取組みにも格差があります。

福祉サービス利用者の権利擁護の必要性は、そもそも所得には関係ありません。ニーズがあれば的確なサービス提供を目指すのと同様、この事業の必要性を広くPRし、成年後見制度の円滑な利用につなげていかなければならないと思います。

| 理解を深めるための参考文献

- 日本社会福祉士会編『ソーシャルワーカーのための成年後見制度入門』日本社会福祉士会成年後見シリーズ1，筒井書房，1998．
  ソーシャルワーカーの国家資格である社会福祉士の専門職団体の日本社会福祉士会の成年後見制度研究委員会の取組みを通じて、社会福祉従事者に成年後見制度の必要性をわかりやすく解説した書。
- 東京都社会福祉協議会編『成年後見制度及び福祉サービス利用援助事業の利用の手引（改訂版）―判断能力が不十分な人への契約支援』2002．
  判断能力が不十分な人に対する契約による日常生活支援対策としての福祉サービス利用援助事業の内容と事例を中心に、申立書類の様式等も掲載した実務書。

 権利擁護と費用負担

　本来、権利擁護の必要がある場合、本人の資力や財産負担能力によって対応に差があるのは、不公平な状況と言わざるを得ない。

　近年のわが国の長引く不況により、国民健康保険の保険料が支払えず、その結果保険証が取り上げられ、自己負担額による治療しか受けられないという状況も増えている。

　「健康で文化的な最低限度の生活」の維持が、規制緩和や自由競争で得られるのかどうか、自由主義のアメリカのセーフティネットの不備や医療の自己負担の高さと、イギリスや北欧諸国などの統制医療によるきめ細かで負担の少ない医療の、どちらが国民の支持を得られているか、民主主義の成熟度と福祉や人権への深い造詣が、国際間の格差にも表れていると思われる。これは、個人の権利を主張する割には、社会保障の水準が低いアメリカと、国民の合意に基づく質の高い福祉サービスと権利擁護制度の充実が図られているヨーロッパ諸国との差にも、端的に現れていると思われる。

　さて、わが国は、そのどちらをめざそうとしているのであろうか。

第10章 権利擁護に係るマンパワー

1 福祉サービス利用者の権利擁護にかかわる
さまざまな専門職の役割を理解する。

2 弁護士や司法書士、行政書士等法律関連専門職の
職務内容を理解する。

3 公証人や医師の権利擁護にかかわる
活動を理解する。

4 親族や専門職の後見人とは異なる、
市民後見人の役割について理解する。

1. 弁護士

弁護士

「弁護士は、基本的人権を擁護し、社会正義を実現することを使命」（弁護士法1条1項）とし、この使命に基づいて「誠実にその職務を行い、社会秩序の維持及び法律制度の改善に努力」（同条2項）することが求められる、法律全般の専門職である。その職務は、「当事者その他関係人の依頼又は官公署の委嘱によって、訴訟事件、非訟事件及び審査請求、異議申立て、再審査請求等行政庁に対する不服申立事件に関する行為その他一般の法律事務を行うこと」（同法3条1項）とあるように、訴訟および類似制度において当事者等の代理人としていわゆる法廷活動を行う他、紛争予防・防止活動、人権擁護活動、既存制度の運用改善や立法を求める活動など、裁判外でも社会生活上のあらゆる分野における法律事務に及んでいる。弁護士が扱う業務を刑事事件および民事事件に大別するとすれば、刑事事件において、弁護士は被疑者および被告人の弁護活動を行うことにより、冤罪の防止や適正手続の保障といった、まさに人権擁護と社会正義実現に資する活動を行う。民事事件は、売買契約や金銭の消費貸借、不動産取引、雇用などの契約における紛争、医療過誤、介護過誤、交通事故などの不法行為、夫婦関係、親子関係や財産相続などのいわゆる家事事件、商事事件、労働紛争、行政事件などあらゆる分野において、当事者（依頼人）の「法律上守られるべき正当な」利益を実現し紛争解決を導くことにより、社会正義と人権擁護の実現を目指すのである。その意味で弁護士は、対象者が上記のような法律問題（不動産取引や財産トラブル）を抱えており、かつそれが輻輳的であったり困難事例である場合ならばなおさら、最も有効かつ必要な法的解決を導くことのできる専門職であるということができ、専門職後見人として成年後見制度にも密接不可分にかかわっていくことになる。

被疑者
犯罪の嫌疑を受けた者でまだ起訴されない者。容疑者。

被告人
刑事事件において検察官から公訴を提起された者。

専門職後見人

成年後見制度

弁護士になるには、法科大学院修了後または予備試験合格後、司法試験に合格し、司法修習を受け、修習後に行われる考試に合格した後、弁護士会に登録しなければならない。また、禁固刑以上の被執行者、弾劾裁判で罷免された者、懲戒免職を受けた公務員（3年以内）、成年被後見人・被保佐人、破産者などは弁護士になることができない。全国52（地裁管轄区域ごと、東京のみ3会）の弁護士会に登録している弁護士数は、2017（平成29）年10月現在で3万8,870人である。

2. 司法書士

　司法書士は、「登記、供託及び訴訟等に関する手続」（司法書士法1条1項）を業とする法律の専門職である。その業務は、他人の嘱託を受けて、①登記や供託に関する手続の代理、②裁判所、検察庁、法務局、地方法務局などに提出する書類等の作成、③簡易裁判所における訴訟や調停、和解手続の代理など多岐にわたる（3条）。このうち、③については、2003（平成15）年の司法書士法改正により業務拡大が図られたもので、法務大臣の認定を受けた司法書士に限られることや、訴額140万円以下など簡裁事件に限られ、上訴（控訴・上告・再審など）の代理はできないといった制約があるものの、権利擁護や成年後見制度とのかかわり合いにおいては、より身近な法律職として重要性を認識されている。したがって、たとえば対象者が複雑もしくはシリアスな法律紛争を抱えている場合や、経済規模が大きな財産問題を有している場合には、法律職として関与する専門職は弁護士のほうが適役といえるし、そこまでのレベルに至らない法律問題を抱えているが、法律職のサポートを必要としている場合には、司法書士の担う役割が重要といえる。

　司法書士になるには、司法書士試験に合格し、日本司法書士会連合会に備える司法書士名簿に登録しなければならない。また、禁固刑以上の被執行者（3年以内）、未成年者・成年被後見人・被保佐人、破産者、懲戒免職を受けた公務員（3年以内）などは司法書士になることができない。全国50の司法書士会に登録している司法書士数は、2017（平成29）年4月現在で2万2,283人である。

　　　　　　　　　　　　　　　　　　　　司法書士

3. 社会福祉士

　社会福祉士は、1987（昭和62）年に制定された「社会福祉士及び介護福祉士法」により規定された国家資格で、社会福祉のあらゆる分野の相談援助活動を担う専門職である。同法2条に社会福祉士は、「社会福祉士の名称を用いて、専門的知識及び技術をもって、身体上もしくは精神上の障

　　　　　　　　　　　　　　　　　　　　社会福祉士

害があること又は環境上の理由により日常生活を営むのに支障がある者の福祉に関する相談に応じ、助言、指導、福祉サービスを提供する者又は医師その他の保健医療サービスを提供する者その他の関係者との連絡及び調整その他の援助を行うこと（相談援助）を業とする者」と定義されている。2017（平成29）年3月末現在、社会福祉士の登録者数は20万8,261人である。

社会福祉の専門職団体である公益社団法人日本社会福祉士会は、民法改正による現在の成年後見制度の導入が論議されていた時期から、日本弁護士連合会や日本司法書士連合会との協力のもとで、ソーシャルワークの知識・技術を身につけた相談援助の専門職である社会福祉士が、成年後見制度にどうかかわることができるかという点について、検討を重ねてきた。

成年後見制度

2000（平成12）年からの成年後見制度開始以前より、社会福祉士会会員を対象とした成年後見人養成研修を行い、研修終了者を後見人候補者名簿に登録し、各地域それぞれ所轄の家庭裁判所に提出している。また、研修終了者は、権利擁護センター「ぱあとなあ」を都道府県支部別に組織しており、家庭裁判所から依頼に基づく後見人候補者の紹介や、一般市民や社会福祉従事者向けの「成年後見活用講座」などの開催を行っている。

権利擁護センター「ぱあとなあ」

また、定期的な会員向けのフォローアップ研修や事例検討、スーパービジョンなどの後見活動の支援を実施している。また、家庭裁判所その他の関係機関・団体との連絡・調整はもとより、弁護士会と協力して、「高齢者虐待対応専門職チーム」を組織し、地域包括支援センターその他からの高齢者虐待への対応などをも担っている。

高齢者虐待対応専門職チーム

2016（平成28）年2月現在で、日本社会福祉士会会員が受任している

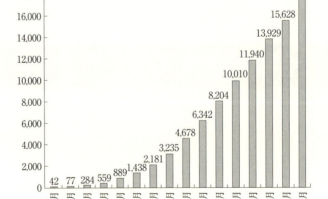

図10-1　法定後見の受任件数

法定後見は、1万7,154件（補助：949件、保佐：3,489件、成年後見：1万2,716件）であり、任意後見契約は378件（任意後見契約のみ：107件、任意後見・任意代理：230件、任意後見：41人）となっている。後見監督人は204件（法定後見監督：179件、任意後見監督：23件）である。また、法人後見は、9都府県支部で合計284件、また法人後見監督は、3都府県で合計36件の受任となっている。社会福祉士は、相談援助業務の知識・技術を、認知症高齢者や知的障害者、精神障害者の身上監護を重視した後見活動に活用し、成果を上げている（図10-1）。

4. その他の専門職（公証人・医師）

A. 公証人

公証人は、国民の私的な法律紛争の防止や、私的法律関係の明確化と安定化を図るべく、以下で説明するような公正証書の作成に代表されるさまざまな公証事務を行う権限を有する公務員である（国家公務員法上の公務員ではないものの、刑法の文書偽造罪等や国家賠償法の適用における「公務員」に該当する実質的意義の公務員である）。

公証人は、公証人法の規定により、法曹（裁判官・検察官・弁護士）あるいは司法書士や法務局長などを長年務めた者など法律実務の経験豊富な者の中から法務大臣が任命するとされるが、実際には約500人いる公証人のうち判事・検事および法務省OBがそのほとんどを占めている。

公証人は、法務省の地方支分部局である法務局または地方法務局に所属し、法務大臣が指定する所属法務局の管轄区域内に公証役場を設置し、原則としてその役場において執務を行う。公証役場（公証人役場・公証センター）は全国に約300ヵ所存在する。その職務については法務大臣の監督を受ける他、その取り扱った事務について守秘義務を負う（公証人法4条）。また、職務専従義務（同法5条）により兼職が認められないことから、公証人になると弁護士や司法書士の登録は抹消しなければならない。なお、満70歳が定年である。

公証人は、国庫から給与や諸手当等の金銭給付を受けることはなく、職務の執行につき、嘱託人または請求者から、手数料、送達に要する料金、登記手数料、日当および旅費を受けるが、その額は公証人手数料令により

定められており、これ以外の報酬は名目の如何を問わず受け取ることが禁止されている（同法7条）。

公証人が行う公証事務は、①公正証書の作成、②確定日付の付与、③私署証書や会社等の定款に認証を与えること、などである。とりわけ公正証書は、法律上の権利義務関係について明確な証拠を残すことにより紛争の発生を未然に防止することに役立つものである。公正証書とは、私人（自然人または法人）からの嘱託により、公証人がその権限に基づいて作成する文章であり、通常の私文書に備わっていない形式的証明力が付与される他、執行力が付与されるものもある。公正証書は、法律上の権利義務関係について明確な証拠を残すことにより紛争の発生を未然に防止することに役立つものである。公正証書の種類には不動産の売買、賃貸借、金銭消費貸借などの「契約に関する公正証書」、遺言公正証書に代表される「単独行為に関する公正証書」および「事実実験公正証書」がある。法令や公序良俗に違反する内容でない限り、さまざまな契約に関する公正証書の作成が可能である他、公正証書によることが法令で定められている契約もある。その典型が、2000（平成12）年4月から施行された任意後見制度において、任意後見契約の締結を公正証書によらなければならないものと定めていることである（任意後見3条）。その他、定期建物賃貸借制度における賃貸借契約なども、一定の場合に公正証書による契約を法定している。公証事務は、原則として公証人が勤務する公証役場において行うが、当事者が心身の事情等により公証役場に出向くことができないときは、公証人が自宅や病院に出張して作成することもできる。

B. 医師

成年後見制度において、医師は、鑑定書・診断書の作成という側面で重要なかかわり方をすることになる。

家庭裁判所は、後見および保佐開始の審判をするには、（明らかに鑑定の必要がないと認めるときを除き）本人の精神の状況について医師その他適当な者に鑑定をさせなければならないとされている。一方、補助および任意後見については、鑑定を要しないものとされ、医師の診断書で足りるとされているが、これらについても、必要に応じて鑑定が行われることがある。

鑑定は、裁判所が鑑定人を指定した上で、鑑定事項を定めて鑑定人に鑑定を依頼して行われる。鑑定人となる者については、資格等による限定はないものの、成年後見の手続における鑑定は、本人の精神の状況について

公正証書
公証人が、公証人法等の法令に基づいて作成する公文書。高い証明力を有する他、一定の要件を具備した公正証書は、裁判手続を経ずに執行力を有する。

私署証書
私文書のこと。公務所または公務員がその職務上作成した文書以外の文書は、すべて私署証書である。

認証
私人が作成した文書について、文書の成立および作成手続の正当性を証明すること。

医師

後見

保佐

補助

任意後見

鑑定

医学上の専門的知識を用いて判断するため、それを行うのに相応しい者が鑑定人に選任される。最高裁判所事務総局家庭局による「成年後見制度における鑑定書作成の手引き」によれば、鑑定事項は、A「精神上の障害の有無、内容及び障害の程度」、B「自己の財産を管理・処分する能力」およびC「回復の可能性」について記載されるが、Aについては、診断名、程度を簡潔に記載する（例：知的障害、精神年齢8歳程度）。次に、Bについては、その能力の不十分さを以下の4段階に応じて判断を示す方法が示されている。

①自己の財産を管理・処分することができない（後見相当）。
②自己の財産を管理・処分するには、常に援助が必要である（保佐相当）。
③自己の財産を管理・処分するには、援助が必要な場合がある（補助相当）。
④自己の財産を単独で管理・処分することができる。

また、Cについては、自己の財産を管理・処分する能力が回復する可能性があるかどうか、回復するとして、その見込みはどの程度であるかについての判断を示す。回復する可能性があまり考えられないような場合には「可能性がない」「低い」などと記載する。可能性がある場合には、どのような事情があれば回復するか、回復する時期の見込みが判断できる場合にはその時期を記載する。

一方、診断書は鑑定書とは異なり、裁判所が、診断を行うことを決定したり、診断する医師を指定して依頼して作成されるものではなく、通常の診断書と同様、当事者が医師に依頼して作成されるものであり、診断書作成にかかる費用は、通常の診断書の場合と同様、当事者の負担となる。診断書を作成する医師にも資格等による限定はないが、本人の精神の状況について医学的見地から判断をするものであることから、精神神経疾患に関連する診療科を標榜（ひょうぼう）する医師または主治医等で本人の精神の状況に通じている医師によって作成されることが一般的である。このように、医師は、成年後見制度における根幹部分ともいうべき本人の意思能力の判定という局面において、密接不可分にかかわる専門職である。

鑑定書

自己の財産を管理・処分する能力
ここでいう自己の財産の管理・処分には、預金等を管理すること、売買等の取引をすることの他、介護契約や施設入所契約などの身上監護に関する契約を締結することも含まれる。

診断書

5. 市民後見人

市民後見人は、親族後見人や、弁護士、司法書士、社会福祉士などの専門職後見人とも区別される新たな分野の後見人である。高齢者NGO連絡

市民後見人

高齢者NGO連絡協議会（高連協）

協議会（高連協）によると、「市民後見人養成講座を修了し、その後所定の後見実務コースを修了し、後見事務能力を備えたことを高齢者NGO連絡協議会が認めた者」を市民後見人と定義している。

市民後見人は、親族や専門職後見人と異なり、ボランティア的に後見活動にかかわる人である。市民後見人が登場した背景には、今後も増えると予想される後見人の需要にある。認知症高齢者は、2015（平成27）年推計で345万人、知的障害者の数も2011（平成23）年で62万1,700人で、これに精神障害者の数を加えると、何らかの権利擁護が必要な数は将来とも増加傾向が見込まれる。それに対し、親族はもとより、専門職後見人についても、その受任件数には限界がある。特に社会福祉士は、独立開業している弁護士や司法書士とは異なり、本来の職務と兼務で後見活動を行う場合が多いため、1人が受任できる数も限られてしまう。

そのような状況の中、一般市民に後見制度の内容や後見実務の研修を積んで、後見人不足を解消しようとしたことにより、市民後見人が誕生している。特に、2006（平成18）年度から開始された**地域包括支援センター**の業務により、地域の認知症高齢者や知的障害者、精神障害者などの権利擁護に関する取り組みが明確化され、地域によっては、後見人受任の相談を受けても後見人候補者がいなかったり、申立ての費用や後見人への報酬といった金銭的な問題から、成年後見制度の活用に結びついていない事例が数多くみられるようになってきているという事情も深く関係している。

2011（平成23）年から、国の市町村に対する補助事業として、市民後見人のための研修や、市民後見人の活動と支援事業の推進を図る「**市民後見推進事業**」が実施されている。

翌年の2012（平成24）年の老人福祉法改正により、32条の2で後見等に係る体制の整備等として、市町村は、民法に規定する後見、保佐および補助の業務を適正に行うことができる人材の育成および活用を図るため、研修の実施、後見等の業務を適正に行うことができる者の家庭裁判所への推薦その他の必要な措置を講じなければならない、とする努力義務規定が設けられた。

市民後見人の養成は、前述の高連協による講座が2006年から開始されているが、まだ開始されて日が浅いものの、後見人不足に悩む都市部などでは、養成研修の受講希望者も多く、その動向が注目されている。特に、行政や関連団体等が設定している地域の権利擁護センター等の組織の中で、市民後見人の養成や活用が行われてきている。しかし、専門職後見人と違い、ボランティア的な後見人の知識・技術に不安があるという意見や、他の専門職との連携の問題、後見人活動へのバックアップ態勢の不備など、

さまざまな問題が指摘されているのも事実である。今後は、関連する行政機関の他、社会福祉協議会等地域の既存の福祉団体との連携を強化して、さまざまな専門職のサポートを受けながら後見事務を行い、後見制度の普及の一助となるような活躍が期待されている。

ジェネリックポイント

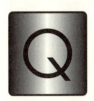
さまざまな専門職が後見人としてかかわる理由を教えてください。

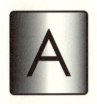
今日の成年後見制度では、申立人に関しての規定と比較して、後見人等の候補者の要件については、詳しい規定を明記してはいません。法定後見制度の申立ての段階では、後見人候補者を立てる場合がありますが、あくまでも後見人等の選任は、家庭裁判所の決定によるものです。改正前の民法の規定であった禁治産・準禁治産の制度では、本人に配偶者がいる場合、当然として配偶者が後見人となっていました。

現行制度での本人の身上配慮義務の中で、財産管理とともに身上監護のあり方がクローズアップされてくると、弁護士等の法律関連専門職に加え、社会福祉に関するさまざまな知識を持った社会福祉士が後見活動に関与するようになり、一方で市民後見人というボランティアの意識を持った新たな後見人の活躍が注目されるようになってきています。

身上配慮義務

財産管理

身上監護

理解を深めるための参考文献

- 新井誠編『成年後見―法律の解説と活用方法』有斐閣，2000．
  単なる成年後見制度の解説書のみならず、利用者からの視点や、福祉現場、医療現場、金融機関、地域のネットワーク等に至るさまざまな角度から制度の活用方法を分析した比類なき書。
- 上山泰『専門職後見人と身上監護（第3版）』民事法研究会，2015．
  後見事務のなかでも、身上監護に焦点をあてて、社会福祉士を含む専門職後見人に求められる職務内容をわかりやすく解説。

後見活動における個人業務と兼業

　法律関連の専門職である弁護士や司法書士は、個人や同業者共同で事務所を経営する形態が多く、依頼主との契約によって業務を行っている。一方の社会福祉士は、独立開業して個人の社会福祉士事務所を開く人が増えてはいるものの、大多数は社会福祉事業に関連する行政の公務員や社会福祉法人・医療法人等の民間団体の職員である場合が多い。

　公務員には、職務専念義務規定があるため、公務員が個人で後見活動を行うことに賛否があったが、本業に差し障りのないことを条件に、公務員であっても後見人の受任が認められているし、団体職員の場合も同様である。しかし、日常雇用関係のある通常の勤務とは別に後見活動を行うことは、勤務時間との調整、両立が不可欠であり、周囲の人びとも、後見活動に理解を示した協力関係がぜひとも必要になる。社会福祉士の持つネットワーク活動は、利用者のサービス提供のみならず、自分たちの専門性を活かした援助自体を活かすようなものでなければならない。

第11章 権利擁護に係る組織

1 家庭裁判所について
他の裁判所との違いに注意しながら
その基本的仕組を学ぶ。

2 法務局について
権利擁護の視点から
業務の概要を学ぶ。

3 市町村について
地方自治法上の位置づけ
社会福祉行政における役割の重要性を学ぶ。

4 行政関与の権利擁護センターについて
設置の経緯、業務の概要、
今後の課題について学ぶ。

5 公証役場について
公証人の職務を
任意後見制度と関連づけながら学ぶ。

6 消費生活センターについて
業務の概要を
社会福祉領域における紛争予防と関連づけながら学ぶ。

1. 家庭裁判所

A. 概要

　家庭裁判所は、家事事件手続法および人事訴訟法で定める家庭関係の事件、また少年法で定める少年（20歳未満の者）の保護事件を扱う裁判所である。下級裁判所のなかでは、地方裁判所と同格であり、両者の所在地や管轄区域は共通している。ともに本庁は全国に50ヵ所、支部は203ヵ所設けられている。ただし、家庭裁判所には、市民に身近な裁判所として、利用者の利便性向上のため、さらに出張所が全国77ヵ所に設けられている。

B. 組織

　家庭裁判所には、地方裁判所と同様、裁判官に加え、事件の進行管理を行う裁判所書記官、裁判所を運営する上で必要な庶務、会計などを担当する裁判所事務官などが所属する。また、家庭裁判所に特有の職員として、家庭裁判所調査官が配置されている。さらに、民間から選任される非常勤の職員として、裁判官とともに家事調停に当たる家事調停委員、裁判官の行う審理に立ち会い意見を述べる参与員がいる。2004（平成16）年からは、5年以上の職務経験を有する弁護士から最高裁判所が任命する家事調停官が非常勤裁判官として勤務している。

C. 役割

　家庭裁判所が扱う事件は（1）家事事件、（2）人事訴訟事件、（3）少年事件の3つに大きく分類される（裁判所法31条の3第1項）。それぞれに含まれる主な事件の内容は以下の通りである。

　（1）**家事事件**（家事39条・244条）
　別表第一事件：①成年後見・保佐・補助の開始、②後見人・後見監督人の選任・解任、③親権の喪失・停止、④遺言書の検認など。
　別表第二事件：①婚姻費用の分担、②子の監護に関する処分（養育費・面会交流など）、③親権者の指定・変更、④遺産の分割など。

家庭裁判所
1949（昭和24）年に「家庭に光を、少年に愛を」という標語を掲げて誕生した。

家事事件手続法
平成23年法律52号。従来の「家事審判法」（昭和22年制定）に代わり、家事審判および家事調停に関する手続等を定める法律として、2013（平成25）年1月1日に施行された。非訟事件手続法の現代化のための改正とあわせて、当事者の手続保障を図るために制度を拡充するなど、家事事件の手続が国民にとって利用しやすく、現代社会に適合した内容に改正された。

本庁
各都道府県の県庁所在地に、その都市の名前を冠したものが置かれている。さらに、北海道には、函館、旭川、釧路の各市にそれぞれの名前のついたものが置かれており、合計50ヵ所になる。

出張所
本庁または支部から裁判官が出張して、家庭関係の事件だけを取り扱う。

(2) 人事訴訟事件（人訴2条）

①離婚、②子どもの認知、③親子関係不存在確認、④養子の離縁など。

(3) 少年事件（少年法3条）

犯罪を犯した少年（犯罪少年）、14歳未満で刑罰法令に触れる行為をした少年（触法少年）、将来犯罪を犯す虞のある少年（虞犯少年）をめぐる事件。

家事事件のうち、別表第一事件は一般に当事者が対立して争う性質の事件ではない。家庭裁判所は、事件の処理を必要としている人の後ろだてとなって見守っていくことが求められる。そこで、これらの事件は審判手続のみで扱われ、調停手続の対象とはならない。他方、別表第二事件は当事者間に争いのある事件であることから、第一次的には当事者間の話し合いによる自主的な解決が期待される。したがって、原則としてまず調停手続が行われ、その結果、話し合いがつかず調停が成立しなかった場合に限り、審判手続に移行する（これを「調停前置主義」という）。また、審判が申立てられても、裁判官が話し合いによって解決を図るほうがよいと判断した場合には、調停による解決を試みることもできる。

人事訴訟事件においても、調停手続が先行される。それは夫婦や親子の関係についての争いは、基本的に話し合いにより解決するのが適当であると考えられているからである。しかし、調停によって解決ができない場合には、家庭裁判所に人事訴訟を提起することができる。

少年事件については、事件の対象となったすべての少年が、警察や検察から家庭裁判所に送られるのが原則である（これを「全件送致主義」という）。そして、家庭裁判所は、まず少年に対して調査を行い、その結果をもとに非公開の少年審判手続が開始される。

以上の手続を権利擁護という視点からみたとき、家庭裁判所調査官の役割が特に注目される。家庭裁判所が扱う事件では、当事者は感情的になって理性的な対応ができなかったり、認知症や障害あるいは年少ゆえに自己の決定を表明できなかったりする場合が多い。そこで家庭裁判所調査官は、心理学、社会学、教育学、社会福祉学などの人間関係諸科学の専門的知識を活用して、当事者の支援ともいうべき業務を行う。

調停手続
家事審判官（＝裁判官）または家事調停官と調停委員2人以上で構成される調停委員会が担当する。

調停前置主義

当事者の支援
①当事者への面接調査（カウンセリング、アドバイスの提供なども含む）、②審判・調停期に出席して意見の陳述、③関係諸機関との連絡調整など[1]。

2. 法務局

A. 概要

法務局は、法務省の地方組織の1つである。国民の財産や身分関係を保護する、登記、戸籍、国籍、供託、公証の民事行政事務に加え、国の利害に関係のある訴訟活動を行う訟務事務、国民の基本的人権を守る人権擁護事務を行う（法務省設置法18条・4条21～23号・26～31号）。

法務局
登記事務をつかさどることから、法務局、地方法務局、その支局および出張所は総称して「登記所」とも呼ばれる。統廃合が進み、その数は毎年減少している。

B. 組織

法務局の組織は、全国を8ブロックの地域に分け、各ブロックを受けもつ機関として法務局（全国8ヵ所）がある。この法務局の下に、都道府県を単位とする地域を受けもつ地方法務局が全国42ヵ所に置かれている。さらにその出先機関として支局と出張所がある。これらの機関を統轄する中央機関として、法務省に民事局、大臣官房訟務部門および人権擁護局がある。

法務局、地方法務局および支局では業務全般を、出張所では主に登記の事務を行っている。

C. 役割

社会福祉に関連する権利擁護に焦点を合わせると、法務局が行う関連事務としては成年後見登記、公証事務および人権擁護がある。

[1] 成年後見登記

後見開始の審判がされたときや、任意後見契約の公正証書が作成されたときなどに、家庭裁判所または公証人の嘱託によって登記される。全国の成年後見登記事務は東京法務局後見登録課が取り扱う。後見制度を利用していることを公示することで、成年後見人などの信頼性が高まり、本人を代理して行う契約などもスムーズに進めることができる。

東京法務局後見登録課
登記事項の証明書の交付は郵送で行うこともできる。また、窓口での交付は東京法務局以外の各法務局・地方法務局戸籍課でも行っている。

[2] 公証事務

公証人は法務局または地方法務局に所属し、法務大臣が指定する所属法務局の管轄区域内に公証役場を設置して事務を行う。公証人の監督は法務大臣が行うが、法務局長、地方法務局長にこれを行わせることができる（公証人法74条2項）。

[3] 人権擁護事務

国民の基本的人権を擁護するため、人権侵犯事件の調査・処理、人権相談、人権尊重思想の啓発活動、法律扶助などに関する事務を行う。法務局に人権擁護部、地方法務局に人権擁護課が置かれている他、法務局・地方法務局の支局でも人権擁護の事務を取り扱っている。また、全国の市区町村に、法務大臣から委嘱された民間のボランティアである人権擁護委員がいる。ただし、その活動は当事者の自己決定を代弁する実践よりも、調査活動や啓発活動に重点が置かれている[2]。

人権擁護委員
法務大臣が委嘱した民間人。任期3年（再任可）。現在、約1万4,000名の委員（うち女性委員約5,900名）が全国の各市町村（東京都においては区）に配置されている。

3. 市町村

A. 概要

市町村は、地方自治法上、都道府県とともに「普通地方公共団体」（地方自治法1条の3第2項）に分類される。都道府県が「市町村を包括する広域の地方公共団体」とされるのに対し、市町村（特別区を含む）は「基礎的な地方公共団体」とされる（地方自治法2条3項・281条の2第2項）。地方自治法上、市町村の間に法的な扱いに大きな違いはない。ただし、「政令で指定する人口50万人以上の市」（地方自治法252条の19第1項；いわゆる「政令指定都市」）については、事務配分や行政区制度に関する特例がある。

また、国との関係では、「住民に身近な行政はできる限り地方公共団体にゆだねることを基本とする」（地方自治法1条の2第2項）と規定されている。これにより、行政上の課題については、まず、最も住民に身近な市町村が取り組み、そこで解決できないものについては都道府県が、さらに都道府県でも解決できない場合に初めて国がサポートすることになる（これを「補完性の原理」という）。地方自治法上、こうした考えが示さ

政令指定都市
2012（平成24）年4月1日より、熊本市が指定され現在20市。

れたのは2000（平成12）年の改正による。他方、社会福祉行政の領域では、国の費用負担率の低下と連動して、すでに1980（昭和55）年代から同様の流れが始まっていた。それを社会福祉行政の領域で具体化することを明確にしたのが、2000年に社会福祉事業法を改正・改称して成立した社会福祉法である。

B. 組織

市町村には、議決機関として市町村議会が、執行機関として市区町村長、各種行政委員会などが置かれる。

また、福祉行政の専門機関として、福祉事務所や各種相談所が設置されている。福祉事務所は都道府県、市（特別区を含む）は設置が義務づけられており、町村は任意に設置することができる（社福14条）。業務として、福祉六法（生活保護法、児童福祉法、母子及び父子並びに寡婦福祉法、老人福祉法、身体障害者福祉法及び知的障害者福祉法）に定められている援護、育成または更生の措置に関する事務を行っている。

> **福祉事務所**
> 設置状況（2016〔平成28〕年4月1日現在）都道府県208、市（特別区を含む）996、町村43、計1,247。

C. 役割

地方分権化が進み、権限と責任が拡大した市町村には、権利擁護事業にも積極的な取り組みが求められる。具体的な事業としては、①苦情対応、②成年後見制度における市町村長申立て、③老人福祉法上の措置の実施、④障害者虐待防止法上の通報・届出の窓口（「市町村障害者虐待防止センター」）などが挙げられる。

苦情対応[3]については、福祉サービスの利用者と事業者との間での解決が図られることが期待されている。ただし、市町村には法律により利用者からの苦情に関して事業者に対する調査・指導・助言を行う権限が付与されている（介保23条、厚生労働省令「指定居宅サービス等の事業の人員、設備及び運営に関する基準」36条）。福祉サービスの場合、紛争が生じても事業者の変更が困難などの理由から苦情を申し出にくい場合も多い。利用者が苦情を申し出やすい環境を整える上でも市町村の取り組みは重要である。

成年後見関係事件における市町村長申立て[4]については、申立件数は年々着実に伸びているものの、市町村による対応には地域格差がみられる。成年後見制度に対する自治体の関心の低さや体制整備の遅れがその原因とされる。都道府県による市町村担当者の啓発、取り組みの支援、市民後見

> **権限と責任が拡大した市町村**
> 1993（平成5）年4月に老人および身体障害者福祉分野で、2003（平成15）年4月に知的障害者福祉分野で、それぞれ施設入所措置事務などが都道府県から市町村へ移譲された。それにより、都道府県福祉事務所では、従来の福祉六法から福祉三法（生活保護法、児童福祉法、母子及び父子並びに寡婦福祉法）を所管することとなった。

> **申立件数**
> 2012（平成24）年から2016（平成28）年の各1年間における申立件数（全体に占める割合）の推移
> 4,543件（13.2％）→5,046件（14.7％）→5,592件（16.4％）→5,993件（17.3％）→6,466件（18.8％）[5]。

人の養成等を行う仕組みづくりなどが急がれる。

　また、市町村は老人福祉法上、やむを得ない事由により介護保険のサービスを利用することが著しく困難である場合には措置を行うことができる（老福10条の4）。この実施については、契約になじまない認知症高齢者や虐待を受けている高齢者への対応に効果を発揮すると考えられる[6]。

4. 行政関与の権利擁護センター

A. 概要

　1999（平成11）年、厚生労働省は成年後見制度にあわせて、「地域福祉権利擁護事業」（2007〔平成19〕年度より「日常生活自立支援事業」と改称）を補助事業としてスタートした。これは認知症高齢者、知的・精神障害者など判断能力が不十分な者が住み慣れた地域で自立した生活をおくれるよう福祉サービスの利用援助や日常的な金銭管理を行う事業である。事業の実施主体は都道府県および政令指定都市社会福祉協議会である。実際には、これらから委託を受けた市町村社会福祉協議会などが事業を行っている（たとえば、NPO法人PASネット・芦屋市権利擁護支援センター）。この事業は、2000（平成12）年に社会福祉法上の第二種社会福祉事業として位置づけられた（社福2条3項12号・80条以下）。

> 市町村社会福祉協議会など
> 地域のNPO法人や当事者団体に委託することもできる。

B. 組織

　実際の援助を行うのは社会福祉協議会に雇用される専門員と生活支援員である。専門員が初期相談から本人に必要な援助の特定（支援計画の策定）、事業に必要な契約締結能力の確認、契約締結に関する業務を行う。また、生活支援員は、定められた支援計画に基づき、定期的あるいは本人から依頼があった場合に援助を行う。

　利用者の契約締結能力に関しては、精神科医、弁護士などからなる契約締結審査会が判断する。また、苦情処理機関として運営適正化委員会が設置される（社福83条）。

C. 役割

　成年後見制度が財産管理や法律行為における保護を中心にしていたのに対し、この制度は日常生活の支援が中心である。1999（平成11）年の制度開始以来、利用契約件数は年々増加し、2016（平成28）年3月末時点で、5万件弱となっている。ただし、利用状況については地域格差も指摘されている。どのようにそれを解消するのか、また、成年後見制度との関係をどのように捉え、連動していくかなどの点が課題として挙げられる[7]。

5. 公証役場

A. 概要

公証役場

公証人
日本公証人連合会ウェブサイト
http://www.koshonin.gr.jp/index2.html

　公証役場とは、公証人が職務を行う場所をいう。全国で約300ヵ所に置かれている。

　公証人の職務は、原則、公証役場として開設した事務所で行う。ただし、病院や嘱託人の自宅で遺言公正証書を作成する場合や、当然職務の内容が他の場所で行われる貸金庫の開披、土地・建物の形状などについての事実実験公正証書を作成する場合には公証役場以外で執務を行うことになる。

　また、公証人は、自己が所属する法務局・地方法務局の管轄外で職務を行うことはできない。しかし、管轄区域外に居住する嘱託人が他の管轄地にある公証役場に赴いて公正証書を作成することは可能である。ただし、会社等法人設立のための定款の認証については例外として、会社・法人の本店所在地を管轄する法務局・地方法務局の公証人でなければ取り扱うことができない。

B. 組織

公務員
ただし、国から俸給は受けず、依頼者からの法定手数料などを収入とする。公証人定員規則が定める定員は675人。

　公証人は、原則30年以上の実務経験を有する法律実務家の中から、法務大臣が任命する公務員である。その多くは、司法試験合格後司法修習生を経て、30年以上の実務経験を有する法曹有資格者から任命される。その他、多年法務に携わり、これに準ずる学識経験を有する者で、公証人審査会の選考を経た者も任命できることになっている。

2002（平成14）年度から、法曹資格を有する裁判官・検察官・弁護士については年3回、多年法務に携わり、これに準ずる学識経験を有する者で、検察官・公証人特別任用等審査会が定める基準に該当する者については年1回の公募により任命されることになった。

C. 役割

公証人の仕事は、大きく分けて①公正証書の作成、②私署証書や会社などの定款に対する認証の付与、③私署証書に対する確定日付の付与の3種類がある。

特に①および②が任意後見制度の活用とかかわりがある。まず任意後見契約の契約書は必ず公正証書で作成しなければならない。本人と任意後見受任者は公証役場に出向いて公正証書を作成する。その後、公証人は管轄の法務局に任意契約の登記を嘱託する。

しかし、これが登記されただけでは契約の効力は発生しない。やがて本人の判断力が衰えると、家庭裁判所に任意後見監督人の選任が申し立てられる。そして、実際に任意後見監督人が選任されたときに任意後見受任者は任意後見人となり、このときになって初めて契約の効力が発生する。

また、任意後見契約監督人が選任される前に任意契約を解除する場合には、公証人の認証を受けた解除通知書を相手に送ることが必要である。このように任意後見契約には必ず公証実務が伴う。したがって、任意後見受任者の適任性に問題があると判断した場合には、公正証書作成の段階での、適切な注意、教示、勧告が本人の保護にとって有効である[8]。

6. 消費生活センター

A. 概要

消費生活センターは、消費者問題の被害救済、被害予防、啓発などを行う行政機関である。1961（昭和36）年に東京都が消費者経済課を設置したのが、地方自治体における消費者行政への取り組みの始まりとされる。センターの設立は、1965（昭和40）年の兵庫県生活科学センターが最初である。1970（昭和45）年には国の組織である国民生活センターが設置

消費生活センター
全国の消費生活センターの所在地については国民生活センターウェブサイトを参照。

国民生活センター
1970（昭和45）年に特殊法人として発足。2003（平成15）年に「独立行政法人国民生活センター法」に基づき独立行政法人に移行。

される。今日、センターの数は全国で700以上にのぼる。

　消費者相談業務への取り組みについては、昭和40年代に兵庫県生活科学センターと東京都が相次いで開始した。現在、相談業務はセンターにおける最も重要な業務となっている。国民生活センターや各地の消費生活センターに寄せられる苦情相談は2000（平成12）年頃から急増し、2004（平成16）年度以降、その原因であった架空請求関連の相談の沈静化とともに減少に転じた。しかし、その後も毎年約90万件の相談が寄せられている。

B. 組織

　センターは自治体の職員と消費者相談業務を中心となって行う相談員により構成される。相談員については、常勤よりも非常勤の割合が極めて高い。その背景の1つには、地方自治体の財政状況悪化に伴う消費者行政予算の削減がある。一部の自治体では指定管理者制度を用いてセンターの業務を民間に委託する動きも出てきている。これに対しては、2004（平成16）年に、消費者保護基本法を全面改正して成立した消費者基本法の理念にも反するという批判もなされている。

消費者基本法

C. 役割

　センターの相談については必ずしも来所の必要はなく、電話で行うことができる。センターがとる対応としては以下の4つがある。①自主交渉の助言、②情報の提供、③他機関紹介、④あっせん。このうち、統計上、最も多く用いられているのが①、最も少ないのが④である。ただし、相談員は自主交渉が難しいと思われる高齢者などに対しては、④の対応を選び、事業者と交渉するケースも多いと言われる。しかし、高齢者の消費者被害は年々増加傾向にあり、未然防止対策の確立が大きな課題となっている。そこで、新たな試みとして2005（平成17）年に、関連する団体・組織と「高齢消費者見守りネットワーク協議会」を結成した。これにより、センターがもつ高齢消費者の被害に関する情報を共有するとともに、高齢者やその家族などで希望する者には電子メール（パソコン、携帯電話）により直接伝達する仕組みが整えられた。また、2007（平成19）年からは「高齢消費者・障害消費者見守りネットワーク連絡協議会」と名称を改め、高齢者だけでなく障害者の消費者トラブル防止に向けた行動を起こしている。

注）
(1) 村尾泰弘「家庭裁判所調査官」村尾泰弘・廣井亮一編『よくわかる司法福祉』ミネルヴァ書房，2004，pp.10-11．
(2) 平田厚「人権擁護制度」古川孝順編『生活支援の社会福祉学』有斐閣，2007，p.62．
(3) 古川孝順「苦情対応」仲村優一・一番ヶ瀬康子・右田紀久恵監修『エンサイクロペディア社会福祉学』中央法規出版，2007，p.800．
(4) 日本成年後見法学会・市町村における権利擁護機能のあり方に関する研究会『平成18年度報告書』pp.13-15．
 (http://jaga.gr.jp/pdf/H18kenken.pdf；2009年2月15日取得)
(5) 裁判所「成年後見関係事件の概況」
 (http://www.courts.go.jp/about/siryo/kouken/；2017年8月20日取得)
(6) 日本成年後見法学会・市町村における権利擁護機能のあり方に関する研究会『平成17年度報告書』pp.15-16．
 (http://homepage3.nifty.com/minjiho/etc/H17houkoku01.pdf；2009年2月15日取得)
(7) 大曽根寛「社会的後見」大曽根寛編『社会福祉における権利擁護』放送大学教育振興会，2008，p.118．
(8) 新井誠「成年後見制度の現状と課題—成年後見の社会化に向けて」新井誠・赤沼康弘・大貫正男『成年後見制度—法の理論と実務』有斐閣，2006，pp.17-18．

ジェネリックポイント

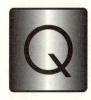

権利擁護にかかわる組織には他にどのようなものがありますか。

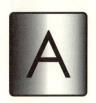

成年後見制度や日常生活自立支援制度を活用して備えていたとしても、福祉サービスの利用をめぐって紛争が発生することはあります。その際、解決手段として「裁判」を用いることもあるでしょう。したがって、裁判所は家庭裁判所以外もすべて、権利擁護のための組織です。また、本文で取り上げた消費生活センターのあっせんや助言のように、裁判以外の紛争処理手段を用いることもあるかもしれません。そうした裁判以外の紛争処理は「ADR」と総称されます。たとえば、介護保険制度に関して、法律（介護保険法176条）は各都道府県の国民健康保険団体連合会（以下、国保連）を苦情対応の組織として位置づけています。したがって、国保連も権利擁護のための組織とみることができます。それ以外にも福祉サービスの利用に関する苦情に対応する組織としては、オンブズマンなどがあります。

ADR; Alternative Dispute Resolution

オンブズマン
ombudsman
1809年にスウェーデンで初めて設置。日本では1990（平成2）年に川崎市が導入した「川崎市市民オンブズマン」、同年東京都中野区が導入した「福祉サービス苦情調整委員」が最初。

199

理解を深めるための参考文献

● 田山輝明『成年後見読本（第2版）』三省堂，2016.
　多摩南部成年後見センター理事長など社会福祉の現場にも携わりつつ研究を続けてきた著者が、成年後見制度の成り立ちや仕組みを中心に解説する。ドイツの成年後見（世話）制度などとの比較法的考察もなされており、高齢者を取り巻く問題について広い視野から学ぶことができる。

● 市川正人・酒巻匡・山本和彦編『現代の裁判（第7版）』有斐閣，2017.
　具体的な事件をモデルにした法廷場面や裁判官・弁護士の生活の一端をうかがわせる叙述、さらに最新の司法データなども織り交ぜながら、大きく変容しつつある司法の姿を多面的に解説する。現時点における日本の司法の全体像を具体的に理解することができる。

 コラム　消費者基本法が描く人間像

　「〇〇基本法」という名前の法律は、重要な政策分野において国の基本的な方針を示す、いわばその分野の「憲法」ともいえる。現在、「基本法」という名称をもつ法律は、「東日本大震災復興基本法」をはじめ49（！）存在する（2017〔平成29〕年8月1日現在）。消費者政策の分野では、「消費者基本法」が、1968（昭和43）年に制定された「消費者保護基本法」の全面改正によって2004（平成16）年に成立している。この「保護」の2文字がとれた現在の基本法において、消費者の位置づけは大きく転換した。従来「保護される者」として受動的に捉えられてきた消費者が、そこでは権利の担い手として能動的に捉えられることになった。では、もはや消費者に援助の手をさしのべる必要はないのか。もちろん、そうではない。消費者基本法2条は消費者政策の基本理念として「消費者の権利を尊重する」とともに「消費者の自立を支援する」ことを定める。これはまさに社会福祉における権利擁護と共通する人間の捉え方である。しかし、両者が共通するのは当然ともいえる。われわれは誰もが消費者であり、やがては高齢者になるからである。そう考えるならば、権利擁護とは何か特別のことではなく、われわれのもっと身近なところに存在することがわかるのではないだろうか。

第12章 団体の役割と実際

1 福祉サービス利用者の権利擁護にかかわる
さまざまな団体の役割を理解する。

2 弁護士や司法書士など法律関連専門職が組織する
団体の活動内容を理解する。

3 ソーシャルワーカーの専門職である
社会福祉士の専門職団体の活動を理解する。

4 社会福祉協議会やNPO団体など、
社会福祉や権利擁護に関連する団体と、
市民後見人の役割について理解する。

1. 日本弁護士連合会、各都道府県弁護士会権利擁護セクション

日本弁護士連合会
http://www.nichibenren.or.jp/

弁護士会
地裁管轄区域ごとに1会。ただし東京のみ3会（東京・東京第一・東京第二）存在する。

支援センター
たとえば、東京弁護士会においては、高齢者・障害者総合支援センター（オアシス）が、成年後見制度、財産管理、介護契約・老人ホームへの入所契約に関する問題、介護サービスについての不服申立て、精神保健福祉法に基づく退院請求等に関する問題を相談内容とする多様な活動を行っている。他の弁護士会においても、それぞれ同様の機関が存在し、地域の状況やニーズに応じた有機的な諸活動を展開している。

高齢者・障害者権利擁護の集い
2002（平成14）年から定期的に開催しさまざまな活動を展開している。最近では、2008（平成20）年11月には第7回として「高齢者・障がい者の未来に向けてのセーフティネット―虐待と親なき後を例にして―」をテーマに岡山で開催された。

　日本弁護士連合会（日弁連）は、弁護士法に基づき、1949（昭和24）年に設立された、全国52の弁護士会と個々の弁護士および弁護士法人、外国法事務弁護士などにより構成される連合組織である。弁護士となる資格を有する者は、入会しようとする弁護士会を経て日弁連に弁護士登録を請求し、弁護士名簿に登録されることによって弁護士となる（弁護士法8条・9条）。

　日弁連は、国家からの監督を受けない独自の自治機関として、弁護士の登録、資格審査や懲戒、人権擁護に関する活動、法改正に関する調査研究と意見提出、消費者被害や公害・環境問題の救済、当番弁護士制度、司法改革運動など、多岐にわたる諸活動を展開している。

　権利擁護・成年後見制度との関連では、日弁連は、各弁護士会に設置されている支援センターの活動の支援・活性化や連絡調整の他、社会福祉士会、当事者団体、行政機関および社会福祉協議会など関係組織とのネットワークの構築をさまざまな形で試みている。1998（平成10）年に設置された「高齢者・障害者の権利に関する委員会」では、高齢者・障害者の権利の確立と自立の支援および権利侵害の予防・救済の見地から、1.高齢者・障害者の権利および制度に関する総合的調査・研究、2.各弁護士会が行っている高齢者・障害者問題に関する諸活動の連絡・調整および支援、3.その他、高齢者・障害者の権利や制度を充実・発展させるための諸活動を行っている。

　具体的には、以下のような活動を行っている。

①高齢者虐待防止のための取り組み（「高齢者虐待防止法活用ハンドブック」の出版など）

②高齢者・障害者の消費者被害問題についての取り組み（被害事例の収集・救済、「消費者・福祉部門の連携づくり―高齢者・障がいのある人の消費者被害の防止・救済のために」の発行）

③成年後見制度に関する研究（「成年後見制度に関する改善提言」（2005〔平成17〕年）の発表、成年後見事務の円滑な遂行のための方策の検討、「任意後見制度に関する改善提言」（2009〔平成21〕年）の発表）

④「高齢者・障害者権利擁護の集い」の開催

⑤高齢者・障害者の相談体制の整備

⑥触法障害者の支援
⑦高齢者・障害者に関する震災対応への取り組み
　その他、数多くの報告書や意見表明を行っている。

2. 日本司法書士連合会リーガルサポート

　日本司法書士連合会（日司連）は、司法書士法により、「司法書士会の会員の品位を保持し、その業務の改善進歩を図るため、司法書士会及びその会員の指導及び連絡に関する事務を行い、並びに司法書士の登録に関する事務を行うことを目的」（司法書士法62条）として設立された団体であり、各司法書士会を会員とする連合会である。

　「成年後見センター・リーガルサポート」は、日司連において1996（平成8）年に判断能力の衰えた方を支援する人（後見人）を養成し供給する組織として発表した「財産管理センター」構想をより進化させ、成年後見制度実施に先駆けその受け皿となるべく、社団法人として1999（平成11）年12月に設立された団体である。2015（平成27）年5月現在、約2万2,000人の司法書士のうち約7,700人が会員として参加し、各司法書士会と同数の全国50の支部において、それぞれの地域の実情を反映した活動を行っている。

　具体的には以下のような活動を行っている。
①人材の育成と供給（所定の研修を経た会員の後見人候補者名簿への登載）
②受任した会員からの定期的な後見事務遂行に関する報告の徴集
③任意後見人の受任に関する指導監督
④リーガルサポートによる法人後見受任
⑤制度の研究と事例・情報収集（業務委員会、業務研修委員会の設置）
⑥制度の普及への取り組み（全国一斉無料成年後見制度相談の実施、講師などの派遣やシンポジウムの開催、成年後見人養成講座の開設による市民後見人の育成、公益信託成年後見助成金の設置による低所得者への利用促進）などがある。

日本司法書士連合会
http://www.shiho-shoshi.or.jp/

成年後見センター・リーガルサポート
http://www.legal-support.or.jp/

3. 公益社団法人日本社会福祉士会権利擁護センター「ぱあとなあ」

A. 公益社団法人日本社会福祉士会について

公益社団法人日本社会福祉士会

　公益社団法人日本社会福祉士会は、文字通り国家資格である社会福祉士により組織された職能団体である。1993（平成5）年に、日本ソーシャルワーカー協会社会福祉士部会が独立・発展するかたちで、任意団体として発足し、その後1996（平成8）年に社団法人として認証され、2014（平成26）年に公益社団法人に移行している。

　47都道府県に支部を持ち、以下のような具体的な活動を展開している。

①**大会・学会**　年1回全国大会を開催（日本社会福祉士学会を同時開催）

②**調査・研究**　学会での会員の研究・実践報告、研究誌の発行、各種調査研究の実施

③**研修**　生涯研修センターや各支部が実施する、基礎研修や専門分野別研修、その他ソーシャルワーク実践に関連する各種研修の実施

④**実践**　権利擁護センター「ぱあとなあ」の実施する成年後見活動や海外研修調査の実施

⑤**支部活動**　都道府県各支部の実情に応じた各種研究・研修会の開催

⑥**事業**　社会福祉士養成のための実習指導者育成、書籍の出版・販売など

⑦**広報**　会員への情報提供、コンピュータなどによる会員間ネットワーク

B. 権利擁護センター「ぱあとなあ」の活動

権利擁護センター「ぱあとなあ」

　社会福祉士が行う成年後見活動の中心を担うのが、権利擁護センター「ぱあとなあ」である。まず、認知症高齢者、知的障害者、精神障害者など、判断能力にハンディを抱える人たちに対する成年後見制度の活用を視野に入れた相談援助活動を展開し、どうしたら問題が解決できるか、制度利用のためのコーディネートを実施する。

　成年後見制度の利用が適切である場合には、家庭裁判所への申立手続の支援や、身近に成年後見人などの候補者がいない場合には、社会福祉士の候補者を紹介する。また、必要があれば、弁護士、司法書士などの法律関係の専門職や、鑑定などを行う医療機関等、他機関を紹介する。

　また、家庭裁判所から成年後見人などに依頼があった場合や、任意後見

契約の締結の要請があった場合、会員である社会福祉士が後見人として後見事務を実施する。支部によっては、支部が法人後見人および法人後見監督人として家庭裁判所から選任され後見活動や法人後見監督を行っている。

4. 社会福祉協議会、運営適正化委員会等

A. 社会福祉協議会の役割

社会福祉協議会（社協）は、社会福祉法第10章の地域福祉の推進の第2節に規定された社会福祉法人である。各市町村や各地区別の社会福祉協議会は、以下の事業を行う。

① 社会福祉を目的とする事業の企画および実施
② 社会福祉に関する活動への住民の参加のための援助
③ 社会福祉を目的とする事業に関する調査、普及、宣伝、連絡、調整および助成
④ その他社会福祉を目的とする事業の健全な発達を図るために必要な事業

また、各都道府県の社会福祉協議会は、以下の事業を行う。

① 市町村社会福祉協議会・地区社会福祉協議会の行う事業の広域的な展開
② 社会福祉を目的とする事業に従事する者の養成および研修
③ 社会福祉を目的とする事業の経営に関する指導および助言
④ 市町村社会福祉協議会の相互の連絡および事業の調整

なお、中央には全国社会福祉協議会が設置されており、都道府県、市町村などの社会福祉協議会が行う活動を支援している。

B. 運営適正化委員会

運営適正化委員会は、社会福祉法83条に規定された組織であり、「都道府県の区域内において、福祉サービス利用援助事業の適正な運営を確保するとともに、福祉サービスに関する利用者などからの苦情を適切に解決するため、都道府県社会福祉協議会に、人格が高潔であつて、社会福祉に関する識見を有し、かつ、社会福祉、法律又は医療に関し学識経験を有する者で構成される運営適正化委員会を置くもの」と規定されている。

委員会では、福祉サービスに関する苦情解決の申し出があったときは、

その相談に応じ、申出人に必要な助言や、その苦情に係る調査を実施する。また、委員会は、申出人および申出人に対し福祉サービスの提供をした者の同意を得て、苦情解決のあっせんを行うことができるとされている。

C. 社会福祉協議会による後見活動

社会福祉協議会は、地域住民の福祉の向上を図るための広報啓発や調査研究等の活動や、ボランティア市民活動の推進、福祉人材の確保・研修を行う社会福祉法人として、都道府県、市町村単位などで組織されている。

社協は、権利擁護に関する相談を受け付ける「権利擁護センター」を内部に組織するとともに、社会福祉法人として、法人後見を受任し、後見活動を行う主体となることがある。

たとえば、東京都品川区社会福祉協議会では、品川区と連携し、区長が申立人となり、区社会福祉協議会が法人後見人となる。また、「あんしんの3点セット」と称して、以下のような支援を実施している。

①あんしんサービス　定期的な訪問、緊急通報システム設置、貸金庫、入院手続・費用支払などの個別サービス
②任意後見契約　区社会福祉協議会を任意後見人とした公正証書作成
③公正証書遺言作成支援　公正証書遺言の作成のための支援

5. 市民後見人養成団体等

A. 高齢社会 NGO 連携協議会（新・高連協）

国際高齢者年

高齢者年 NGO 連絡協議会

高齢社会 NGO 連携協議会

国際連合が提唱した 1999（平成 11）年の「国際高齢者年」にあわせて、わが国では、高齢者関連の NGO などが結集し、その前年に「高齢者年 NGO 連絡協議会」（旧・高連協）が組織された。国際高齢者年の終了に伴い、旧・高連協の活動は、2000（平成 12）年に「高齢社会 NGO 連携協議会」（新・高連協）へ引き継がれ、わが国の高齢社会への対応対策を推進する NGO 団体の連携を図り、国内外の活動拠点としての役割を務めることとなった。この協議会には、財団法人、社団法人、特定非営利活動（NPO）法人が加入しており、地域の実情に応じた独自の研修プログラムで市民後見人の養成を行っている。

B. 地域における成年後見関連支援ネットワーク

　2011（平成23）年、老人保健健康推進事業の一環で、「市民後見人養成のための基本カリキュラム」（合計50単位）が、「介護と連動する市民後見研究会」（事務局：特定非営利活動法人地域ケア政策ネットワーク）によって策定されている。国は、市町村が主体となって、市民後見人の養成をサポートし、家庭裁判所に推薦する後見人等の候補者の選考委員会等の設置を要請しており、市民後見に関連するさまざまな団体のネットワーク化と具体的な連携が模索されている。

　福岡県北九州市では、官民協働の権利擁護システムが導入されている。市は、保健福祉局高齢福祉課、介護保険課、健康推進課や精神保健福祉センター、消費生活センター、各区の生活支援課などとのネットワークを持ち、北九州市権利擁護推進会議を開催している。市社会福祉協議会は、「権利擁護センター」（らいと）で、日常生活自立支援事業（地域福祉権利擁護事業）を実施している。市内各区の小学校区単位の市民センターや地域包括支援センターなどを地域の要援護者の見守りの拠点としており、虐待防止のネットワークとしての機能も果たしている。

　一方で、弁護士、司法書士、社会福祉士、精神保健福祉士などの専門職と認知症高齢者の家族の会、社会福祉協議会が一体となって「有限責任中間法人北九州成年後見センター」（みると）を組織しており、成年後見制度に関する相談、成年後見申立て書類作成などの支援や専門職がチームを組んだ法人後見活動を実施している。

　また、市の保健福祉局高齢福祉課の事業として、社会貢献型「市民後見人」養成事業が実施されている。

　その後、全国の自治体で「権利擁護センター」や「成年後見センター」といった名称で、権利擁護システムの構築が行われている。

理解を深めるための参考文献

- 松川正毅『民法―親族・相続（第4版）』有斐閣アルマ，有斐閣，2014.
　民法の中の成年後見制度の位置づけや、人口高齢化、家族の役割の変化など、現代社会における民法や成年後見制度のあり方を解説した入門書。
- 特定非営利活動法人PASネット編『権利擁護で暮らしを支える―地域をつないだネットワーク』ミネルヴァ書房，2009.
　「こう生きたい」という高齢者や障害者の自立支援、地域生活支援に成年後見制度を活用してきた実績を持つNPO法人PASネットの活動をわかりやすく紹介した本。
- 日本社会福祉士会編『改訂　成年後見実務マニュアル―基礎からわかるQ&A』中央法規出版，2011.
　全国の社会福祉士で組織された専門職団体である（公社）日本社会福祉士会が編集した、成年後見人等の実務について解説。

ジェネリックポイント

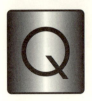

わが国で、さまざまな団体が後見活動にかかわっている理由を教えてください。

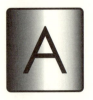

後見制度は、国によって後見人の選任の仕方や後見人の資格、権限が異なります。

わが国では、旧民法の禁治産・準禁治産制度のときから、本人に配偶者がいる場合、当然のこととして配偶者が後見人になるという規定がありました。現在の後見制度では、成年後見人などは家庭裁判所の決定により、親族や専門職後見人、そして市民後見人が選任されています。

いずれにせよ、本人の財産管理や身上監護に適した後見人などが選任され、しかも複数後見や、法人後見など、バリエーションが豊かになった分だけ、本人の利益になる後見事務が行われることが期待されています。

 市民後見人養成の動向

　わが国では、福祉サービスの利用や入院手続など、また日常の金銭管理から預貯金の預かりなどの財産管理を必要とする認知症高齢者、知的障害者や精神障害者に比べて、まだまだ成年後見制度の活用が少ないといわれている。周囲に親族がいなかったり、関係が疎遠な高齢者や障害者には親族後見は適切ではなく、また、申立費用や専門職後見人への報酬などがネックとなって、制度自体が活用されていなかったり、その内容の理解も低かったりする。

　そんな中、ボランティア的な意識を持った社会貢献型の市民後見人の養成が注目されてきた。ただし、市民後見人には、専門職後見人の所属する職能団体などが行っているようなフォローアップ体制が不備な部分が多いため、まだまだ実際の後見人選任の例は少ない。市民後見人は、専門職後見人のサポート役になるなど、親族、専門職後見人、市民後見人などそれぞれの役割分担の明確化などが急がれている。

第13章 権利擁護と相談援助活動

1　福祉サービス利用者の権利擁護と
　ソーシャルワークとの関連を理解する。

2　危機介入アプローチなど、
　ソーシャルワークの理論と権利擁護の実際を理解する。

3　ソーシャル・インクルージョンと、
　福祉サービス利用者の権利擁護にかかわる活動を理解する。

1. ソーシャルワークと利用者の権利擁護

A. ノーマライゼーションの実現に向けて

ノーマライゼーション
normalization

　ノーマライゼーションは、1981年国連により指定された「国際障害者年」および「国連障害者の10年」（1983～1992年）を通じて、わが国の福祉現場にもその思想が広まっていったものと思われる。「ある社会からその構成員のいくらかの人々を締め出す場合、それは弱くて脆い社会である。」という考えは、障害者への基本的人権への配慮を国際的にも再検討する機会を与えるものとなった。

ニィリエ
Nirje, Bengt

バンク-ミケルセン
Bank-Mikkelsen, Neils Erik

　もともとは北欧デンマークの知的障害者の施設の改善運動からスタートしたこの考え方は、ニィリエやバンク-ミケルセンらにより理論化され、今日では障害者全体から、児童、高齢者にいたるまで、対象者の保護から人権尊重、自立支援という地域生活の保障を求める福祉政策の実現を要求する運動の基盤となっている。

　このノーマライゼーションの実現が、わが国の成年後見制度にも大きな影響を与えている。これは、「新しい成年後見制度は、高齢社会への対応および知的障害者・精神障害者等の福祉の充実の観点から、自己決定の尊重、残存能力の活用、ノーマライゼーションなどの新しい理念と従来の本人の保護の理念との調和を旨として、各人の個別の状況に応じた柔軟かつ弾力的な利用しやすい制度を利用者に提供することを目的とするもの」[1]と述べられている。

　自己決定の尊重や残存能力の活用は、福祉サービス利用にあたっての前提になる考え方であり、ソーシャルワークの場面である相談援助活動でも、判断能力が不十分であったり、自分の意思をうまく表現できない認知症高齢者や知的障害者・精神障害者にとって、ノーマライゼーションの理論の積極的な実現が求められる。

　ニィリエは、以下のノーマライゼーションの原則を述べている[2]。
①日常、週、年単位の正常な生活リズムの確保
②一生涯における正常な発達の保障
③知的障害者の無言の願望や自己決定の尊重
④男女両性のある世界で暮らすこと
⑤正常な経済的水準の保障

⑥家族との共生を含む正常な住環境水準の保障

　これらは、後見人等が行う被後見人の身上配慮義務にあてはまる項目であり、知的障害者のみならず精神障害者や認知症高齢者に置き換えてみても何ら変わるところはない。ノーマライゼーションの実現は、福祉サービスなどの提供にかかわる身上監護の内容の検討にも密接にかかわるものであるといえる。

B. 被後見人等への対応とソーシャルワーク理論

[1] アドボカシー（代弁）

　成年後見制度の対象である認知症高齢者や知的障害者・精神障害者は、自分自身の意思を表明することが困難である場合が多い。ソーシャルワーカーはこれらの人びとの意見を代弁し、福祉サービス事業者や、行政機関・関連団体等、周囲の人間関係等に対し、本人の意思を伝え、それへの配慮を求めていく。この考え方も、被後見人等の意思を代弁するという被後見人の姿勢は、これと共通な視点である。

アドボカシー
advocacy
代弁

[2] インターベンション（介入）

　インターベンションは、問題を抱えた個人のみに焦点を当てるのではなく、個人と環境との接点に焦点を当ててソーシャルワークを行うという考え方である。まさに福祉サービス利用者を取り囲む人間関係や、福祉サービスの利用など制度の活用に関し、社会資源との間に介入していくことは、被後見人等の身上監護のために、後見人等が福祉サービスの利用手続を行うなどの実践に関係する。

インターベンション
intervension
介入

[3] アカウンタビリティ（説明責任）

　福祉サービスの利用について、利用契約を締結する際、サービス事業者は利用者に対し、その提供するサービス内容についてきちんと説明しなければならない。これは、社会福祉法第8章の福祉サービスの適切な利用においても76条の利用契約の申込み時の説明や、77条の利用契約の成立時の書面の交付が法規定として義務づけられている。

アカウンタビリティ
accountability
説明責任

[4] コンプライアンス（倫理責任・倫理遂行性）

　商品の偽装や契約不履行など、本来企業や団体がしてはならない倫理上の責務のこと。その遂行のために、業務上の役割分担や責任の明確化、その遂行状況の監視、チェック体制と、適切な評価を行う条件の整備がなさ

コンプライアンス
compliance
倫理責任・倫理遂行性

れているかという問題がある。

組織の内外に対し、常に透明性のある組織運営と、提供するサービスの品質管理が、契約による福祉サービス提供の場においても求められている。また、被後見人等へのサービスの提供状況について、後見人等がこれらのチェック効能を果たすことも大切である。適切な財産管理と身上監護という後見事務を遂行すること自体が、後見人等のコンプライアンスの課題である。

社会福祉法78条の福祉サービスの質の向上のための措置等や79条の誇大広告の禁止規定が設けられている。

アクセシビリティ
accessibility

[5] アクセシビリティ

被後見人等の日常生活の維持に必要な福祉サービスその他の制度利用に関する利用者とサービス提供者との接近性、利用のしやすさを意味する。

サービス利用に関する情報、サービスを受ける場合の物理的障壁、手続などのしやすさや時間経過、サービスの適切な質・量および費用負担など、利用者が制度やサービスを活用しやすい配慮が求められる。

2. 権利擁護活動と危機介入アプローチ

A. 危機介入理論

日常生活上遭遇した危機に対し、本人はその心理的ショックから、正常な判断を見失い、精神的な混乱を起こす。そのような事態において、ソーシャルワーカーなどの援助者は、できるだけ早くその状態に介入して、危機以前の生活状態に戻すための援助を行う。その一連の援助過程が、危機介入アプローチである。

危機介入
crisis theory

成年後見制度の場合、一人暮らしの在宅の高齢者が認知症の進行により介護保険によるサービス提供の契約上の必要性から、法定後見制度の活用が求められることがある。また、判断能力が低下した状態での独居生活そのものが危機状態に瀕しており、火の不始末によるボヤや火災の発生、災害時の避難の遅れ、見当識障害による道に迷って帰宅できないなどの問題も生じる。一方、知的障害者や精神障害者の場合にも、日常的に継続した医療や福祉サービスが必要であったり、親の死亡による遺産相続の場合に、

その事務手続や、本人に代わる財産管理の必要性が契機となって法定後見が必要とされる場合がある。

近年その対応が注目を集める高齢者や障害者への虐待問題に対しても、被害者である被後見人等と加害者との人間関係に、成年後見人等が、ソーシャルワーカーとともに素早く危機介入し、社会資源の活用や対人関係の調整が可能となるよう、その対応については常に念頭に置かなくてはならない課題である。また、成年後見人等が選任されているという状況そのものが、一種の危機への予防であるという見方もできる。

B. 成年後見活動と危機介入

判断能力が不十分な認知症高齢者や知的障害者、精神障害者等は、もし本人のみで独居生活を行う場合、日常生活そのものが危機状態と背中合わせの関係にあるといえる。本人の契約能力自体が問題であるため、福祉サービスなどの利用契約にあたっては、適切にその契約を代行する人が必要である。従来は、家族・親族が同居していたり、すぐ近くに居住している場合には、ある程度の認知症の進行や障害の程度によっては独居生活を送れている場合もあった。しかし、高齢者虐待防止法に明記された「経済的虐待」のように、家族や親族が本人名義の不動産などを勝手に処分したり、本人の年金を引き出して勝手に使うなどの問題が頻繁に起こるようになると、あらためて成年後見制度の必要性が認識されるようになる。

また、被後見人等が悪質訪問販売や振り込め詐欺などの被害者になる場合も少なくない。疾病の予防と同様に、想定される犯罪被害の予防対策も必要である。

本人に対する代理権などが家庭裁判所から認められた成年後見人等は、予測される危機状態への予防対策を講じるとともに、危機状態に遭遇したときには、その被害を最小限に抑え、正常な日常生活に戻るための策を講じるよう、常に被後見人の生活状況を把握し、見守る必要がある。

福祉サービスの事業者側からも、本人のサービスにかかる経費について、本人が財産管理をできない場合はもちろん、家族などの親族が本人の費用を滞納し、督促にもなかなか応じないケースについては、成年後見人等による財産管理が有効となる場合も多い。

高齢者虐待防止法（高齢者虐待の防止、高齢者の養護者に対する支援等に関する法律）

3. ソーシャル・インクルージョンと権利擁護

A. ソーシャル・インクルージョン理論と権利擁護

ソーシャル・インクルージョン
social inclusion
地域包括（支援）

　ソーシャル・インクルージョンは、1980年代アメリカの障害児教育の分野で、あらゆる児童が障害の有無にとらわれることなく地域社会の教育の場である学校に包み込まれ、個々の能力や興味に応じた教育が保障されるとともに、日常生活に必要な援助を地域社会において提供されることをめざした理論である。

　わが国では2000（平成12）年に、当時の厚生省の「社会的な援護を要する人々に対する社会福祉のあり方に関する検討会」報告書が、ソーシャル・インクルージョンについて、以下のように述べている。「社会福祉は、その国に住む人々の社会連帯によって支えられるものであるが、現代社会においては、その社会における人々の『つながり』が社会福祉によって作り出されるということも認識する必要がある。特に現代社会においてはコンピューターなどの電子機器の開発・習熟が求められるが、人々は『つながり』の構築を通じて偏見・差別を克服するなど人間の関係性を重視するところに、社会福祉の役割があるものと考える。なお、この場合における『つながり』は共生を示唆し、多様性を認め合うことを前提としていることに注意する必要がある。…（中略）…イギリスやフランスでも、『ソーシャルインクルージョン』が一つの政策目標とされるに至っているが、これらは『つながり』の再構築に向けての歩みと理解することも可能であろう」[3]。

　わが国では、地域社会の人間どうしのつながりを基盤にし、その再構築を図り、すべての人びとを孤独や孤立、排除や摩擦から援護し、健康で文化的な生活の実現につなげるよう、社会の構成員として包み支え合うことがソーシャル・インクルージョンであるとし、その実現のための社会福祉を模索する必要がある。

B. 地域包括支援体制と権利擁護のあり方

　上記のソーシャル・インクルージョンは、「地域包括（支援）」と訳され、2005（平成17）年の介護保険法改正により創設され、翌年から事業が開

始された「地域包括支援センター」により、実践されることになった（図13-1）。ここに配置された社会福祉士が、多面的（制度横断的）支援を展開する役割を担うこととなり、行政機関、保健所、医療機関、児童相談所など必要なサービスにつなぐ実務が明記されている。

　また、2013（平成25）年度より実施されている「安心生活基盤構築事業」により、「権利擁護推進センター」を中心とした相談支援や成年後見制度等の利用支援が行われている（図13-2）。

　2015（平成27）年にまとめられた「認知症施策推進総合戦略—認知症高齢者等にやさしい地域づくりに向けて—（新オレンジプラン）」では、認知症の人や高齢者の権利擁護のため、成年後見制度の活用のほか、法制度に関する情報や相談機関・団体等に関する情報を無料で提供する日本司法支援センター（法テラス）の活用や、市民後見人の活動をするための体制整備に言及している。

［欄外］地域包括支援センター

［欄外］新オレンジプラン

［欄外］日本司法支援センター（法テラス）

図13-1　地域包括支援センター（地域包括ケアシステム）のイメージ

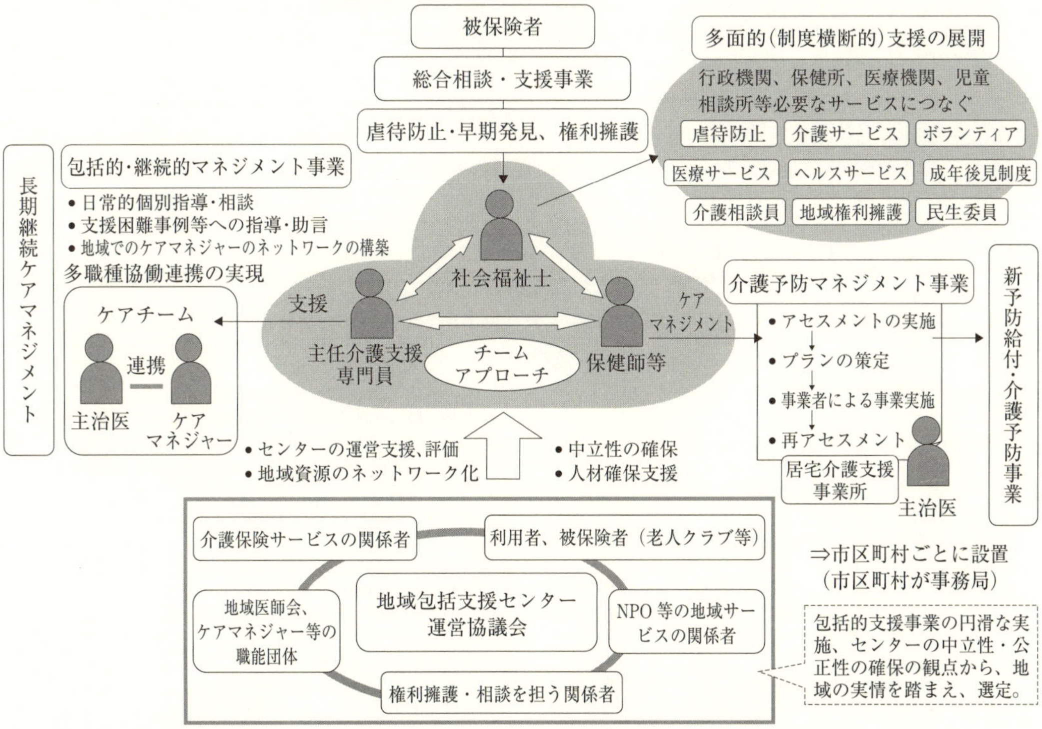

出典）厚生統計協会『国民の福祉と介護の動向　2014/2015年版』厚生統計協会，2014，p.226.

図13-2　安心生活基盤構築事業

○住民参加による地域づくりを通じて、地域住民の社会的孤立を防ぎ、誰もが社会との「絆」を感じながら、安心して生活できる基盤を構築していくため、「安心生活創造事業」の基本理念（抜け漏れのない把握、漏れのない支援、自主財源の確保）を引き継ぐとともに、これまでの安心生活創造事業の成果・課題を踏まえ、分野横断的な相談支援体制の構築や権利擁護の推進等を実施する総合的な取り組みへと拡充して実施。（平成26年度予算案：セーフティーネット支援対策等事業費（150億円）の内数）

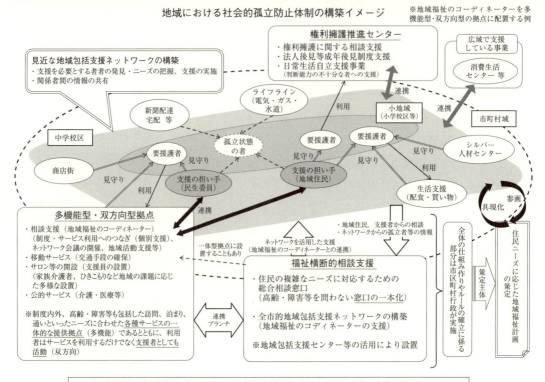

地域における社会的孤立防止体制の構築イメージ
※地域福祉のコーディネーターを多機能型・双方向型の拠点に配置する例

安心生活創造事業成果報告書（H24.8）　※平成21年度～23年度のモデル事業の成果・課題等を収載
【今後重要と考えられる取り組み】
①社会的孤立を防ぐための官民問わない多様な主体との連携・協働　②総合的な相談支援体制の確立
③地域福祉計画の策定　④契約支援・権利擁護の必要性　⑤要援護者も社会参加・自己実現できる仕組み

事業概要

①安心生活創造推進事業
○事業内容
(1) 基本事業
● 抜け漏れのない実態把握
・社会的孤立者等の所在及びニーズ把握
● 生活課題検討・調整事業
・個別支援のための支援内容の検討・調整（ケース会議の開催等）
● 抜け漏れのない支援実施事業
・買い物支援等の生活支援サービスやサロン等の居場所づくりの実施　等
● 地域支援活性化事業
・地域福祉の調整役（コーディネーター）の配置　等
● 住民参加型まちづくり普及啓発事業
・参加を促すイベントや研修による人材確保　等
● 自主財源確保事業（第Ⅱ期からの実施も可能）
・寄付や物販等を通じた財源の確保

(2) 選択事業（基本事業の上乗せとして実施）
● 高齢・障害等を問わない福祉横断的な相談体制を構築
● 多機能型・双方向型の包括的サービス拠点の設置
● 権利擁護の包括的な取り組みを行う権利擁護推進センターの設置等
○実施主体：都道府県、市区町村
○補助率：定額
第Ⅰ期基本事業＠1,000万円（人口規模に応じて増額）、選択事業：＠1,000万円
第Ⅱ期基本事業：＠600万円、選択事業：＠600万円
○第Ⅰ期（始動期）と第Ⅱ期（発展期）の通算5年間の補助

②日常生活自立支援事業
○日常生活自立支援事業
判断能力の不十分な者への契約等の支援
○実施主体：都道府県・指定都市社会福祉協議会
○補助率：1/2（ただし、生活保護受給者の利用に要する経費については定額）

出所）厚生労働省「社会援護局地域福祉課消費者委員会本会議説明資料（日常生活自立支援事業について）」（平成26年4月）

注)
(1) 小林昭彦・大鷹一郎編『わかりやすい新成年後見制度（新版）』有斐閣, 2000, p.3.
(2) 山縣文治・柏女霊峰編『社会福祉用語辞典（第6版）』ミネルヴァ書房, 2007, p.276.
(3) 厚生省 社会的な援護を要する人々に対する社会福祉のあり方に関する検討会『社会的な援護を要する人々に対する社会福祉のあり方に関する検討会報告書』厚生省, 2000, p.1.

参考文献
- ●ニィリエ, B. 著／河東田博他訳『ノーマライゼーションの原理——普遍化と社会改革を求めて』現代書館, 1998.
- ●定藤丈弘他編『自立生活の思想と展望——福祉のまちづくりと新しい地域福祉の創造をめざして』ミネルヴァ書房, 1993.
- ●花村春樹訳・著『「ノーマリゼーションの父」N. E. バンク-ミケルセン——その生涯と思想（増補改訂版）』ミネルヴァ書房, 1998.
- ●山縣文治・柏女霊峰編『社会福祉用語辞典（第6版）』ミネルヴァ書房, 2007.
- ●柳澤孝主・坂野憲司編『相談援助の基盤と専門職』社会福祉士シリーズ6, 弘文堂, 2009.
- ●柳澤孝主・坂野憲司編『相談援助の理論と方法Ⅰ』社会福祉士シリーズ7, 弘文堂, 2009.

ジェネリックポイント

福祉サービス利用者に対する後見人とソーシャルワーカーの違いを教えてください。

ソーシャルワーカーは、社会福祉分野の相談援助専門職です。わが国の制度上、福祉関連行政機関や各種団体の相談援助担当職員が、ソーシャルワーカーとしての仕事をしており、介護保険制度の介護支援専門員（ケアマネジャー）もソーシャルワーカー的な仕事をしています。これらソーシャルワーカーは、サービス提供側に位置しています。

一方、成年後見人は民法上本人（被後見人等）の法的代理人であり、意思決定に関しては本人と一心同体です。同じ本人の援助にかかわる人間であっても、その立場は明確に異なります。

理解を深めるための参考文献

- 仲村優一監修／日本ソーシャルワーカー協会倫理問題委員会編『ソーシャルワーク倫理ハンドブック』中央法規出版，1999．
  ソーシャルワーカーの実践の指針を示す倫理綱領についての解説を中心に、ソーシャルワーカー自らの実践の自己点検と評価、クライエント（福祉サービス利用者）とソーシャルワーカーの関係性からみた倫理と人権擁護の考え方を示唆した書。
- 小鹿野晶一『成年身上監護制度論』信山社出版，2000．
  成年後見制度における身上監護の考え方を基盤に、弱者保護と介護の社会化の実現のため、地域における新たな支援システムの形成を提言した書。裁判例の検討や外国の法制を参考に、わが国の人口の高齢化への民法からの展望が述べられている。
- 岩崎香『人権を擁護するソーシャルワーカーの役割と機能―精神保健福祉領域における実践過程を通して』中央法規出版，2010．
  特に精神障害を対象とした実践を行ってきた著者が、人権擁護とソーシャルワークの実践課題について明確に意見を語った力作。

 成年後見人の倫理

　後見人が被後見人本人の不動産を不正に処分したり、管理する預貯金を不正に引き出し着服するという財産管理に関する事件が時々報じられる。後見人は、善良な管理者として性善説を基盤とした後見事務の遂行が求められており、親族後見人はもとより、専門職後見人についても、チェック体制が不備であるという状況に変わりはない。

　ただし、いくらチェック体制を厳しくしたところで、今後も増加する後見人の不正が減るとは思えない。根本問題は、後見人の深い倫理観に根ざした人間性に帰結する他はないと思われる。これらに関する研修や教育の充実がどれだけ効果があるのか、個人個人の尊厳と倫理に対する意識の問題であると言わざるを得ない。

第14章 権利擁護活動の実際

1 後見業務は法律行為であり事実行為ではない。しかし、現場においては一つとして同じケースはなく、枠組みに捉われているだけでは役割を十分に果たせない。

2 権利擁護活動の事例を通じて、ソーシャルワーカーが後見活動支援を行う視点を理解する。

3 成年後見活動の一連の過程の中でも重要な、「申立支援」活動と、ソーシャルワーカーの役割について理解する。

4 権利擁護活動の事例から、成年後見制度の理念であるサービス利用者の「意思尊重」と「自己決定」を実現するソーシャルワーカーの援助過程を理解する。

5 地域社会から孤立しがちな人びとの権利擁護活動について、ソーシャルワーカーの役割と援助の内容を理解する。

1. 法定後見事例 1

経済的虐待対応―地域包括支援センターの実践

> 事例

A. 本人の状況

　Aさん90歳、女性。介護認定要介護1。ADLは杖歩行自立。認知症中等度。長男家族は県外に在住し絶縁状態。未婚の次男（58歳、無職）と2人暮らし。当初、次男が介護サービスを拒否していたが、担当ケアマネジャーの根気強いかかわりで、デイサービス導入に至る。本人の年金は月12万円あり、次男が管理していたが、医療費や町営住宅家賃、光熱費、国保税等の滞納が判明し、地域包括支援センターが介入することとなった。

> 地域包括支援センター

B. 支援経過

①居宅介護支援事業所ケアマネジャーから、次男の様子に異変があるとの相談を受け、翌日地域包括支援センターの社会福祉士と保健師が訪問する。Aさんは血圧も安定しており異常はみられなかったが、次男は持病の糖尿病が悪化している様子。手足のしびれなどの自覚症状もあり、深刻な状況であると判断したため、かかりつけ医に相談するが、治療費の滞納を理由に診療については消極的だった。国保税の滞納もあり保険証もない。本人の年金が振り込まれる通帳は、次男の知人である第三者B氏の手元にあり、医療費10割の支払能力はない上、その日食べるものにも困るほど切迫した状態である。次男は、生活費の他、飲酒等でお金が足りなくなると、知人のB氏に借金を繰り返していたが、借用書等証明する書類は発行されていないため、借りた額も返済した額も不明、次男がB氏の要求に応じて、Aさんの通帳をB氏に渡している状況だった。地域包括支援センターとして、役場と協議の上、本人の年金が適切に管理されていないことから経済的虐待と認定し、役場担当課と連携して、家族支援も視野に入れながら対応していくことで合意した。

②次男の病状が深刻な状態であるため、同日、短期被保険者証発行の手続を行い、医療機関の調整を行う。本人Aさんの介護保険サービスの見直しを担当ケアマネジャーへ依頼する。

③当座の生活費を確保するため、社会福祉協議会の生活福祉資金貸付制度

> 保健師

> 生活福祉資金貸付制度

を活用、地域包括支援センターが次男と同行し手続を進める。

④次男の生活の立て直しを図ることと、本人の年金を適切に管理するため、世帯分離をして生活保護の手続と成年後見制度の申立てを進めることとする。本人は施設ではなく在宅で生活を継続したいとの強い意向があるため、その意向を尊重し、地域の民生委員の協力を得て、介護保険のサービスを利用しながらできるだけ在宅生活を継続する支援方針を組み立てた。

⑤県外に在住する長男の嫁に連絡、状況を説明し成年後見制度の申立てを進めていくことに合意を得るが、次男への支援についてはこれまでの関係性もあり消極的である。

⑥法テラスの民事法律扶助を活用し、社会福祉士会「ぱあとなあ」を候補者に立て、成年後見制度の申立てを行う。

> 法テラス

⑦地域包括支援センターで次男のアパートを確保（生活保護家賃基準に該当）、世帯を分離した上で、次男単身で生活保護を申請する。

⑧地域包括支援センターが、担当ケアマネジャーと地区担当の民生委員宅を訪問し、サービスが入らない時間帯への見守りを要請する。

⑨成年後見の審判が下り、後見人の社会福祉士が選任されたため、今後の支援方針と役割分担を協議するため、地域包括支援センターでケース会議を主催する（出席者：地域包括支援センター・役場高齢課担当者・担当の居宅介護支援事業所ケアマネジャー・法テラス弁護士・Aさんの後見人・社会福祉協議会職員・訪問介護職員・デイサービス職員・福祉事務所次男の担当ケースワーカー）。本人の意向を踏まえ、在宅生活を維持していくために、現在のサービスを今後も当面継続していくこととする。税金等の滞納については、後見人から各担当課と月々の返済額の交渉を進めながら、生活に必要な支出はその都度対応していくことで合意する。

C.考察

本人の生活の安全と養護者の経済的自立を図るために、分離をして、成年後見制度の申立てを進めた事例である。本人は高齢で認知症も進行していたため、グループホームを選択肢として提案するが、在宅で生活をしたいという本人の強い思いに、多くの関係機関や専門職がチームとして支え、有効にその機能が発揮された事例であった。このような事例においては新たにスタートした成年後見制度利用促進法に位置付ける地域連携ネットワークが地域の実情を踏まえて構築され、有効に機能することが期待される。

> 成年後見制度利用促進法
> 地域連携ネットワーク

2. 法定後見事例 2

市町村長申立てを利用した高齢者支援の実際　　　事例

A. 本人の状況

アルツハイマー型認知症

　M子さんは80歳、女性。アルツハイマー型認知症（要介護5）で、認知症障害老人自立度Ⅳである。食事の摂取以外は全介護を要する。ふらつき歩行で、転倒の不安がある。
　夫とは離婚し、たった一人の子どもである長女は3年前に病死した。
　M子さんは、若いときは事務員をしており、厚生年金の月額10万円を受給している。以前から民生委員が定期的に訪問していたが、認知障害が見られ、道に迷うこともたびたびあった。一軒家を借りて生活していたが、部屋は汚物臭がした。

B. 支援経過

①自宅内で転倒し、動けなくなった。食事もとれず、脱水症状になっていたため、救急搬送する。点滴処置により帰宅許可が出るも独居生活に不安があり、S施設のショートステイを利用する。しかし、強く腰痛を訴え再入院となる。医師の所見では身体的な治療は終わっており退院は可能で、病院には翌月末日までしかいられないとのことだった。

ショートステイ

　ショートステイ利用時に病院の相談員が民生委員とともに通帳などを預かるが、残高は不明である。認知症が進んでおり金銭管理はできない。
②病院から、老人保健施設Mに入所する。
③家庭裁判所から審判の通知が届く（これより以前に、市の介護保険課より、市長申立て予定の候補者としての打診を受ける。予定者として、戸籍謄本、住民票、身分証明書、登記されていないことの証明書、候補者質問票を提出している）。通知には審判書とともに、財産目録、後見事務報告書が同封され、本人の財産目録を提出するように求められる。

市長申立て

成年後見等登記済通知書

④家庭裁判所書記官より、成年後見等登記済通知書が届き、本件が法務局に登記されたことの通知がある。早速、銀行取引を再開するため、郵便で登記事項証明書を請求する。
⑤本人の通帳を後見人名義にするため、銀行の支店を訪問し名義変更する。

新しい通帳名は「○○M子成年後見人□□□□」、となる。なお、カードの作成はできず、取引は口座を開設した支店のみ可能である（金融機関によってはカード作成が可能な場合もある）。
⑥家庭裁判所に財産目録を提出する。
⑦自宅の家主と協議し、家賃の滞納分を分割で支払うこととする。また、散乱していたゴミや家具類の処分を業者に依頼し、電話・電気・水道の停止手続をする。
⑧老人保健施設との契約が未締結であったため、後見人に契約の締結と身元保証人欄への記名を要求される。身元保証人と後見人との違いを説明するが、理解を得られず、経済的保証は行わないこと、身柄の引き取りを行うことを確認し、記名する。 <!-- 身元保証人 -->
⑨市に市長申立てにかかる立替費用7万7,630円を振り込む。
⑩受任後1年が経過し、裁判所の求めに応じて、後見事務についての照会書、後見事務経過一覧表、財産目録を提出し、あわせて報酬請求の申立てを行う。
⑪2年後、本人肺炎にて死亡。後見人の立場は死亡時点で消滅するが、知人を介して寺院の紹介を受け、葬儀と納骨を行う。
⑫死亡時までの報酬請求の申立てを行う。報酬決定後は、残余財産の引き継ぎのために法定相続人の調査を行ったが、不在であることが確定し、家裁の指示で「相続財産管理人選任の申立て」を行う。選任された弁護士に財産を引き継ぎ、家裁に終了報告を提出する。

C. 考察

(1) 市長申立ての担当者の話

病院やショートステイの担当者との連絡調整、また利用料の支払や利用時の保証人の存在などについての回答を求められ、対応に苦慮した。親族が不在であることがわかっていたので、認知症が軽いうちに後見の相談や手続を進めておけばよかった（当自治体ではその後市長申立事例が相次いでいる）。

(2) 身元保証、医療同意、死亡後の事務について

経過にもあるように身元保証は後見人の役割ではないが、常に求められる。その都度説明が必要となるが、結局死亡後は同様の事務を行うこととなった。孤立無縁者の場合は、実質的には身元保証人となってしまう。また、医療同意を求められるケースも多い。これも課題の1つであるが、医師も含めた関係者の総意として署名を行っている。

3. 法定後見事例 3

補助を利用した高齢者支援の実際　　事例

A. 本人の状況

偏執症様認知症

長谷川式簡易知能スケール

見当識

　H子さんは、90歳、女性。要介護1、認知症自立度Ⅱである。偏執症様認知症の疑いがあり、長谷川式簡易知能スケール26点。見当識は保たれているように見受けられるが、同じことを繰り返し質問する。物忘れもあり、思い込みがはげしい。腰痛の訴えが強く、ふらつき歩行で、転倒の不安がある。内服の自己管理は困難である。未婚で、4人の兄弟は全員死亡している。年金を月額20万円受給している。預貯金も2000万円ほどある。25年前に退職後、独り暮らしを続けてきた。古い一軒屋の市営住宅に住んでいるが、本人の就寝スペース以外は内外にゴミがあふれている。

B. 支援経過

①H子さんに面談したところ「1月頃より体調がすぐれず、ヘルパーに頼ることが多くなった。単身生活が成り立たなくなってきたのでデイサービスに出かけ、慣れてきたら、ホームに入所したい。将来はこの施設に世話になり、金銭の管理やサービス利用の支援も受けたい」との意向であるが、今すぐ必要であるとの認識が薄い。ケアマネジャーや相談員は、現在の健康状態では在宅生活が困難であること、施設の入居には後見人の存在が必要であることなどを説明。その後H子さんは施設を見学し、近日中の入居を進めることで結論が出た。

補助

②補助審判の決定が下りるまでは施設が用意した覚書で補助を進めていくことと、補助の申立てについて、H子さんに改めて確認し同意を得る。相談者が受任を受けることが確認され、施設入居が済んでから申立てを進めていくこととする。財産についての確認作業として、有価証券を管理する証券会社の担当者に来設してもらい、財産目録作成のための残高報告書の送付を依頼する。証券の売買については、本人の意思を確認のうえ売却をすることと、今後新たな商品の紹介は一切しないことを確認する。

有料老人ホーム

③有料老人ホームに入居する。

④市営住宅明け渡しのための説明と書類を受け取る。相談員が本人を引率して自宅を訪問する。ゴミの山であるが、本人は持ち帰りたいものを多数希望する。自宅の処分は審判後に行うこととする。
⑤家庭裁判所より審判が告知される。
⑥審判が下りたことをH子さんに報告し、改めて支援開始について説明する。ホーム利用契約について記入、署名、押印する。
⑦市営住宅明け渡しの前にゴミの処分が必要なので、廃品処分の見積りを業者に依頼し、内金を支払う。
⑧H子さんから「ゴミ処分の初日は立ち会ったが、2日目は来なくてよいと言われた。終わったあと行ったら何も残っていなかった。薬剤師の資格証明書や印鑑など大事なものがあったはずなので、確認して欲しい」と連絡があった。
⑨本人が通帳を紛失したので紛失届けを提出する。後日再発行された通帳の名義変更を実施する。H子さんは通帳を持って銀行に行きたいと訴える。膝が悪く単独での外出は無理であることから、銀行へ付き添うことや、自分にも裁判所からの出金許可が出ていることを説明する。しかし、H子さんは「自宅にはまだ使える陶器や衣類がたくさんあったのに勝手に処分され、歯がゆい思いをしている。また薬剤師の資格証明書の再発行をして欲しい。今更仕事はしないけど、あれは私の人生そのものだから」という。

C. 考察

(1) 補助制度の利用

軽度の認知症であることから、法定後見の中の補助制度を利用することにした。申立て時点で制度の趣旨を説明し、本人の理解を得て、通帳を預かったが、自分のお金や通帳を自由に扱えないことはストレスになるようである。ことあるごとに呼び出しを受け、その度に説明を繰り返したが、不満は収まらなかった。自己決定と支援のバランスが課題となる。

(2) 受任の前倒し

申立てから審判までは、最短でも約2ヵ月程度を要する。事例によっては、緊急な財産管理や入院、施設入所などのための仮の後見人を必要とすることもある。これは本人の都合ではなく、サービスを提供する側の論理であるが、このようなときは受任の前倒しという形で相談を受ける者がその任を担うことがある。身寄りがなく、後で苦情を言われることがないからできることであり、あくまでもルール外のことである。

4. 任意後見事例

任意後見即効型を利用した高齢者支援の実際　　事例

A. 本人の状況

　Y子さんは72歳、女性。民間のアパートで一人暮らしを継続中。軽度の知的障害があり、日常会話は可能であるが、簡単な漢字も読めず、手紙はひらがなだけを使う。療育手帳は所持していない。職場結婚したが、夫の事故死後は一人暮らし。兄弟はいない。

　中学卒業後に採石場で13年間働いた後、別の会社で22年間勤務。預貯金が2000万円ある。月額13万円の年金を受給している。

B. 支援経過

①市民生委員からの面談依頼が発端である。「Y子さんは、自分と同じ会社の同僚で、先代の社長がY子さんのことを気にかけ、事務職の自分が預金を管理し面倒を見た。Y子さんが退職後も、民生委員として支援を継続してきたが、社長が入院し、自分も高齢になったことで、今後のことを心配している。通帳も預かっているので、権利擁護事業よりも後見支援が適当ではないか」との内容だった。本人と面談をしたところ、判断能力に問題なく、制度の趣旨は理解できた。依頼事項は、後見人が預金通帳を預かり、生活費として毎月20万円を届けることである。後見制度利用の意思を示したため、任意後見の契約および即効の任意後見監督人の選任を申し立てる準備を進めていくことになった。包括的代理権目録を活用し、報酬額を月額2万円とする。

②本人、民生委員、先代社長夫人とともに公証役場へ出向き、契約書の草案を提示、契約日の日程を決定する。帰途時に社長宅を訪問し、経過報告と今後の支援計画の概要を説明する。

③必要書類を取り揃え、公証役場において相談者である民生委員などの支援者が立会いのもとで契約を交わす。監督人選任前に実質的な支援開始を要請されたため、通帳、年金証書などの重要書類を預かり、預かり書を民生委員に渡す。毎月10日にY子さん宅を訪問し、生活費を手渡しすることを確認する。

（欄外）
権利擁護事業
後見支援

任意後見の契約
即効の任意後見

④本人同伴で預金のある銀行を訪問。現金を払い出すとともにキャッシュカードを作成する。

⑤Y子さんの主治医を訪問し、申立て用の診断書の作成を依頼する。

⑥家庭裁判所に、任意後見監督人選任の申立書を提出する。

⑦裁判所より審判通知書が告示される。

⑧その後、毎月10日の生活費の手渡しを継続している。Y子さんは、膝が少々悪く、毎日整形外科に通っている。その後、公営の温泉センターに行って入浴し、それから惣菜店に寄ってお昼に家に帰ってくるのが日課である。帰宅時間を見計らって訪問するのであるが、いつもお茶と茶菓子、栄養飲料のお土産を用意して待っていてくれる。また、1ヵ月分の郵便物を確認する。必要な手続はそれから行う。急ぎの場合は、整形外科の受付嬢に依頼して電話をしてくる。

⑨法定後見と同様に、年に1回、任意後見監督人に対し、預貯金の収支表、財産目録、支援経過などを報告する。監督人はそれを家庭裁判所に提出する。

C. 考察

(1) 支援方法の選択

Y子さんは高齢で一人暮らしであるが、寂しい表情は見せず、それどころか支援者が長時間アパートにいると「近所の噂になるかもしれない」と気にかけるほど、元気である。歩けなくなったら老人ホームに入居することを約束しているが、その後も介護保険を使う気配も見られない。ただし元気であるがゆえに、トラブルに巻きこまれることもある。

任意後見契約には代理権のみが登記される。つまり、取消権がない。支援経過のなかで、新聞配達店から強引に契約を迫られ、契約に至ったことがあった。幸いにも8日以内にそれが判明したため、クーリングオフを適用したが、取消権が使える「補助」がよかったのかもしれない。

代理権
取消権

(2) 二重の報酬

任意後見人には第三者の監督人が就任するが、監督人は家裁への報告に併せて報酬の申立ても行うこととなる。この報酬額は本人の財産からの支出となるため、契約時においてそのことの説明が必要である。

5. 消費者被害支援の事例

一人暮らし高齢者を消費者被害から
守る対応の実際

事例

A. 本人の状況

Aさん83歳、女性。5年前に夫と死別後一人暮らし、子どもはいない。30年前から現在の市営住宅に居住。2年前に玄関で転倒し、左足首の骨にひびがはいる。2ヵ月後の入院後、杖歩行となり、近所の整形外科医院に通院。その医院から介護保険の利用を勧められ、要支援2の認定を受け、週2回の訪問介護のサービスを受けている。地域担当の民生委員も、ときおり訪問している。

民生委員

B. 支援経過

訪問介護員

①ある日、訪問介護員（ホームヘルパー）がAさん宅を訪問すると、玄関先に大きな布団袋があった。前日に羽毛布団の訪問販売がやってきて、30万円の高級羽毛布団を20万円で頒布中ということで、つい買ってしまったという。Aさんは前年に布団を新調したばかりだったが、親切そうな若いセールスマンの熱心なすすめに根負けし、いざというときのために箪笥の引き出しに保管しておいた現金20万円を支払い、購入したということであった。

介護支援専門員
消費者相談対応窓口

②訪問介護員はAさんを担当している介護支援専門員（ケアマネジャー）に相談した。介護支援専門員は、市役所の消費者相談対応窓口に電話をして、Aさんの羽毛布団購入の件を話した。その結果、その訪問販売の業者は、前年からこの市に入り込み、一人暮らしの高齢者宅をねらって訪問販売をしていることがわかった。販売している羽毛布団も粗悪品で、クレームや返品の要求に応じない例が多いということであった。

③介護支援専門員は、市の地域包括支援センターの社会福祉士に連絡をとり、対応を話し合った。その結果、社会福祉士から業者に、返品と返金を要求。社会福祉士は、業者とAさん宅で話し合うことにし、日時を相談して決めた。

④当日は、訪問介護員の訪問日でもあったため、社会福祉士は、訪問介護員とAさん宅を訪問し、セールスマンの到着を待った。しかしセール

スマンは現れず、翌日、社会福祉士はあらためて業者に連絡し、Aさん宅での話し合いの日時を伝え、今度約束が守られなかった場合には、市の消費者相談窓口に対応を相談すると告げた。

⑤ 3日後、あらためて設定された日時には、そのセールスマンもAさん宅に現れ、「先日は急な契約が入り、携帯の電波も弱くて通じなかったため、連絡がとれなかった」と謝った。社会福祉士は、Aさんが買った羽毛布団を返品したいということと、未使用のため全額返品したいということをセールスマンに告げた。セールスマンは当初返答を渋ったが、社会福祉士が、もし返品に応じなかった場合には、市の消費者相談窓口に訴え出て、担当の弁護士とも相談すると言うと、渋々返品に応じ、現金も全額Aさんに返して布団を引き取っていった。

社会福祉士は、Aさんの今後の権利擁護のために、成年後見制度の活用を考え、本人の申立てにより保佐の申立手続を進めることを検討した。

権利擁護

C. 考察

(1) 消費者保護制度の活用について

クーリングオフ制度の場合、契約書などの書面文書の受け取りから8日以内に取消しの通知をすることが可能である。その場合、配達証明付きの内容証明郵便での通知が望ましい。

クーリングオフ制度

内容証明郵便

(2) 成年後見制度の適用について

もしAさんに、成年後見人や補助人、保佐人が選任されている場合、家庭裁判所が後見人などに付与する代理権により、本人にとって必要な物品の購入契約などは後見人等が行うことになる。もし、後見人等が知らないところで本人が勝手に契約を結んでしまっても、同意権・取消権によって契約自体を無効とすることが可能である。

6. 経済的虐待事例

本人申立てによる経済的虐待への対応の実際　　事例

A. 本人の状況

知的障害者授産施設

療育手帳

　T子さんは50歳、女性。知的障害者授産施設に入所しており、療育手帳A（障害年金1級）を取得している。発語がはっきりしないところはあるが、日常会話は可能である。素直な性格で、相手が言うことに何でも「はい」と答えてしまう。両親ともに死亡しており、実姉は音信不通である。T子さんは、亡くなった父の後妻（＝義母）がT子さんの年金証書を担保に銀行から借金をした関係で、年金を差し押さえられている。そのため生活保護受給中であるが、施設利用料も滞納している。次年3月で完済予定だが、このままでは同じことの繰り返しになることは間違いない。

B. 支援経過

経済的虐待

①市の社会福祉協議会の権利擁護事業担当と授産施設長が来所し相談を受ける。経済的虐待は明らかであり後見申立てが適当であるが、身寄りがいるので市長申立ては期待できないだろう、本人による保佐申立てが現実的ではないかとのことであった。その際、申立ての事実を義母にわからないようにする必要があることを話し合った。

ソーシャルワーカー

本人申立て

②施設長より、本人の簡単な略歴とこれまでの搾取歴を聴き取る。その後、本人と面談し制度の説明を行う。申立書はソーシャルワーカーが作成し、授産施設側で戸籍などの書類を準備するよう役割を分担する。診断書の結果、後見事例として本人申立てを進めることとする。

③必要書類を取り揃え、申立書を提出する。

④裁判所調査官による訪問面談があり、申立てを確認する。

⑤家庭裁判所より受任の対応について問い合わせがある。「義母の背後に闇金融業者が存在しているので、法人での受任を考慮している。事情を考慮して早く審判が下りるよう事務を進めたい」と連絡を受ける。

⑥家庭裁判所支部に、法人受任のための書類を提出。法人による受任に必要な、法人の登記簿謄本、定款、組織図、ぱあとなあ運営規定、後見人養成カリキュラム、家庭裁判所登録者名簿、保険資料などを準備する。

⑦審判の結果が出る。県社会福祉士会に対し、業務受託の選任を付託するというものであった。相談を受け、申立支援を担った経緯から、法人の業務従事者に就任することが決定し、法人会長と委託契約する。

⑧本人の希望により、授産施設での生活を継続する。担保となっていた年金による銀行への返済が終了すると同時に、年金を管理し施設利用料の支払を始める。また、義母による本人引取りの攻勢が始まると予測されたため、施設と連携し、退所を防止する。

⑨Y環境保健福祉事務所職員から、心身障害者（児）共済年金の管理者が義母になっており通帳も返さないので、県障害福祉課に対して年金管理者の変更をするように、助言を受ける。

> 心身障害者（児）共済年金

⑩返済が終わっているT銀行の担保物件年金証書を受け取りに支店を訪問し、証書と借用書を受け取る。年金の振込口座を新規に作るため、新規通帳を作成する。また社会保険事務所を訪問し、変更の手続を行う。

C. 考察

(1) 法人受任

今回は義母からの経済的虐待や闇金融業者の存在を考慮して、法人による受任となった。幸いにも後見人がついたことで介入をあきらめたらしかった。本来後見業務は個人で行うもので、法人での受任は例外といえる。必要性がなくなれば、法人から個人へ切り替えてもよいと考える。

(2) 多様な機関の連携

施設、福祉事務所、社会福祉協議会との連携で申立てを進め、経済的虐待を解決することができた。結果的に裁判所とも連携することができた。

(3) 本人の暮らしの質を高めていくために何ができるか

本人は親族の代替としての関係の中での暮らしを望んでいる。事実行為や親族の代替性は本来の後見人業務とは異なるが、一緒に買い物や食事をしたり、話を聞いてくれる人を必要としているのである。そのためにどのような支援をするかも今後の課題となるだろう。ちなみに本人は施設を出て、グループホームやアパートでの生活を希望している。

> 親族の代替性

> グループホーム

意思決定支援へのアプローチを心がけたい。

7. アルコール等依存者への支援事例

アルコール依存症患者への生活支援の実際 事例

A. 本人の状況

Bさん55歳、男性。アパートで一人暮らし。かつて結婚していたが、10年前に離婚、子どもはいない。自動車部品工場の旋盤工として働いていたが、酒好きで、毎日仕事帰りに飲み、家で妻に暴力をふるうことが多くなった。妻が実家に逃げ帰り、離婚成立後は飲酒量が増えて、工場でも無断欠勤やけんか沙汰を起こすようになる。工場主は、Bさんに精神科での治療を勧め、それができなかったら解雇すると通告した。

B. 支援経過

アルコール依存

①Bさんは、工場を休職した後、隣町の精神科病院に入院し、肝臓の内科的治療とともに、アルコール依存の精神症状への治療を受けた。最初のうちは、おとなしく治療を受けていたが、夜に病院を抜け出し、コンビニエンスストアで缶ビールと日本酒の紙パックを購入、バス停のベンチで飲みながら通行人に罵声を浴びせているところを警察に保護され、翌日病院に戻された。それ以来、病院を抜け出しては、警察に保護されることが繰り返された。その都度、「入院は嫌だ、早く家に帰せ」と騒ぎ、精神安定剤の服用でようやく落ち着くという状態が続いた。

②精神科病院の精神保健福祉士は、長期の入院治療を拒否するBさんの意思を尊重し、院内のケース検討会議で、在宅通院治療を検討課題として挙げた。

③ケース検討会議で、主治医は入院治療の継続を主張したが、Bさんの意思を尊重し、地域生活への移行が検討されることとなった。

　　Bさんが自宅アパートに帰りたいという希望と、アルコールによる症状を克服できれば、元妻に謝罪し、できたら再び一緒に生活したいという希望を実現させるため、精神保健福祉士は、障害者総合支援法による支援対策を、市福祉事務所の障害者福祉課担当職員である社会福祉士とともに検討することになった。

障害者総合支援法

④Bさんの地域生活支援については、工場主の協力も得て、病院での通

院治療を優先し、体調のよいときにパート就労で工場の仕事を再開することとなった。市福祉事務所の社会福祉士は、生活費の不足部分を生活保護により補うことにし、申請手続を進めることにした。病院の精神保健福祉士は主治医と相談し、通院治療の内容とあわせ、精神科デイケアの利用と、病院で月2回開催される断酒会への参加を勧めた。

生活保護

　自宅アパートに他人を入れることを嫌がるBさんに対し、障害者総合支援法に基づくサービス提供については、継続して検討することとし、自宅では絶対にアルコールに手を出さないことを本人に約束させた。同時に地域の町内会長と民生委員にも見守りを要請した。

⑤Bさんは、最初のうちは断酒会の活動に懐疑的であったが、参加メンバーの話を聞くうちに、真剣に自分の生活を反省し、常勤雇用への復帰と、妻との復縁を考えるようになった。

⑥Bさんは、元妻の実家に連絡を入れ、アルコールの症状が克服できたら、今までの行為を謝罪し、ぜひもう一度生活をやり直したいと話した。元妻の返事は、「即答はできないが、今後のあなたの生活態度をみてから考えたい」というものであった。

⑦元妻の言葉を励みにして、Bさんは治療にもいっそう前向きになり、表情も明るさをとりもどしてきた。社会福祉士は、Bさんに対し、成年後見制度の利用を考え、補助申立ての手続の準備にとりかかった。

C. 考察

(1) 障害者総合支援法のサービスの活用

　本ケースは、障害者総合支援法の生活介護や自立訓練などのサービスの活用が考えられる。精神障害者の地域生活の場合は、医療の提供も重要であるが、本人の意思を確認し、必要なサービスをマネジメントする手法も重要であると思われる。

自立訓練

(2) 地域の社会資源の連携

　高齢者の介護サービスに比べて、障害者の福祉サービス、とりわけ精神障害者の福祉サービスは、地域により社会資源の格差が大きく、地域住民の偏見・差別意識もあり、サービスの充実が進まない地域も存在する。そのような中でこそ、地域の社会資源の連携が重要になり、保健、医療、福祉のネットワークが本領を発揮することとなる。

8. 非行少年対応事例

非行少年の保護観察の実際　　　事例

A. 本人の状況

　Cさん、17歳。市営アパートで母子家庭、父親不明。40歳の母は夜飲食店で働いており、深夜酔っぱらって他人を家に上げることも多く、Cさんに対しては放任していた。Cさんは中学生の頃から自宅に寄りつかなくなり、友人宅を転々とする。15歳のとき、駅前の駐輪場から自転車を盗んで補導された。児童相談所から指導があったものの、母親は無関心で、Cさんの生活は変わらなかった。

児童相談所

B. 支援経過

①中学校の担任のすすめで、Cさんは定時制の高校に進学、日中はビルの解体現場でアルバイトとして働くことになった。しかし、かつての中学の仲間に誘われ、夜遊びが多くなり、仕事も無断欠勤し、高校の授業にも出ないようになった。

②母親はCさんに無断で高校に退学届を出し、そのことを知ったCさんの生活はますます荒れていく。Cさんは、地元暴走族とのけんかによって警察に通報され、暴行傷害の容疑で逮捕された。その後、家庭裁判所の決定により半年間少年院に入院することとなった。

保護観察

保護司

③少年院の仮退院時、母親は顔を出さなかったが、保護観察を担当する保護司は、Cさんを温かく迎え入れる。保護観察官と相談し、新聞配達の住み込みの仕事に就かせた。また、定時制高校への再入学も勧めた。

BBSの活動
big brothers & sisters movement

　一方で保護司は、大学でBBSの活動のボランティアをしている若者に声をかけ、Cさんの話し相手になったり、いろいろなアドバイスをして欲しいと依頼した。BBS会員であるボランティアの学生たちは、Cさんの時間に合わせ、一緒に買い物や食事に出かけ、Cさんの兄貴・姉貴的な態度でCさんにかかわるようにした。

④Cさんは、これまでの生活環境の影響からか、人間関係が不得手で、なかなか他人を信用しないところがあった。それが、BBSの活動を行っている年齢の近い大学生とのふれあいにより、徐々に心を開くように

なり、生活意欲も向上してきたように思われた。
⑤Cさんは、自分の将来のことを真剣に考えるようになり、再び高校で学びたいという意欲をみせるようになった。

　保護司は、母親に了解を得てCさんの定時制高校への再入学をすすめることにした。また、小さい頃、大工さんの仕事が好きだったというCさんの意向をふまえ、隣町の協力雇用主である工務店での住み込みの就職を支援することとなった。
⑥Cさんは、好きな仕事と高校での友人に恵まれ、相手を信用したり、自分のしたことに責任が持てるようになり、毎日生き生きとした表情をみせるようになり、かつての非行少年のイメージは払拭された。

C.考察

(1) 児童相談所、家庭裁判所の対応

　少年非行の場合、その対応は、児童相談所における児童福祉の措置、家庭裁判所少年審判部による少年法上の矯正教育による措置に分かれる。双方とも、非行行為の再犯防止と、社会復帰に向けた訓練、支援が行われる。

(2) 保護司やBBSの活動

　家庭裁判所が保護観察処分を決定した場合や、少年院から仮退院した後の一定期間は、保護観察所の保護観察官と、地域の保護司による保護観察が行われる。保護司は、行政委嘱型のボランティアであり、保護観察の担当になった少年の日常生活を見守り、相談・助言に応じる。その活動を支えるボランティアとしてBBSの活動があり、少年と年齢の近い学生などのボランティアが、兄姉のような身近な相談相手の役割を果たしている。

9. ホームレス対処事例

ホームレスへの生活支援の実際 事例

A. 本人の状況

Bさん74歳、独身、身寄りはいない。関西地方で畳職人として働いていたが、バブル崩壊後、畳の需要が激減し、左官工事を手伝うようになった。しかし、持病の糖尿病により視力が低下。仕事も徐々になくなり、アパートの家賃を8ヵ月滞納し、夜逃げすることになった。

糖尿病

ホームレス状態で所持金は1万円ほどで、とりあえずJRの切符を買い、普通電車を乗り継いで西に向かい、関門海峡を越えて九州に入った。そこで、大都市のホームレスに混じり、日雇いの仕事を探しながら、空き缶の回収や古雑誌の回収でわずかな現金収入を得て、食いつないでいた。

B. 支援経過

① 春夏秋は比較的温暖な場所でも冬は寒く、ホームレスの生活にも大きな影響がある。幸いその地域では、定期的なNPO団体による支援活動があり、毛布の支給や炊出しなどが行われており、Bさんもこれらを利用していた。

NPO団体

② Bさんは、持病の糖尿病の悪化で、視力が極端に低下していた。そして、それが元で堤防脇の階段に転倒しているところを発見され、救急車で病院に運ばれた。Bさんは、栄養失調もひどく、餓死の危険性もあったという。

③ 入院後、人工透析の必要はないが、食事管理が必要な状態であり、医療ソーシャルワーカーが主治医からの相談を受けて、対応が協議された。

④ Bさんに糖尿病の治療が行われる。また医療ソーシャルワーカーは、市福祉事務所に連絡をして、生活保護の医療扶助の申請手続をすることとなった。

医療扶助

⑤ その後、Bさんの糖尿病の症状は安定するが、新たに認知症の症状が現れ始めた。病院内のケース検討会議で、Bさんの今後の生活の場と治療について意見交換がなされ、他の施設に生活の場を探すこととなった。

⑥ 病院から連絡を受けた市福祉事務所の生活保護担当の現業員（ケースワ

ーカー）は、本人の年齢と認知症の出現段階の程度から、空きのない特別養護老人ホームにすぐ入所できる可能性は低いと判断し、空きのある救護施設への入所措置をとることを検討した。

⑦Bさんは病院を退院し、救護施設に入所することとなった。ケースワーカーは、本人の認知症の進行を見越して、介護保険の要介護認定を行う手続をし、その結果、要介護2と認定された。

⑧Bさんは、救護施設での生活にも慣れて、穏やかな生活を過ごしているが、認知症がゆるやかに進行しており、足腰も徐々に弱くなっている。また、視力低下によるつまずき、転倒する危険性も高まっている。そのため、ケースワーカーは、市内の特別養護老人ホームの空き状況を把握しながら、救援施設からの移動も具体的に検討している。

> 特別養護老人ホーム
> 救護施設

C. 考察

(1) ホームレス支援対策

わが国では、構造改革による非正規雇用の増加や、景気の低迷による失業者の増加により、最後のセーフティネットである生活保護の受給者が大幅に増加している。

> 構造改革
> セーフティネット

また、生活保護制度等の救済制度に結びつかず、路上生活を強いられるホームレスも急増しており、制度の効果が現れるまでにタイムラグの生じる雇用対策、景気対策だけでなく、現在のホームレスに対する食糧や住む場所の確保、医療の提供などの即効性のあるサービスが求められている。

しかし、このように即効性のあるサービス提供の中心は、行政機関ではなく、民間のNPOやボランティアなどの活動であるのも事実である。今後は、2005（平成17）年度から導入されている自立支援プログラムについても、社会的なつながりの回復・維持を重視した、地域社会の一員として充実した生活を送ることをめざした援助が求められる。

(2) 生活保護施設と高齢者施設・介護保険施設

生活保護受給者には、生活扶助の現物給付である救護施設などの生活保護施設の入所が、同じ制度内での手続により行われやすい。しかし、認知症の進行などに対処できるのは、やはり介護保険施設であり、その中心は介護老人福祉施設（特別養護老人ホーム）である。

介護老人福祉施設（特別養護老人ホーム）は全国的にも入所待機者が慢性的に生じており、入所手続などにあたっても、もし本人に家族や親族がいない場合には、成年後見制度の活用を求められる場合が多い。

10. 多問題重複ケースの事例

多問題重複ケースへの虐待防止チームによる対応の実際 事例

A. 本人の状況

障害年金

　Hさん（77歳）とS子さん（69歳）は夫婦2人暮らし。子どもは男子が1人いるが、現在行方不明。親戚づきあいもない。Hさんは障害年金の1級による年金、S子さんは障害年金2級による年金を受給しているが、行方不明の長男が隣町の闇金業者から借金をしたため、その返済に年金をあてさせられている。長年ヘルパーの支援を受けているが、本人負担分は滞納し続けている。Hさんは要介護4で、療育手帳Aを取得している。脳血管障害のため左上下肢麻痺で歩行不可。寝たきりの生活で、食事以外は介護が必要。ただし、判断能力はS子さんよりもある。短気で意に添わないことがあると暴言をはき、杖を振り回して、相手を威圧する。S子さんは要介護1で、療育手帳Bを取得している。身体機能は自立しているが、理解力、判断力に問題があり、盗癖が見られる。指示された簡単な世話はできるが、要介護の夫の介護や家事を1人で行うことは困難である。Hさん夫婦は古い一軒屋に住んでいるが、所有者は不明で、未登記である。浴室、トイレは使用できない。

B. 支援経過

①16年前、S子さんが53歳の時に、ヘルパーによる家事支援が開始される。同年、当時61歳のHさんが右下肢骨折で入院。退院後の動作が不安定なため、身体介護の支援を開始する。しかし3年後、それまで受けていた生活保護の受給が停止され、Hさんの行政への不信感が芽生える。

ADL; activities of daily living

②Hさんは入退院を繰り返し、ADLが徐々に低下するが、症状が収まると治療を拒否する。ヘルパーに頼っているが、暴言によってヘルパーが恐怖心を抱き、家事支援は中止。これも行政への不信感を煽る結果となる。

③その2年後、長男が2人の年金を担保に闇金業者から借金を重ねる。その上Hさんに無断で、S子さんが長男に年金を渡す。年金支給日前には食費にも事欠き、父子間で口論が絶えなくなる。

④その2年後には、近隣の小学校や民家で盗難が頻発し、夫婦宅で盗難品が発見される。またこの頃から、S子さんに、腐葉土を食べるなどの不可解な行動が見え始める。その後、畑荒らし、家屋侵入、賽銭泥棒などの事件が続く。交番巡査から夫婦へ指導するが一向に収まらない。

⑤その年、市行政と、弁護士会・社会福祉士会からなる虐待防止チームとの相談契約が締結される。その結果、成年後見制度の利用による年金管理支援が提案される。また、盗難事件への対応として、妻の申立てをし、後見人の管理を受けることで近隣への理解を得るということを、夫に対する助言指導として行い、市長申立ての同意を得る。 <!-- 年金管理支援 -->

⑥市長申立てに際し、金融業者の存在があるので、後見人が特定されない「法人」としての受任を決定する。市が主催して、行政担当者、地域包括社会福祉士、訪問介護事業所、交番巡査、前述の虐待防止チーム、後見候補者による「地域ケア会議」が開かれ、市長申立てを決定する。

⑦警察の介入もあり、闇金業者の不当な介入は全く発生せず、年金収入が復活する。Hさんの福祉制度に対する信頼も回復し、Hさん自身の申立てについても同意が得られ、市長申立てが行われた。今回は不当介入も考えられないことから、S子さんの業務従事者が個人として候補者となり、審判を受けた。

C. 考察

(1) 後見後の支援

重度の要介護状態である夫への介護力の低下、知的障害と盗癖のある妻、金融業者の金銭搾取、保護廃止や国保制度利用のトラブルからの行政不信など、多くの問題を抱えながらもその日暮らしを続け、他者の意見に耳を貸さないという、セルフネグレクト事例であるが、生活の継続が困難であることは誰の目から見てもはっきりしているため、地域への苦情への対応ということを理由に、措置による施設入所の同意を迫り実行に移した。おおむね平穏な生活を送っている。 <!-- セルフネグレクト 措置 -->

(2) 命の存続と自己決定の尊重の狭間で

「自分の家で暮らし続けたい」という自己決定に対して、その決定には判断能力がないという「後見審判」の判断によって「命の存続」を優先させた。この判断は正しかったのか、迷うところがある。本人が虐待を受けている状況ではパワレス状態であることなど、アセスメントをしっかり行うことが大事である。 <!-- 後見審判 -->

11. 障害児・者への支援事例 1

障害者が孤立したケースにおける対応の実際

事例

A. 本人の状況

母親と知的障害を持つ 3 人の兄弟の 4 人で暮らしていたケース。ある日突然、母親が事故で亡くなり、兄弟だけで生活をしなければならなくなった。長男 A さんは 50 歳代後半、次男 B さんは 50 歳代半ば、三男 C さんは 50 歳代前半。A さんは無職、B さんと C さんは会社に勤めている。3 人とも私立高校を卒業した後、仕事を転々と変わり、現在の状態に落ち着いていた。母親が亡くなったことで家事をする者がいなくなり、家の周りにゴミが散乱し、近隣住民が行政機関へ苦情電話を入れたことで発覚した。

B. 支援経過

① 行政が介入した段階では健常者として対応していたが、どうも様子がおかしいということで障害者支援センターに応援依頼が入り、緊急に支援することとなった。同センターの D 氏が 3 兄弟にかかわっていくうちに、3 人に、まとまりのない妄想的発言（明日演歌歌手の S が泊まりにくる、来月から東京出張だから金がいる、など）や意味不明な言動が見られたので、支援センターの D 氏より専門家（医療機関）による検査を提案され、関係者会議が開催され、地域自立支援協議会へ問題提議された。

② 検討中に、B さんがキャッチセールスにあい、数十万円の健康食品契約を結んでいることが発覚したため、地域包括支援センターにも協力を依頼して対応。消費生活センターの協力もあり無難に処理ができた。が、何らかの形で定期的にかかわる必要があるので、緊急対処として、社会福祉協議会が行っている日常生活自立支援事業の契約を結んだ。

③ が、今後も同様のことは大いにあり得ると、関係者全員の見解が一致したので、法的に効力のある「成年後見制度」につなげようということになった。3 兄弟全員に知的障害があり、療育手帳が必要との判断から交付申請をし、手帳が下りた段階で後見申請となった。この場合、基本的には市町村長申立てが妥当であるが・身寄りがおらず在宅生活であること・現状が切迫し緊急性を要したことなどの観点から、3 人同時進行

障害者支援センター
在宅障害者の日常支援を中心に、関係機関との連絡調整を行う。相談支援専門員を必置とし、5 年に 1 回の研修を義務づけられている。相談支援専門員は、「サービス等利用支援計画」等の作成が義務化されており、作成に応じて計画費が自治体から支給される。

日常生活自立支援事業
判断能力が不十分な方を対象に、金銭管理を中心として、自宅を訪問して様子伺いや、郵便物の確認、公共料金の支払などを、日常生活を支援する事業。契約締結は本人と行うため、ある程度の理解能力が必要となる。主に県社会福祉協議会が中心となって活動している。年々、利用者が増加しており、成年後見制度対象者は利用が難しくなっている。

療育手帳
「児童相談所又は、知的障害者更生相談所において知的障害者であると判定された者」となっており、常時介護が必要な者を A、それ以外を B と区分している。

市町村長申立て
3 親等親族の協力が得られない場合、自治体で判断し、成年後見申立を行う制度。

が望ましいと判断し、法定代理人付きで、書類を進めた。

④この時点で、法的関与の支援が十分に考えられることから、「後見人には弁護士が望ましい」との見解が一致していたが、これまでの支援を考えると「単独では厳しいので複数後見で支援を」ということになり、今回、弁護士と社会福祉士での支援となった。3人にそれぞれの後見人をつける手段も考えたが、現況として、在宅であること、それぞれが就労能力があること、3人兄弟で生活を営んでいること、などから、個々人の支援というより、一体化の支援が望ましい、と判断。3人全員に同じ後見人、しかも複数後見で支援を行うことが能率的であると考え、現在、E弁護士とF社会福祉士が複数後見として受任している。財産管理を弁護士に、身上監護を社会福祉士にと、おおまかな役割分担を決めているが、状況に応じては双方が適宜両方の後見業務を行うことにしている。

複数後見
単独での支援が困難な場合、複数にて支援を行う手段。現在は親族後見（身内が後見人となること）の場合によく用いられる。財産管理でトラブルになるケースがあるので、介護士、司法書士が付いて、財産が高額な場合、銀行と提携して信託制度の活用が進められている。

C. 考察

(1) 親なき後の障害者の支援

親が丸抱えのケースは少なくないが、今回のように親が亡くなるまで支援が一切介入していないケースは稀である。親の生前に何らかの形で第三者が介入できていれば、親が亡くなった時点で状況に応じた支援活動が行われ、発生因子を抑制できたと思われる。在宅障害者の場合、キーパーソンの影響が強く（今回のケースは母親）、かかわる度合も違ってくるので、スムーズに社会資源につなげることは難しいのだが、万が一のことを想定し、関係性を構築していく必要がある。

(2) 成年後見支援する上での注意点

あえて「注意点」と記したのは、今回はかかわる側の主導で外堀を埋めて支援体制を確立していったケースだが、実際はこの後が大変だったからである。弁護士が法定代理人として申立支援を行ったので、審判が下りるまではスムーズだったが、審判確定後、さまざまな問題が発生し、その都度対応を行うたびに被後見人との関係が悪くなった。被後見人からすれば、「なぜ、俺のやったことにすべてストップをかけるのか！」と、後見人に対して敵意にも似た感情で暴言を吐いた（今は落ち着いて、よい関係が築けている）。社会的常識の判断能力が不十分な方を支援するのが後見制度であるが、当事者に「被後見人」の意識が欠落している場合、成年後見人はただの「邪魔者」になってしまう。後見支援を開始する際は、被後見人の成育歴、生活環境、性格などを充分に把握し、ソーシャルワークのスキルを最大限発揮してかかわる必要がある。

12. 障害児・者への支援事例2

個人後見から法人後見への移行の実際　　事例

A. 本人の状況

療育手帳
障害年金

　Mさんは38歳、男性。知的障害（療育手帳A2、障害年金2級）で、精神不穏も自覚して、精神科にも通院している。家族は、父親が5年前に亡くなり、母親と2人暮らし。母親も躁鬱病で保佐の審判を受けている。収入状況としては障害年金2級と亡父が掛けていた心身障害扶養共済が2口あり、計月額8万円。母親は老齢年金。

B. 支援経過

障害相談支援事業所

①2001（平成13）年からMさんとかかわりを持っている障害相談支援事業所Kから筆者が相談を受ける。K事業所は、Mさんの就労希望により面接の同行や就業センターとの連携など多様な支援を行ってきた。

②2007（平成19）年に父親が急死して以降、生活の乱れが顕著となり、金銭トラブルも目立つようになった。K事業所では成年後見制度の利用を検討し、個別支援会議を経て2008（平成20）年に社会福祉士である後見人A氏が選任された。しかし、制度利用当初より母親の通帳から無断で預金を引き出したり、後見人の職場にたびたび電話をかけたり、後見人の名刺を利用して無断で買物をするなどの問題行動が見られる。

通所施設

③就労に向けて週2回ヘルパーを利用しながら通所施設に通っていたが、次第に通所が途絶え、生活状況は改善されなかった。自宅に帰らず、駅前のファーストフード店やインターネットカフェで寝泊まりするようになる。競輪やパチンコを覚え、そこで知り合ったホームレス男性との金銭の貸借といった行為も見られた。自分の要求が通らないとパニックとなり、大声や暴力などで収拾がつかなくなり、それにより相手の譲歩を引き出すようなところがある。

④2010（平成22）年5月、度重なる金銭の要求や問題行動による支援要請に対し、後見人の支援が限界となり辞任の申し出があった。後任が決まるまでは事業所Kが一時的に金銭管理支援を引き継ぎ、毎日の来所による生活費の受け渡しを行うこととなった。筆者は被後見人との組み

合わせが容易にできるよう「法人」で受けることを提案する。

⑤ 2010（平成22）年9月、NPO法人による後任の後見開始となった。法人理事である筆者が業務担当者となり、Mさんを担当することとなった。同時に日常生活支援事業の利用を申込み、事業所Kによる日常的支援を社会福祉協議会が引き継ぐこととなる。

⑥契約後の支援経過においても彼の生活状況に変化はなく、渡したお金を浪費して使い切ると、いろいろと理由をつけて引き出そうとする。嘘を暴かれて要求が通らないと、福祉センターのロビーで大声をあげたり、壁を乱打したりして要求が通るまでその行為をやめようとしない。

⑦彼の希望、要求、様子

彼は、近くの親族に説教をされるのが嫌で実家には帰りたがらない。ほとんど、24時間営業の店舗で夜を過ごす。アパートを借りて自立したいと言う。自立するためには安定した収入と計画的な支出計画が必要であると説明するが、単純な作業をする授産的な施設は馬鹿にして行こうとせず、行っても長続きしない。職業安定所にはよく足を運び、担当の職員とは馴染みになっている。また、お金が自由にならないのは後見人がいるせいだと思い、家裁の書記官に連絡して後見人をやめさせようとする。要求があるときは、担当の自分（男）ではなく、常に同僚の優しい女性職員に対して要求する。

> 授産施設

⑧現在の援助計画とその状況

携帯所有、アパートの契約、就労自立を目標として、再度授産施設に通所を開始したが、行ったり行かなかったりの気まぐれ状態である。計画的にお金を費消することができるよう、お金を渡す時期を1週間、2週間、1ヵ月と試行しているが、1週間が限度で、それ以上の間隔をあけて多額のお金を渡すと、途中で使い切ってしまう。

C. 考察（課題）

Mさんはこれまで、自分の遊興費などを引き出すために親や関係者に嘘をついては浪費を繰り返してきた。そんな彼にとって、筆者は思い通りにならない存在であり、また怖い存在でもある。躾の面で亡父が担ってきた役割を引き継いだ筆者は、彼の願いや思いを理解し、関係者と連携しながら粘り強く援助を継続していかなければと思っているが、Mさんの自由気ままな今の生活の中でどのようにアプローチしていけばよいのか、全く見通しが立たない状況である。彼の願いと親や関係者の願いは全く別の方向を向いている。今後の信頼構築について苦慮しているところである。

本人と後見人との信頼関係の持続が課題となる場合は、申立てを不要とする法人後見の担当者の交替も1つの方法として有用である。

理解を深めるための参考文献
- 池田恵利子・いけだ後見支援ネット編『エピソードで学ぶ成年後見人―身上監護の実際と後見活動の視点』民事法研究会，2010.
  成年後見活動の実践の上で、後見人が、戸惑い迷いながらも、解決していかなければならないさまざまな課題について、12の事例と41のエピソードを交えて、わかりやすく解説。

第15章 権利擁護の動向

1 わが国の社会福祉と権利擁護の現状について理解する。
2 わが国の成年後見制度の動向と課題について理解する。
3 わが国の権利擁護の将来の展望を探る。

1. 成年後見制度の動向と課題

A. 成年後見関連事件の概況

最高裁判所事務総局家庭局は、各年度ごとに成年後見制度に関する統計を発表している。これは、2016（平成28）年（1月から12月まで）の全国の家庭裁判所の成年後見関係事件（後見開始、保佐開始、補助開始および任意後見人選任事件）の処理状況や終結した後見関係事件についての統計である。

2016（平成28）年12月までの後見関係事件（後見開始、保佐開始、補助開始および任意後見人選任事件）の申立件数は合計で3万4,249件であり、対前年比約1.5％の増加である。後見開始、保佐開始、補助開始それぞれの審判の申立件数は、2万6,836件（対前年比約2.5％増）、5,325件（対前年比約4.7％増）、1,297件（対前年比約4.6％減）となっている（図15-1）。

> **事件**
> 一般に言う「事件」とは異なり、法律的には「出来事」の意味で「事件」という語を使用する。

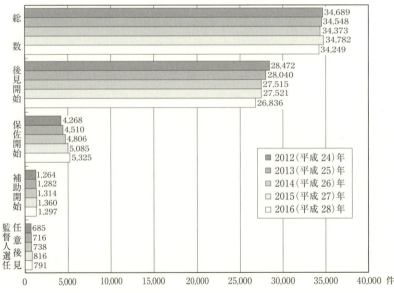

図15-1　過去5年における申立件数の推移

注）　各年の件数は、それぞれ当該年の1月から12月までに申立てのあった件数である。
出所）最高裁判所事務総局家庭局「成年後見関係事件の概況（平成28年1月～12月）」

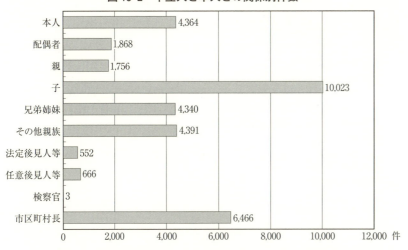

図15-2 申立人と本人との関係別件数

注1) 後見開始、保佐開始、補助開始および任意後見監督人選任事件の終局事件を対象とした。
注2) 申立人が該当する「関係別」の個数を集計したもの（34,429件）を母数としている。
注3) その他親族とは、配偶者、親、子および兄弟姉妹を除く、四親等内の親族をいう。
出所) 最高裁判所事務総局家庭局「成年後見関係事件の概況（平成28年1月～12月）」

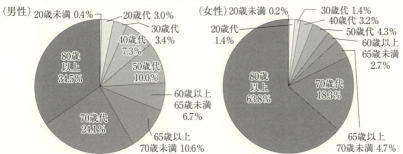

図15-3 成年後見関係事件における本人の男女別・年齢別割合

注) 後見開始、保佐開始、補助開始および任意後見監督人選任事件のうち認容で終局した事件を対象とした。
出所) 最高裁判所事務総局家庭局「成年後見関係事件の概況―平成28年1月から平成28年12月」．

　申立人と本人の関係については、本人の「子」が最も多く、全体の約4割を占めている。これに「配偶者」「親」「兄弟姉妹」「その他親族」を加えると、全体の約8割が、親族による申立てとなっている。「市町村長」の申立ては6,466件で17.3％と、まだまだ割合は少ないものの、前年が5,993件であったことを考えると、大幅な増加になっている（図15-2）。

　被後見人等本人の男女別割合は、男性41.1％、女性58.9％である。年代別には、男女とも80歳以上が最も多い（図15-3）。

　成年後見人等と本人との関係については、申立人の場合と同じく、親族が後見人等に選任されたものが、全体の約28.1％を占めている。親族以外

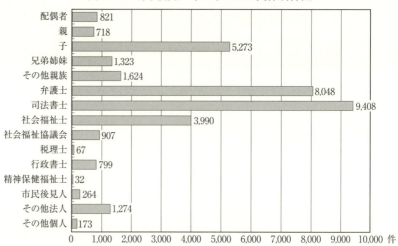

図 15-4 成年後見人等と本人との関係別件数

注1）後見開始、保佐開始および補助開始事件のうち認容で終局した事件を対象とした。
注2）成年後見人等が該当する「関係別」の個数を集計したもの（34,721件）を母数としており、1件の終局事件について複数の成年後見人等がある場合に、複数の「関係別」に該当することがあるため、総数は、認容で終局した事件総数（32,124件）とは一致しない。
注3）その他親族とは、配偶者、親、子および兄弟姉妹を除く親族をいう。
注4）弁護士、司法書士および行政書士の数値は、弁護士法人192件、司法書士法人248件、税理士法人1件および行政書士法人5件をそれぞれ含んでいる。
注5）市民後見人とは、弁護士、司法書士、社会福祉士、税理士、行政書士および精神保健福祉士以外の自然人のうち、本人と親族関係（6親等内の血族、配偶者、3親等内の姻族）および交友関係がなく、社会貢献のため、地方自治体等[※1]が行う後見人養成講座などにより成年後見制度に関する一定の知識や技術・態度を身に付けた上、他人の成年後見人等になることを希望している者を選任した場合をいう[※2,3]。
※1 地方自治体の委嘱を受けた社会福祉協議会、NPO法人、大学等の団体を含む。
※2 市民後見人については平成23年から調査を開始しているが、同年および平成24年の市民後見人の数値は、各家庭裁判所が「市民後見人」として報告した個数を集計したものである。
※3 当局実情調査における集計の便宜上の定義であり、市民後見人がこれに限られるとする趣旨ではない。
出所）最高裁判所事務総局家庭局「成年後見関係事件の概況（平成28年1月〜12月）」

の第三者が成年後見人等に選任されたものは全体の約71.9％であるが、その中でも専門職は「司法書士」が28.2％、「弁護士」が24.1％、「社会福祉士」が12.0％、市民後見人が0.8％という割合である（図15-4）。

B. 概況調査からみた成年後見制度の現状の特徴

法定後見の3類型

現行の成年後見制度については、法定後見の3類型（補助、保佐、成年後見）のうち、圧倒的に多いのは後見類型である。当然ながら本人の判断能力の程度からみると、一番支援が必要な人びとである。ただし、補助や保佐の件数については、本人と補助人、保佐人との間の代理権や同意権・取消権の設定いかんによっては、まだまだこの類型の活用が見込まれる人びとが存在するように思われる。

代理権
同意権
取消権

申立人と本人との関係についても、圧倒的に親族が多いという現状がある。注目される市町村長申立ては、件数の伸びはあるものの、全体の割合からすればまだまだ少ない。

男女ともに本人が高齢者の割合が多いのは、人口の高齢化を反映し、成年後見制度の活用について、認知症高齢者の割合が高いことを意味している。

成年後見人等の受任者についても、約55％が親族であるという現状は、まだまだ家族や親族が後見人等に選任される場合が多く、第三者等専門職による後見活動は、一般的な予想よりも少ないものと思われる。

> 市町村長申立て

2. 権利擁護制度の将来展望

社会福祉の分野では、サービス利用者の権利擁護に配慮しなければならないという考え方なしには成り立たない状況にある。特に利用契約に基づくサービス提供が大勢を占める現在のわが国の福祉サービス提供の現場においては、本人のサービスの選択や自己決定に関して、本人の意思を代弁し、具体的な手続を代行する制度が必要不可欠である。

社会福祉法上の福祉サービス利用援助事業である日常生活自立支援事業（地域福祉権利擁護事業）と民法上の成年後見制度は、重複する部分もあるものの、それぞれの事業内容の特徴を活かし、今後ともわが国の福祉サービス利用者にかかわる権利擁護制度の要として、充実・発展が求められる。

> 日常生活自立支援事業
> （地域福祉権利擁護事業）

両制度とも、まだまだ認知度が高いとは言えない部分が多く、特に成年後見制度に関しては、名前は知られているものの、中身については誤解や偏見が多く、それらを解消する情報提供や、制度利用を支援する仕組みが求められる。成年後見制度利用支援事業にしても、制度そのものの位置づけがめまぐるしく変わったり、市町村の任意事業で予算措置が伴うため、まだまだ全国の各市町村で利用できる体制が整えられているわけではない。これらの条件整備についても、制度の具体的な活用に大きな影響を与えているものと思われる。適切な情報提供の果たす役割も大きい。

特に、費用面での心配から、低所得者は権利擁護の制度がなかなか受けられないという感想は、福祉従事者の中にも存在する。それは、かつて明確な基準がなく、高額であった医師の鑑定費用にも問題があったものと思われる。財政の課題については、どの地方自治体も支出を抑えたいという

のが本音であると思われるが、地域格差の拡大が、福祉サービス利用者の権利擁護の取り組みにも影響を与えるようなことはぜひとも避けなければならない。介護保険法における地域支援事業では、権利擁護事業が市町村の必須事業に位置づけられており、市町村申立てへの対応や費用面での支援を含めた成年後見制度利用支援事業の円滑な実施が求められる。

今後は、本人のよりよい自立生活の確保に向けて、さまざまな社会資源のよりいっそうの連携の強化が求められる。既存のフォーマルな制度をはじめ、地域でさまざまな実践活動が展開されている福祉オンブズマン活動の他、権利擁護にかかわる地域のNPO活動などインフォーマルな社会資源の活用も視野に入れた地域包括支援（ソーシャル・インクルージョン）体制の中核として、権利擁護のシステムが構築されるようにしていかなければならない。特に認知症高齢者のみならず、障害者の自立支援、地域生活援助のために、成年後見制度をはじめとする権利擁護制度の活動が期待される。

成年後見制度利用支援事業

フォーマル
formal

インフォーマル
informal

ソーシャル・インクルージョン
social inclusion

参考文献
- 最高裁判所事務総局家庭局「成年後見関係事件の概況―平成23年1月から平成23年12月」2012.
- 小林昭彦他編『新成年後見制度の解説』財団法人金融財政事情研究会，2000.

ジェネリックポイント

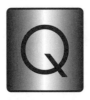

わが国では、なぜ専門職の後見人より親族の後見人が多いのでしょうか。

現行の成年後見制度が創設される以前、旧民法下での禁治産・準禁治産制度では、配偶者がいる場合には当然として配偶者が後見人になるといったように、元来は親族間の扶助を強調した土壌が背景にはあるものと思います。特に財産管理等については、当事者間の争いがあり、その解決の意図もあって家庭裁判所が弁護士を後見人に選任するという場合がありました。現在でも家族・親族間の財産の問題には、第三者のかかわりをよしとしない風潮がありますし、地域によってはまだまだ家庭内の事情を他人に知られたくなかったり、公的なサービス利用について拒否感を感じる向きも少なくありません。

ただし、親族による後見活動が本人にとってよい場合ならかまいませんが、親族が後見人に選任されたのをよいことに、被後見人本人の財産を勝手に使うといった事例もたくさんあります。このような場合、家庭裁判所は、親族後見人を辞任させ、その代わりに専門職の後見人を選任するケースが増えてきています。

理解を深めるための参考文献

- 上山泰著／（公社）日本社会福祉士会編『成年後見と身上配慮』日本社会福祉士会成年後見シリーズ3，筒井書房，2000．
  ソーシャルワーカーが成年後見における身上配慮の意義と機能を正しく理解するために、成年後見制度の主要概念である身上監護について、法制度の解説とともに本人の意思尊重をはじめとする基本的視点が展開されている書。
- 大阪市成年後見支援センター監修『市民後見人の理念と実際―市民と専門職と行政のコラボレーション』中央法規出版，2012．
  最近の成年後見人受任者不足の中で注目されてきた市民後見人の理念と養成、その活動の実際について、新しい視点から解説。

 社会福祉士による成年後見活動

社会福祉士は、相談援助専門職の国家資格者であり、社会福祉に関する社会資源の知識やソーシャルワークの技術を駆使して、福祉サービスにかかわっている。専門職後見人として、司法書士や弁護士に次いで、社会福祉士も専門職の後見人として活躍する人が増えている。

その背景には、まず認知症高齢者や知的障害者・精神障害者など、福祉サービスの対象となる人びとが成年後見制度の対象として重なっており、対象者を理解しやすいことが挙げられる。

また、財産管理とともに身上監護の重視により、福祉サービスの活用に専門性を発揮できるというソーシャルワーカーとしての知識・技術を後見事務に反映させることが可能であるという利点もある。

近年は、福祉関連行政機関や関連団体、福祉や医療の関連施設に所属するだけではなく、弁護士や司法書士のように独立した事務所を開業する社会福祉士も増えており、成年後見制度と社会福祉士の活動は、今や切っても切れない関係にある。

国家試験対策用語集

●解説文中の太字は国家試験で出題された箇所です。

朝日訴訟
結核患者であった朝日茂氏によって1957（昭和32）年に提起された訴訟で、人間裁判とも称される。当時の長期入院患者の保護基準が憲法25条の「健康で文化的な」最低生活を保障するものではないとして厚生大臣を相手に起こした裁判。

異議申立て
行政庁の処分又は不作為に不服がある場合に、当該行政庁（処分庁・不作為庁）にする不服申立て。①処分庁に上級行政庁がないとき、②処分庁が大臣や外局の長（国税庁長官等）であるとき、③法律に定めがあるときに認められる。総じて当該行政庁以外のほうが、冷静かつ客観的な判断が期待できるため、審査請求中心主義が採られている。

移行型
任意後見契約の一類型で、本人の判断能力が十分な間は、任意代理契約によって財産管理等の委託をし、判断能力が低下した場合に、任意代理契約を終了させて任意後見契約を発効させるもの。

遺言
人の最終の意思表示のことで、死後にその実現を保障するのが遺言制度（民960～1027条）。私有財産を処分する自由の延長にあるが、遺族の生活に影響するため無制限ではなく、要式行為（一定方式に従わないと無効）である。遺言は**本人が自由に撤回でき**、複数の遺言が存在し、内容が矛盾している場合は最新のものが有効となる。

委任／準委任
当事者の一方（委任者）が、法律行為その他の事務処理を相手方（受任者）に委託し、相手方が承諾して成立する典型・諾成契約の1つ（民643～656条）。**法律行為以外の処理を目的とする場合は準委任**という。当事者の信頼関係に基づくため、受任者は善良な管理者としての注意義務（その人の職業・生活状況に応じて社会通念上要求される注意義務）を負い、**特約がなければ報酬を請求できない**（無償契約が原則）。日常生活自立支援事業における日常的金銭管理も委任にあたる。

遺留分
兄弟姉妹以外の相続人に認められた被相続人の処分を規制できる遺産の割合額（民1028～1044条）。直系尊属のみが相続人の場合は被相続人の財産の3分の1、それ以外は2分の1が遺留分となる。被相続人の死亡後に相続人の生活を保障し、相続人間の公平を図るための制度で、これを主張するには、遺留分減殺請求をしなければならない。なお、**遺留分減殺は家事審判事項に含まれない**。

運営適正化委員会
福祉サービスに関する適正な運営を確保し、かつ苦情処理を担当する都道府県社会福祉協議会に設置された機関。社会福祉法83条に規定がある。機能として、①苦情解決に必要な調査、助言、あっせん、②都道府県への通知、情報提供、③年度ごとの報告書の作成・公表がある。

NPO法人（特定非営利活動法人）
〔non-profit organization〕
営利を目的としない保健・医療・福祉等の一定の活動（17分野）を目的とし、NPO法に基づき、所轄庁たる都道府県知事ないし内閣総理大臣の認証を受けて設立される公益法人。介護保険や支援費制度関

係の事業体には法人格が有効で、市民参加型の福祉形成への寄与が期待される。

外国人と社会法
日本の労働法（**労働基準法**や**労働災害補償保険法**など）は、憲法28条が特に日本人ではなく、「勤労者」を権利主体としているように、**資格外就労者を含む外国人労働者にも適用**される。社会保障では、かつては日本国民だけに適用される国籍条項もあったが、現在では、住民基本台帳法の改正により、その登録対象となる在留外国人には、**国民年金法**（日本国内に在住する20歳以上60歳未満の者）や、**国民健康保険法**（3ヵ月を超えて日本に滞在）が、原則適用される。生活保護法は、国民を対象とするが、人道的見地から、永住・定住外国人には同法が準用される（**就労目的での在留資格者は適用外**）。

家事審判
家庭裁判所において、家庭内の事件について訴訟形式によらずに適切な判断をするための制度。家事審判は内容により、**紛争性の希薄な別表第一の事項**（後見・保佐・補助開始の審判及び取消、後見人・保佐人・補助人やその監督人の選任及び**解任**、複数後見人・監督人の権限行使についての定め及び取消、**相続の放棄**、遺言執行者の選任及び解任等）と**紛争性のある別表第二の事項**（財産管理者の変更及び**共有財産分割**に関する処分、親権者の指定及び変更等）に分けられる。

瑕疵担保責任
売買の目的物について、契約成立以前に**隠れた瑕疵**（通常は発見できない欠陥）がある場合、**善意・無過失の買い主**に対して売り主が負う責任。瑕疵には物質的欠陥だけでなく法律上の障害（宅地として買った土地に家が建てられない等）も含まれ、責任は売り主の善意・悪意にかかわらず発生する。買い主は瑕疵を知ってから1年以内であれば、売り主に**契約の解除と損害賠償の請求**ができる。

家庭裁判所（家裁）
主として家庭内の紛争や少年事件を扱う下級裁判所で、プライバシー保護や少年に対する保護処分・適切な教育的措置といった観点から非公開の手続がとられる。家裁は、裁判所法31条の3の規定により、①家事事件手続法で定める**家庭に関する事件の審判及び調停**、②人事訴訟法で定める人事訴訟の第1審の裁判、③少年法で定める**少年の保護事件の審判**、④その他の法律において特に定める権限を有する。

鑑定
専門知識を駆使し、科学的・客観的立場から事件の捜査や裁判において事実判断についての報告をする行為（血液鑑定・精神鑑定・DNA鑑定・筆跡鑑定等）。**後見・保佐の申立て後は、原則的に主治医等**が対象者の判断能力について鑑定を行う（**補助は不要で医師の診断書等でよい**）。鑑定を実施した事件は2007（平成19）年度が全体の約40%、2016（平成28）年度が約9.6%と減少傾向が続き、鑑定期間は1ヵ月以内が最多で約55.0%、費用は5万円以下が約61.9%を占める。

基本的人権
人として当然に持つ権利（**天賦人権**）で、人間の尊厳の原理に基づき、固有性・不可侵性・普遍性を有する。憲法上は、近代の個人を国家権力から守る**自由権・平等権が端緒**で、20世紀以降、経済的・社会的弱者を救済する**社会権**が加わり、今日の姿になった。現代では、国際的な場でも人権の保障を実現する試みがなされている（国連憲章55・56条等）。

基本的人権の限界
日本では、基本的人権は**公共の福祉**のために利用され、権利を濫用したり、**公共の福祉に反しない限り**保障される（憲12・13条）。制約する際は、対立する権利の価値や、守るべき社会的利益を比較衡量したり、二重の基準論（精神的自由・経済的自由で区別）や規制目的の二分論（社会・経済政策上の規制か否か）も適用される。

基本的人権の私人間効力
基本的人権の**享有主体は国民**で、国との関係における個人の保護を原則とする（憲18条や28条等は例外）が、**私人間でも人権侵害があれば、当然に保護されるべき**である。その際は公序良俗等の一般条項を用い、人権の効力を認める**間接適用説**が採られる

（三菱樹脂事件：最大判昭48・12・12）。なお、人権の普遍性に鑑み、**性質に応じて法人や外国人にも保障すべきとされる。**

行政行為（＝処分）
行政庁が法に基づき公権力を行使し（**法律による行政の原理**）、具体的規律を行う法律行為。行政庁による意思表示にあたる法律行為的行政行為（命令行為：下命・禁止・許可・免許／形成的行為：特許・認可・代理）と、判断・認識にあたる準法律行為的行政行為（確認・公証・通知・受理）がある。行政庁に**裁量余地がある裁量行為**（法規裁量・自由裁量）**と余地がない羈束行為**にも分類できる。

行政行為の効力
行政行為は、適法に行使されることでその効力が生じ（拘束力）、違法でも**重大な瑕疵（法律上の欠陥）がない限り一応適法と推定される**（公定力）。行政庁はこれを強制的に実現でき（執行力）、公益上の必要がなければみだりに変更できず（不可変更力）、**一定期間を超過すると取消訴訟等ができない**（不可争力）。

行政事件訴訟
行政上の争訟を裁判所が裁判する制度で、**当事者の権利保護を目的とする主観的争訟**（抗告訴訟／当事者訴訟）、これとは無関係に**客観的な法維持を目的とする客観的争訟**（民衆訴訟／機関訴訟）に分類できる。前者は原則として不利益変更が禁止され、後者は法律で特に認められた場合に限り行われる。抗告訴訟には、**行政による処分や裁決の取消を求める取消訴訟**や、行政処分や裁決の存否・効力の有無を確認する**無効等確認訴訟**などがある。生活保護法や介護保険法等では前置主義がとられ、審査請求に対する裁決を経た後でなければ訴訟を提起することができない。

行政事件手続
行政上の法律関係において争いや疑いがある場合に、利害関係者の提起により一定の機関がこれを裁断する手続。裁断機関が行政庁ならば**行政不服申立て**、裁判所ならば**行政事件訴訟**という。いずれかの**選択は原則的に当事者の自由**だが、大量になされる租税法や**社会保障法上の処分**等については、個々の法律により、前者の裁断を経ずに後者を選択することはできない（**不服申立て前置**）とするものが多い。

行政指導
行政機関が一定の行政目的を実現するため、特定の者に一定の作為又は不作為を求める指導・勧告・助言・その他の行為で**行政処分に該当しないもの**。行政手続法で一般原則が定められ、**指導が所掌事務の範囲を逸脱してはならず、指導の趣旨・内容・責任者を明確化し、相手方の求めに応じて書面を交付しなければならない。法的拘束力はなく、相手方の任意協力によって目的は実現されるため、行政行為には含まれない。

行政書士
行政書士法に基づく国家資格者で、依頼を受け、報酬を得て、役所に提出する許認可等の申請書類の作成や提出手続の代理、遺言書等の権利義務・事実証明・契約書の作成等を行う者。このほか、法定外業務として後見人等を受任する場合もあり、2016（平成28）年度には799件に達した。

居住用不動産処分
成年後見人（保佐・補助人も同様）が、被後見人の**居住用の不動産を処分**（売却、賃貸、賃貸借の解除、抵当権の設定等）するには、**家庭裁判所の許可を得なければならない**。手続には、申立書と本人及び申立人の住民票のほか、処分の内容に応じて不動産の証明書や契約書が必要となる。

禁治産制度
心神喪失の常況にある者に対し、一定の者からの請求により裁判所が宣告し、行為無能力者（すべての行為を取り消せる）とする制度。対象者の保護と自己決定権を尊重する新しい成年後見制度（平12・4・1施行）により、複数後見や後見登記制度等が設けられ、成年後見に引き継がれた。

クーリングオフ
〔cooling-off〕
消費者を保護し、後日の紛争抑止のために特定商取

引法等に設けられた一定の冷却期間。たとえば訪問販売・購入（買取）や電話勧誘、キャッチセールス等、特定継続的役務提供（エステ、語学教室等）は8日間、連鎖販売取引（マルチ商法）は20日間とされ、**契約書面（法定書面）を受け取った日から起算**される。消費者は一定の期間、理由を必要とせず**無条件**に書面での契約解除ができるが（**口頭での権利行使もすべて無効ではない**）、通信販売や自動車の販売、保険会社内での契約等には**適用されない**。

契約
相対立する複数の当事者が合意（申込と承諾）して当事者間に権利義務関係を作り出す法律行為。**契約自由の原則**（締結・内容・相手方選択・方式の自由）は**近代法の根幹**として絶対的だったが、**現代では**独占禁止や弱者保護の観点等から一定の制約を受ける場合がある。

契約の効力
当事者が相互に債権・債務を負担し合う双務契約では、目的物の引渡しと代金の支払を各々一方が果たすまで他方が拒める同時履行の抗弁権（民533条）があるほか、契約の目的物や状況により、売主の担保責任や（目的物が火災等で焼失した際の）危険負担等が異なる。また、当事者の一方のみが債務を負担する片務契約には、**贈与**（対価を求めず、目的物を渡す）、**消費貸借**（借りた目的物は消費し、別の対価を支払う）、**使用貸借**（対価を払わずに目的物を使用後、返還）がある。

契約の種類
民法上、典型契約（13種の代表的契約：売買・**贈与・交換・消費貸借・賃貸借・使用貸借**・雇用・請負・委任・**寄託**・組合・終身定期金・和解）と非典型契約（クレジット契約等）がある。また、当事者の意思表示の合致だけで成立する**諾成契約**と、目的物の引渡し等を必要とする**要物契約**（典型契約は消費貸借・使用貸借・寄託以外、すべて諾成契約）、一定の方式を備えることで成立する要式契約（任意後見契約・保証契約等）がある。

検察官
検事総長・次長検事・検事長・検事・副検事の5種類があり、以下のことを職務とする者。①刑事事件について捜査及び起訴・不起訴の処分を行い、裁判所に法の正当な適用を請求し、裁判の執行を監督する。②裁判所の権限に属するその他の事項につき、職務上必要なときは裁判所に通知を求め、意見を述べる。③公益の代表者として他の法令がその権限に属させた事務を行う。成年後見制度の申立権者では例年一番少ない。

行為能力
法律行為を単独で完全にできる法律上の資格を行為能力という。行為能力や意思能力が不完全な者は、程度に応じて一定の者の申立てにより、家庭裁判所の審判を経て行為能力を制限される。これを制限行為能力者といい、未成年者（審判不要）・成年被後見人・被保佐人・被補助人が存在する。

後見制度支援信託
成年被後見人又は未成年被後見人の財産のうち（任意後見や保佐等では不可）、日常的な支払をするのに必要十分な金銭を預貯金等として後見人が管理し、通常使用しない金銭を信託銀行等に信託する仕組み。信託財産は金銭に限られ（元本保証）、家裁の指示書がなければ、払戻しや解約ができなくなる。2012（平成24）年2月1日に導入され、2016（平成28）年度では、6,941人（前年6,563人）が契約を締結し、信託財産額は約2,144億900万円（前年2,109億3,500万円）、平均額は3,090万円（前年3,200万円）であった。

後見登記等に関する法律
法定後見及び任意後見契約における登記の手続に関する法律（平11・12・8制定、翌年4・1施行）。後見等の種別、後見人の氏名・住所、被後見人の氏名・生年月日・住所・本籍等を法務局に登記し、必要に応じて登記事項証明書の交付を受けることで、その証明とすることができる。

後見類型
成年後見制度における事理弁識能力の程度分類（重度）で、精神上の障害により事理を弁識する能力を欠く常況にある者（民7条）。自己の財産の管理・処分や、日常的に必要な買い物も自分ではできず、

誰かに代わってやってもらう必要がある程度の者（ただし自己決定権尊重の観点から、**日用品の購入その他日常生活に関する行為については取消権の対象から除外**されている）。旧制度の禁治産類型に相当する。

公証人（こうしょうにん）

原則30年以上の実務経験を有する法律実務家の中から法務大臣が任命する公務員で、①公正証書の作成、②私署証書や会社等の定款に対する認証の付与、③私署証書に対する確定日付の付与を行う。公正証書には、**任意後見契約**や事業用定期借地権契約（作成が必須条件）、遺言、金銭消費貸借等に関するものがあり、公証人が法律に従って作成する公文書のため、高い証明力があり、債務者が履行を怠ると、裁判所の判決等を待たずに強制執行手続に移行できる。

公証役場（こうしょうやくば）

公証人が執務する事務所で、全国で286ヵ所ある（2017〔平成29〕年7月現在）。ただし、病院や嘱託人の自宅で遺言公正証書を作成する場合や、職務の内容が他の場所で行われる貸金庫の開披、土地・建物の形状等の事実実験公正証書を作成する場合は、公証役場以外で執務を行う。

高齢者虐待防止法（こうれいしゃぎゃくたいぼうしほう）

高齢者（同法では65歳以上）虐待の防止等に関する国等の責務、高齢者虐待を受けた者を保護するための措置、養護者の負担の軽減を図るなどして高齢者虐待の防止に資する支援のための措置等について定めた法律（平17・11・9制定、翌年4・1施行）。**高齢者を現に擁護する、①養護者と②要介護施設従事者等による**ⓐ**身体的虐待**、ⓑ**ネグレクト**、ⓒ**心理的虐待**、ⓓ**経済的虐待**を規制の対象とする。

個人情報取扱事業者の義務（こじんじょうほうとりあつかいじぎょうしゃのぎむ）

取扱事業者は個人情報の利用目的をできる限り特定し、（公益性のある学会発表等でも）**本人の同意を得ずにその範囲外の取り扱いをしてはならない**。ただし、**人の生命・身体・財産の保護**や公衆衛生の向上、児童の健全育成の推進のために特に**必要があり、本人の同意を得ることが困難な場合等には、第**三者に情報提供してもよい。ほかにも個人情報の利用目的の公表・通知や適正取得、安全管理、**第三者提供の制限**等がある。

個人情報保護法（個人情報の保護に関する法律）（こじんじょうほうほごほう）

個人情報の適正な取扱に関する基本理念や、国及び地方公共団体の責務、取扱事業者の義務等を定めた基本法（平17・4・1施行）。個人情報とは、氏名や生年月日等により**特定の個人を識別可能な生存する個人に関する情報**をいう。同法における個人の人格尊重の理念と情報公開制度の相克が問題となる。2015（平成27）年の法改正により、5,000人分以下の個人情報を取り扱う事業者にも同法が適用されることとなった（平29・5・30施行）。

国家賠償法（こっかばいしょうほう）

公務員の不法行為で損害が生じた際の**国又は公共団体の賠償責任**（憲17条）について定めた法律（昭22・10・27施行）。**公権力の行使（含、不作為）に基づく責任**と**公の営造物の設置・管理の瑕疵に基づく責任**が設けられており、同法の範囲外の場合、民法が適用される。たとえば**公務員の私的な行為は同法の対象外**となるが、仮に非番でも制服を着用するなど、**客観的に公務員の外形を整えた行為であれば適用**される。なお、**拘留又は拘禁された後、無罪の裁判を受けた者が国に補償を求める権利**（憲40条）は、刑事補償法で定められている。

婚姻（こんいん）

法律上、男女が夫婦となること。一定の年齢（男18歳・女16歳）に達しており、婚姻の意思を有し、市町村長へ婚姻届を出す（成人の証人2人以上が必要、口頭でも可）等の要件を満たすと成立する（法律婚主義）。未成年者の婚姻には父母の同意が必要だが、未成年・成年被後見人の婚姻に後見人の同意は要しない。婚姻した未成年は、（離婚後も）成年に達したものとみなされるが、公法上の選挙権等は認められず少年法の成人にも該当しない。

財産管理（ざいさんかんり）

本人の資産や負債、収入、支出の内容を把握し、本人のために必要かつ相当な支出を計画的に行い、資産を維持していくこと。**民法上の委任代理の規定に**

基づき、任意代理契約を結ぶことで、内容や開始時期を自由に決められる。後見人等は**善良な管理者としての注意義務**（民644条）、家庭裁判所への報告義務、受取物の引渡等の義務、**管理・監督を怠った場合の損害賠償義務**、応急処分義務を負う。

自己破産
債務の支払ができなくなった債務者が、自ら裁判所へ破産の申立てをし、裁判所が破産手続開始決定をする手続。裁判所が破産を宣告すると、債務者の全財産は破産管財人により債権者に公平に分配され、財産がない場合は宣告と同時に手続が終了する（破産廃止）。その前後に、債務者は裁判所に免責の申立てをし、これが認められると借金は帳消しになる。

事実行為
法律行為に対置される概念で、人の意思に基づかず、一定の事実によって法律効果を発生させる行為。行為者の思惑とは無関係になされた事実が法律効果を生むものとして、遺失物拾得や埋蔵物発見、事務管理等がこれに該当する。

市町村長申立て
特に必要があると認められる者（**65歳未満でも、四親等内の親族がいても可**）への適切な成年後見開始を担保するため、老人福祉法・知的障害者福祉法・精神保健及び精神障害者福祉に関する法律の中に、**後見・保佐・補助開始の申立て権を市区町村長に付与**する規定が設けられた。2016（平成28）年度成年後見関係事件の概況では、**市区町村長の申立ては本人の子に次いで多く**、全体（3万4,429件）の約18.8％（6,466件）を占め、対前年比約7.9％の増加となった。なお、家庭裁判所の管内別では、東京が最多で1,031件（全5,192件中）、大阪509件（全2,713件中）、横浜566件（全2,655件中）と続く。

児童虐待防止法
児童虐待の禁止、予防及び早期発見、児童虐待の防止等に関する国及び地方公共団体の責務、虐待を受けた児童の保護及び自立支援のための措置等を定めた法律（平12・5・24制定、同11・10施行）。保護者（親権者・監護者）がその監護する児童（18歳未満）に対して行う、ⓐ身体的虐待、ⓑ性的虐待、ⓒネグレクト、ⓓ心理的虐待を規制の対象とする。

司法書士
司法書士法に基づき、登記又は供託に関する手続の代理、裁判所・検察庁・法務局等への提出書類の作成、法律相談等を職務とする者。後見人・保佐人・補助人等に就いて法律行為の代理・同意・取消を行う業務や、これらを行う者を監督する業務も職務である（司法書士法施行規則31条2号）。全体でも、専門職後見人としても最多で、2016（平成28）年度には9,408件に達した（前年9,442件）。

市民後見人
要保護者と親族関係及び交友関係がなく、かつ専門職にも就いておらず、社会貢献のため、地方自治体の委嘱を受けた社会福祉協議会・NPO法人・大学等が行う後見人養成講座等により、成年後見制度に関する一定の知識や技術・態度を身に付けた上で、**成年後見人等になる自然人**（法人は除く）。身寄りがなく、一定の資力もない要保護者にとって、その**育成及び活用**は緊要といえ、2011（平成23）年の老人福祉法改正により、**市町村の努力義務**となった。2016（平成28）年度には264件（前年224件）に達している。

社会権
自由主義の弊害を是正し、社会的・経済的弱者を救済するための権利体系。日本国憲法上は、生存権・教育を受ける権利・労働権・労働基本権がある。保障については、概して法的権利を与えるものと、プログラム規定として国政の指針となるものに分類でき、後者の場合、国家の積極的行為には財政的負担が伴うため、政策判断や裁量が尊重される。ちなみに、現代に至って整備された**児童酷使の禁止は社会権**に当たる。

社会福祉協議会
社会福祉法109条で「地域福祉の推進を図ることを目的とする団体」と位置づけられた、社会福祉法人で、各都道府県、区市町村に設置されている。なかでも、高齢者福祉への取り組みには、**日常生活の見**

守りや支援を必要とする人びとを、近隣で連携して支え合う、小地域ネットワーク活動がある。行政庁の職員は市町村社協の役員になることができるが、役員総数の5分の1を超えてはならないことが規定されている。

借家保証
借家の保証人は、家賃滞納や器物破損等により損害が生じ、借り主がこれを弁済しない場合、代わりに損害を賠償する義務を負う。借家契約に際して保証人を設けるのは家主（貸し主）の自由であるため、保証人を得難い高齢者や障害者、外国人等の民間賃貸住宅への入居支援を目的として、あんしん賃貸支援事業等が進められている。

自由権
国家権力から個人の自由を守る権利体系。近代社会の飛躍的発展の礎となったが、過度の自由は平等の概念を歪め、弱者の自由を侵害しかねないため、現代では一部の制約を余儀なくされる。日本国憲法上は、①精神的自由権、②経済的自由権、③人身の自由に分類できる。たとえば、福祉施設が利用者の信じる経典の持ち込みや、施設に対する批判を禁じること等は①を、施設協力費を許可なく預り金から徴収すること等は②を、拒否する作業を強要すること等は③を侵害することになる。

準禁治産制度
心神耗弱者及び浪費者に対し、一定の者からの請求により裁判所が宣告し、法律の定める重要な財産行為についてのみ保佐人の同意を必要とするように行為能力を制限する制度。対象者の保護と自己決定権を尊重する新しい後見制度（平12・4・1施行）により、保佐に引き継がれた。旧制度において心神耗弱が原因で準禁治産の宣告を受けた準禁治産者は保佐開始の審判を受けた被保佐人とみなされる（浪費者は新制度の対象外）。

障害者虐待防止法
障害者虐待の防止、障害者の養護者に対する支援等に関する法律（平23・6・24制定、翌年10・1施行）。障害者の権利利益の擁護を目的とし、障害者虐待の禁止、国等の責務、被害者の保護及び自立支援、養護者の支援等のための措置について規定した法律。①養護者、②障害者福祉施設従事者等、③使用者による、ⓐ身体的虐待、ⓑネグレクト、ⓒ心理的虐待、ⓓ性的虐待、ⓔ経済的虐待を対象とする。なお、特別支援学級は学校教育法に基づき、学校に置かれるため、福祉施設とは異なる。

障害者虐待防止法の虐待防止施策
同法（障害者虐待防止法）により、障害者虐待対応の窓口等となるべく、**市町村は市町村障害者虐待防止センター、都道府県は都道府県障害者権利擁護センターとしての機能を果たすことが義務づけられた**。市町村長は、養護者の虐待により、障害者の生命又は身体に重大な危険のおそれがある場合、事実確認のため担当職員に立入調査をさせることができる。家庭の障害児には児童虐待防止法を、施設（障害者・児童養護・養介護）入所等障害者には施設等の種類に応じて同法・児童福祉法・高齢者虐待防止法を、家庭の高齢障害者には同法・高齢者虐待防止法をそれぞれ適用する。

障害者総合支援法
障害者の日常生活及び社会生活を総合的に支援するための法律（平17・11・7制定の障害者自立支援法が名称変更）。障害者の社会参加の機会の確保及び地域社会における共生、社会的障壁の除去を基本理念に、その範囲に難病等を加えて制度の谷間を埋め、区分も障害支援区分（程度ではなく支援の度合い）に改められた。具体的な支援は、①重度訪問介護の対象拡大、②共同生活介護（ケアホーム）の共同生活援助（グループホーム）への一元化、③地域での生活に移行するための支援の対象拡大、④地域生活支援事業の追加を柱とする。

使用者責任
使用者及び代理監督者は、その被用者の選任・監督に過失がなかったことを立証できない限り、その被用者が事業の執行で第三者に損害を与えた場合、その賠償義務を負う（民715条）。同時に、被用者自身も被害者に対する不法行為責任を負い、使用者等は被用者に対し、求償権を有する。

消費者契約法
消費者と事業者との間の情報や交渉力の格差にかんがみ、消費者の利益の擁護を図ること等を目的とする法（平12・5・12制定）。たとえば、勧誘の際、事業者の一定の行為により**消費者が誤認**（重要事項に虚偽がある等）し、又は**困惑**（退去の意思を妨害される等）した場合、契約の取消等ができる。

消費者相談センター
消費生活全般に関する苦情や問い合わせ等、消費者からの相談を専門の相談員が受付け、公正な立場で処理にあたる組織。（独）国民生活センターをはじめ、経済産業省地方分部局や（財）日本消費者協会、（社）全国消費生活相談員協会、（社）日本訪問販売協会、（社）日本通信販売協会等が消費者相談を受け付けている。

情報公開
国民主権の理念の下、行政機関の保有する情報の一層の公開を図り、政府諸活動の国民への説明責務を全うし、公正で民主的な行政推進に資するための制度。地方公共団体の情報公開条例が先行し、行政機関の保有する情報の公開に関する法律（平13・4・1施行）、独立行政法人等の保有する情報の公開に関する法律（平14・10・1施行）が制定された。

将来型
任意後見契約の一類型で、あらかじめ任意後見契約を締結しておき、将来、本人の判断能力が不十分となった際に、家庭裁判所に請求して任意後見監督人を選任し、契約を発効させるもの。

事理弁識能力
民法7条等に登場する、法律行為の結果（利害得失）について認識し、判断する能力。意思能力（行為の帰結や物事を判断し、それに基づいて意思決定ができる能力）よりも包括的な概念で、日常生活を支障なく自活的に営む上で必要な知的能力一般をさす。精神上の障害により、この能力に問題のある者は独力で社会に適応することが困難なため、その程度に応じて**各種後見制度の対象**となる。

親権
未成年の子に対する親の権利義務。身上監護（子の利益のために監護教育する権利義務、**居所指定権**、**懲戒権**、**職業許可権**）と財産管理（子を代理したり、判断能力を補うために同意したり、取り消したりする）に大別でき、父母が共同して行う。**養子は養親が、非嫡出子は母が親権者**となる。子への**利益相反行為**は禁止され（特別代理人の選任を家裁に請求）、**財産管理**では自己のためにする程度の注意義務を負う（**善管注意義務より低い**）。里親等委託中及び一時保護中の児童に親権者等がいない場合、児童相談所長が親権を代行する（親権者等は、その児童の福祉に必要な措置を不当に妨げてはならない）。親権者または後見人が未成年者に代わって労働契約を締結してはならない。

親権と離婚
父母が離婚すると一方を親権者と定めなければならず、父母の合意が得られない場合、家庭裁判所が親権者を決定する。家裁が親権者（監護権者）を定める場合、**子が15歳以上ならば、子の意見を聴かなければならない**（親権者とは別に**監護権者を定め、分属させることも可能**）。親権や監護権のない親には、子と**面会交流する**権利があるが、子の利益が最優先される（父母の協議が成立しない場合は家裁が決定）。離婚後も親子の身分関係に変更はなく、**親権や同居の有無にかかわらず、未成熟子を扶養（養育費を負担）**する義務がある。

親権の喪失・停止、管理権喪失
2012（平成24）年4月以降、親権停止が新設され、これらの請求権者も、子の親族及び検察官だけでなく、子、未成年後見人、未成年後見監督人、児童相談所長とされた。家庭裁判所は、これらの請求により、父又は母による虐待又は悪意の遺棄等、父又は母による親権行使が著しく困難又は不適当で子の利益を著しく害するとき、親権喪失の審判ができる。ただし、2年以内に原因消滅の見込みがあったり、困難又は不適当や不利益が著しくはない場合、2年以内の期間を定め、親権停止の審判ができる。また、父又は母による管理権行使が困難又は不適当で子の利益を害するとき、管理権喪失の審判ができ

る。

審査請求
処分庁・不作為庁以外の行政庁にする不服申立て。①処分庁に**上級行政庁**があるとき、②法律に定めがあるとき（国民健康保険審査会等）に認められる。**生活保護法では審査庁を都道府県知事、裁決すべき期間を50日以内（再審査請求では審査庁を厚生労働大臣、裁決すべき期間は70日以内）**と定めている。介護保険法では、審査庁を介護保険審査会（都道府県に設置）、障害者総合支援法では、審査庁を都道府県知事（障害者介護給付費等不服審査会を置くことができる）、いずれも文書又は**口頭での審査請求ができる**。審査請求は、処分（異議申立てをしたときは、これについての決定）の翌日から起算して1年を経過するとできない。

人事訴訟
婚姻・協議離婚・認知・養子縁組の無効及び取消や、離婚・離縁・嫡出否認・認知の訴え、婚姻関係・親子関係の存否の確認、その他の身分関係の形成又は存否の確認を目的とする訴えに係る訴訟（人訴2条）。2004（平成16）年4月より施行された同法により、**離婚訴訟**など、夫婦・親子等の関係をめぐる訴訟も**家庭裁判所の管轄**となった。

身上監護
被後見人の生活、健康、医療に関する一切の法律行為とこれに付随する事実行為が対象となる。たとえば、**各種介護・福祉サービスの供給契約や審査請求**、施設入所契約、医療契約、**衣食住の確保等に関する事務**と、これに関する監視・監督や本人への意思確認等が該当する。**身体への強制を伴う事項**（健康診断受診・教育・リハビリの強制等）や**一身専属的事項**（尊厳死・臓器移植の同意等）は後見人の権限に含まれない。

身上配慮義務
成年後見人が成年被後見人の生活、療養看護及び財産の管理に関する事務を行うにあたり、**成年被後見人の意思を尊重し**、かつその心身の状態及び生活状況に配慮する義務（民858条）。生活状況への配慮とは、介護サービス等の契約や被後見人への意思確認等で、**介護労働そのものは職務に含まれない**。

心神耗弱（状態）
精神機能の障害により、①自己の行為の是非を弁別する能力、②その弁別に従って行動する能力の一方又は双方が**著しく低い**状態。刑事法においては、この状態（限定責任能力）でなした違法行為は減軽される（刑39条2項）。

心神喪失（状態）
精神機能の障害により、①自己の行為の是非を弁別する能力、②その弁別に従って行動する能力の一方又は双方を**欠く**状態。刑事法においては、この状態（責任無能力）でなした違法行為は無罪となる（刑39条1項）。

親族
①6親等内の血族、②配偶者、③3親等内の姻族の総称。自分及び配偶者と直通する先祖・子孫（祖父母・父母・子・孫等）を直系、それ以外の親族（伯叔父母・兄弟姉妹等）は傍系という。また、自分より世代が上の血族・姻族（父母・伯叔父母以上）を**尊属**、その逆（子・甥姪）を**卑属**という（**兄弟や従兄弟等はどちらでもない**）。

生活困窮者自立支援法
生活保護に至る前の生活困窮者に対し、自立支援策の強化を図るための法（平25・2・13制定、平27・4・1施行）。福祉事務所設置自治体の必須事業として、自立相談支援事業の実施（就労、自立に関する相談支援・事業利用のためのプラン作成等）、住居確保給付金の支給（離職等で住宅を失った者に家賃相当）を義務づける。また、任意事業に、就労準備支援事業、一時生活支援事業、家計相談支援事業、子どもへの学習支援事業を挙げている。

生活支援員［日常生活自立支援事業］
認知症高齢者や知的障害者、精神障害者等が、**地域における自立生活を送るための福祉サービス・苦情解決制度の利用や日常生活上の消費契約、行政手続**（住民票の届出等）に関する援助をする者。専門員が作成した支援計画に基づき、サービス利用に関する情報提供や助言、手続、利用料の支払等の**援助を**

行う。成年後見制度より手軽な分、日常的金銭管理に関する**取消権**や同意権はない。身体障害者更生援護施設及び知的障害者援護施設の各設備・運営に関する基準に基づき、配置される職員も生活支援員と呼ぶ。

生存権
国民に健康で文化的な最低限度の生活を保障し、国に社会福祉、社会保障、公衆衛生の向上・増進を図る義務を課す社会権の中核となる権利（憲25条）。生存権の法的性質につき、判例はプログラム規定（国の政治的指針）説を採用する（食糧管理法違反事件、朝日訴訟、堀木訴訟）が、学説は法的権利説が通説である。

成年後見関係事件の概況
家裁の後見・保佐・補助開始及び任意後見監督人選任事件の処理状況について、年間の概況を取りまとめた資料（裁判所のウェブサイト等で要確認）。2016（平成28）年度では、**成年後見人等と本人との関係は、親族が全体の約28.1%**（前年29.9%）で年々減少し、第三者が約71.9%で増加し、2012（平成24）年度以降は親族を上回った。内訳は、**司法書士**の9,408件（**27.1%**）が最多で（2014〔平成26〕年度以降）、次いで**弁護士**の8,048件（**23.2%**）、子の5,273件（15.2%：年々減少）、**社会福祉士**の3,990件（**11.5%**）が続く。本人の男女別・年齢別割合は、全体で**男4：女6**で、**最多の80歳以上では男が34.5%、女が63.8%を占め**、次いで70歳代では男が24.1%、女が18.3%を占めている。

成年後見監督人・保佐監督人・補助監督人
それぞれ、①後見人等の事務の監督、②後見人等が欠けた場合、遅滞なくその選任を家庭裁判所に請求、③急迫の事情がある場合の必要な処分、④後見人等と被後見人等の利益が相反する行為について被後見人等を代表したり（後見の場合）、同意を与えたり（保佐・補助の場合）することを職務とする。**成年後見監督人等は、家裁がその必要を認める場合、職権又は成年被後見人等とその親族、成年後見人等の請求により選任される**。④のケースで、成年後見監督人等がいない場合、後見人等は、特別代理人（**臨時保佐人・補助人**）の選任を家裁に請求しな

ければならない。通常、**法定後見は家裁が直接監督**し、後見人等に後見事務の報告や財産目録の提出を求め、財産状況の調査をすることができる（民863条）。

成年後見制度の利用者
2016（平成28）年12月末日時点での成年後見制度（成年後見・保佐・補助・任意後見）の利用者は、合計20万3,551人で、**前年比6.4%増**である。内訳は、成年後見が16万1,307人で最多、保佐が3万549人、補助が9,234人、任意後見が2,461人で、いずれも増加傾向にある。

成年後見制度利用支援事業
2001（平成13）年から実施された**厚生労働省**の地域生活支援事業。この事業により、成年後見制度の利用促進のための広報活動や、**成年後見等開始審判申立てに要する費用及び成年後見人等の報酬の一部又は全部が助成される**ことになった。

成年後見登記制度
成年後見の開始に伴い、後見の種別、開始の審判をした裁判所と確定年月日、後見人の氏名・住所、被後見人の氏名・生年月日・住所・本籍、**保佐・補助の場合の制限行為や代理権の範囲**、複数後見の有無等の登記を義務づける制度。旧制度の禁治産・準禁治産宣告を受けた者はその旨の戸籍への記載が義務づけられていたが、これにかわる公示方法として同制度が設けられた。**法務局が証明書の交付事務を行う**。

成年後見人
精神上の障害で事理弁識能力を欠く常況にある者を保護する者（民7〜9条他、**複数でも法人でも可能**）。申立権者の請求により、家庭裁判所の後見開始の審判を経て、要保護者は成年被後見人となる。**財産に関する法律行為は成年後見人がすべて代理し、日常生活に関する行為以外は取り消せる**。現実の介護行為までは職務に含まれない（医療同意権等もない）。

成年被後見人等の欠格事由
以下の**欠格事由**（民847条）の該当者は成年被後見

人等になれない（途中でなった場合、その地位を失う）。①未成年者。②家庭裁判所で免ぜられた法定代理人、保佐人又は補助人。③破産者。④被後見人等に対して訴訟をした者（含、係争中）並びにその配偶者及直系血族。⑤行方の知れない者。

成年被後見人等の資格制限

被後見人や被保佐人には、他人の生命・身体・財産にかかわる高度な判断能力が要求される資格等について制限がある（被補助人にはなし）。たとえば医師、薬剤師、弁護士、行政書士、税理士、建築士等の資格や、会社役員、公務員等の地位を失い、養育里親となることができない（同居人の場合は問題ない）。さらに被後見人は印鑑登録ができなくなり、意思表示の受領能力（民98条の2）、訴訟能力（民訴31条）等がないものとされ、既存の代理権や委任契約も終了する（**選挙権・被選挙権は国政選挙も含め2013〔平成25〕年7月以降、復権**）。

成年被後見人等の職務の終了

①成年被後見人等の死亡又は能力回復。②成年後見人等の不正や任務に適しない事由が生じたときの**解任**（家庭裁判所が監督人等の請求により、又は職権で**審判**）。③正当な事由がある場合に、家裁の許可を得て**辞任**（遅滞なく、後任を請求）。職務の終了後、2ヵ月以内に管理財産の収支を計算し、相続人に引き継ぎ、その結果を家裁に報告する。

専門員［日常生活自立支援事業］

日常生活自立支援事業を職務としている社会福祉協議会の職員。認知症高齢者、知的障害者、精神障害者等から相談を受付けると、担当専門員が自宅や病院、施設等を訪問し、**支援計画と契約書を作成する**（入院・入所中でも利用可）。

専門職後見人

後見を必要とする身寄りのない者を援助するため、専門職に従事する中で培った知識や技術を買われて成年後見人等（後見・保佐・**補助**）になる者。近年増加傾向にあり、一般に後見の目的が、身上監護を中心とする場合は社会福祉士・精神保健福祉士、財産管理を中心とする場合は弁護士・司法書士・税理士・行政書士が相応しい。後見制度支援信託の利用に際しては、家庭裁判所の審理を経て専門職後見人が選任され、利用の適否を検討した上で家裁に報告書を提出し、家裁の指示書に基づき信託契約を締結する（必要なくなれば辞任）。

相続

被相続人の財産上の権利義務を、死後、相続人が包括的に承継すること。相続財産には、預貯金等の積極的財産だけでなく**借金等の債務も含まれる**（社会保障受給等、本人限定の**一身専属権は含まれない**）。相続を**放棄**する場合は、相続開始を知った日から3ヵ月以内に家庭裁判所に申述しなければならない。相続人不明、又は不存在の際は、利害関係人や検察官の請求により家裁が相続財産管理人を選任する。

即効型（即時型）

任意後見契約の一類型で、任意後見契約の締結直後に、家庭裁判所に請求して任意後見監督人を選任し、契約を発効させるもの。契約を早期に発効できる反面、本人の状況次第では契約締結時にその内容を理解する十分な能力があったか否かが問題となる。

代理権

代理人が**本人のためにすることを示し**（顕名主義）、意思表示をしたり意思表示を受け取ることを代理といい、その正当な資格・権限（代理人がその権限を他人に委ねた場合は復代理）。代理人が権限の範囲内でした法律行為の効果（権利義務）は本人に帰属する。本人・代理人の死亡や委任事項の完了で消滅する。本人の意思によらず法律の規定で選任される法定代理と、本人の信任に基づき授権行為で選任される任意代理がある。

代理権目録

任意後見契約を締結する際に、代理権の範囲を定める目録。①財産の管理・保存・処分等、②金融機関との取引、③定期的な収入の受領及び費用の支払、④生活に必要な送金及び物品の購入、⑤相続、⑥保険、⑦証書等の保管及び各種手続、⑧介護契約その他福祉サービス利用契約等、⑨住居、⑩医療、⑪これらの紛争処理、⑫復代理人・事務代行者に関する事項が対象となる。

地域福祉権利擁護事業 ➡ 日常生活自立支援事業

知的障害者の権利宣言
1971（昭和46）年に国連総会において宣言。教育、訓練、リハビリテーション及び指導を受ける権利、有意義な職業に就く権利、資格を有する後見人を与えられる権利、搾取、乱用及び虐待から保護される権利等がある。

同意権
被保佐人や被補助人が重要な財産行為等を行う際、保佐人や補助人が不利益の有無を検討し、問題がない場合に了承する権限。被保佐人の場合は民法13条で定められた行為、被補助人の場合は審判の過程で同意が必要と指定された行為について、**同意を得ていない行為は取り消すことができる**。不利益がないのに同意が得られない場合、被保佐人や被補助人の請求により、家庭裁判所が同意に代わる許可を与えることができる。

登記事項証明書
登記所で交付される登記記録の全部又は一部を証明した書面。後見登記等に関する法律に関しては、後見登記等ファイルに記録されていることを証明するもの（成年被後見人、成年後見人等の住所・氏名、成年後見人等の権限の範囲、任意後見契約の内容等）。登記されていないことの証明書は、主に成年被後見人等に該当しないことを証明する際に必要になる。

特別受益
共同相続人中に被相続人から①遺言による贈与を受けた、②婚姻や養子縁組、もしくは③生計の資本として贈与を受けた者がいる場合の規定（民903条）。相続開始時の被相続人の財産に①～③の贈与を額を加えたものを相続財産とみなし、法定相続分の中から、すでに受け取った贈与額を除いた額を、その者の相続分とする。これと異なる被相続人の意思表示がなされた場合、意思が優先される。

取消権
一度は成立した法律行為を、意思表示に問題があること等を理由に、最初からなかったことにする行為を取消といい、これを行使する権限。取消権を行使しないと、その法律行為は有効となる。

日常生活自立支援事業
認知症高齢者や知的障害者、精神障害者等、判断能力が十分でない人の地域自立生活を支えるための事業。社会福祉法によって規定された**福祉サービス利用援助事業**の１つで、都道府県・指定都市社会福祉協議会によって運営される。2007（平成19）年4月より、「地域福祉権利擁護事業」の名称を変更し、「日常生活自立支援事業」となった。

任意後見監督人
①任意後見人の事務を監督し、②これを家庭裁判所に定期的に報告、また、③急迫の事情がある場合、任意後見人の代理権の範囲内で必要な処分をし、④任意後見人等と本人の利益が相反する行為について本人を代表する者。任意後見受任者やその配偶者、直系血族及び兄弟姉妹は、任意後見監督人にはなれない。**家裁は、任意後見監督人を通じて、任意後見契約を間接的に監督する。**

任意後見契約
将来、判断能力が不十分になった際、生活や療養監護、財産管理に関する代理権を任意後見人に与える旨を事前に締結しておく契約。法務省令で定める様式の**公正証書**で作成し、公証人の嘱託又は申請により**登記**がなされる。**家庭裁判所が任意後見監督人を選任したときから効力が生じる**。契約発効の態様により、将来型・移行型・即行型に分類できる。

任意後見契約に関する法律
任意後見契約の方式や効力、本人・任意後見人・任意後見監督人等について定めた法（平11・12・8制定）。一部改正した民法とこの法律の施行（平12・4・1）によって、裁判所の審判による①法定後見制度と、当事者間の契約による②任意後見制度からなる新しい成年後見制度が発足した。

任意後見制度
本人が契約締結能力を有している間に、**将来、判断能力が低下した際に委託**する自己の生活・療養看護

及び財産管理に関する事務の代理権の範囲と、任意後見人及び任意後見監督人を設定しておく制度。自己決定権を重視した制度であるため、本人の判断能力が低下しなければ発効せず、原則、法定後見に優先する。家庭裁判所が本人の利益のために特に必要と判断し、法定後見開始の審判がなされると任意後見契約は終了する。

任意後見人
任意後見契約に基づき、判断能力が不十分になった本人を保護する援助者。本人の判断能力が低下した後、本人・配偶者・4親等内の親族又は任意後見受任者によって請求がなされ、**家庭裁判所が任意後見監督人を選任すると、任意後見受任者は任意後見人となり、契約が発効**する。

任意代理契約
本人の信任に基づき、授権行為により代理人を選任する契約。たとえば財産管理のみを委任契約の内容とした場合、契約発効後に本人の判断能力が不十分になった際、代理行為の監督者が不在にもかかわらず契約が続行することにもなりかねないので、任意後見契約や身上監護を主体とする見守り契約との組み合わせが重要といえる。

複数後見
新しい後見制度では、**複数の成年後見人の選任等が可能**となり、権限の調整規定が設けられた。これにより、たとえば法律職と福祉職の後見人が事務を共同で行ったり、**分掌**することが可能になった。この場合、第三者が意思表示をするときは、1人に対してすればよい。

不服申立て
行政行為に対する行政上の救済制度。行政庁の処分その他公権力の行使にあたる行為について、これを違法又は不当であると主張する者が、その是正を求めることをいう。通常の訴訟と異なり、行政庁が審査を行う。①**処分庁・不作為庁に対して直接行う異議申立て**、②**当該行政庁以外に対して行う審査請求**、③**審査請求の裁決に対して不服がある場合に行う再審査請求**（個別法で認められている場合のみ可）の3種類がある。請求期間は、原則①と②が当該事実を知った翌日から60日以内で、③が②の裁決を知った日の翌日から30日以内とされる。

不法行為
責任能力者が故意（わざと）又は過失（不注意）によって他人の権利・利益を侵害した場合は、**損害を賠償する責任を負う**（含、将来の給与等）。損害賠償請求権は、損害及び加害者を知ったときから3年、不法行為時から20年で時効により消滅する。

扶養
親族間でなされる要保護（自活困難）者への経済的給付。夫婦相互や未成熟な子への**生活保持義務**のほか、経済的ゆとりを前提とする**直系血族・兄弟姉妹**相互間の**生活扶助義務**がある。扶養の程度や方法は当事者間の協議を原則とし、必要な場合は申立てにより**家庭裁判所**が決定する。家裁は特別な事情があれば**3親等内**の親族間にも扶養義務を設定できる。

プライバシー権
日本国憲法13条（幸福追求権）から派生した、新しい人権。表現の自由との深刻な対立により、他者から放任しておかれる権利から、自己の情報をコントロールする権利へと相対的に拡大していった。たとえば、**利用者の承諾なしに、福祉施設等の案内にその顔写真を掲載することは、人格権やプライバシー権の侵害**にあたる。

弁護士
基本的人権を擁護し社会正義を実現することを使命とし、法廷活動・紛争予防活動・人権擁護活動・立法や制度の運用改善に関与する活動・企業や地方公共団体等の組織内での活動等を行う者。専門職後見人としては司法書士の次に多く、2016（平成28）年度には8,048件に達した（全体では2位：前年8,001件）。

法人後見
新しい後見制度では、自然人だけでなく社会福祉法人や社会福祉協議会等の**法人を後見人に選任する**ことが可能になった。長所は、死亡等による後見人の変更等がなくなるため、安定・継続性のある後見事務が受けられるほか、運用次第では被後見人の負担

費用の節減も期待される。2016（平成28）年度調査では2,181件（6.3％）で、年々増加傾向にある。

法定後見制度
後見制度は、民法上の①未成年後見制度（親権者を欠くときに開始）及び②成年後見制度（要保護の程度により後見・保佐・補助を開始）と、任意後見契約に関する法律上の③任意後見制度に大別できる。いずれも事理弁識能力（判断能力）が未熟か、これに問題のある個人を保護するために制限行為能力者とし、援助者を選任する制度であるが、①と②は保護が開始の審判で始まり、その内容も概して固定的であるのに対し、③は当事者間の自由意思に基づく委任契約により任意になされる。こうした理由から①と②を法定後見制度と呼ぶ。

法務局
①国民の財産や身分関係を保護する登記・戸籍・国籍・供託の民事行政事務、②国の利害に関係のある訴訟活動を行う訟務事務、③国民の基本的人権を守る人権擁護事務等を行う法務省の地方組織の1つ。全国8ブロックの地域を受けもつ法務局の下に、都道府県を受けもつ地方法務局が置かれ、その出先機関として支局と出張所がある。全国の**成年後見登記事務**は東京法務局後見登録課が行う。

法律行為
法律効果（権利義務関係の発生・変更・消滅）の発生を目的とする意思表示に基づく権利義務関係の変動を原則とする行為。意思表示通りの変動が生じる①有効な法律行為と、生じない②無効な法律行為、一応は有効だが③取り消すことができる法律行為が存在する。

保佐人
事理弁識能力が著しく不十分な者を保護する者（民11～14条他）。申立権者の請求により、家庭裁判所の保佐開始の審判を経て要保護者は被保佐人となる（複数でも法人でも可）。保佐人は**要保護者の重要な法律行為**と家裁が認めた特定行為について、**同意したり取り消すことができ**、要保護者が同意し、申立ての範囲内で家裁が認めた特定の法律行為を代理する。

保佐類型
成年後見制度における事理弁識能力の程度分類（中度）で、精神上の障害により事理を弁識する能力が著しく不十分である者（民11条）。自己の財産の管理・処分には常に援助が必要で、**日常的に必要な買い物程度は単独でできるが、重要な財産行為**（不動産や自動車の売買・自宅の増改築・金銭の貸借等）**は自分ではできない**という程度の者。旧制度の準禁治産類型におおむね相当する。

補助人
事理弁識能力が不十分な者を保護する者（民15～18条他）。**申立権者の請求と本人の同意により**、家庭裁判所の補助開始の審判を経て要保護者は被補助人となる。補助人は、要保護者の重要な法律行為の内、本人が同意し家裁が認めた一部の特定行為について、同意したり取り消すことができ、要保護者が同意し、申立ての範囲内で家裁が認めた特定の法律行為を代理する。

補助類型
成年後見制度における事理弁識能力の程度分類（軽度）で、精神上の障害により事理を弁識する能力が不十分である者（民15条1項）。自己の財産の管理・処分には援助が必要な場合があり、重要な財産行為は自分でできるかもしれないが、できるかどうか危惧があるので、本人の利益のためには誰かに代わってやってもらったほうがよいという程度の者。旧制度にはなかった基準。

未成年後見人
未成年者の法定代理人たる親権者の不在や不適格の際に、身上監護や財産管理を行う者で**善良な管理者としての注意義務を負う**。最後の親権者の遺言で指定されるが、これがない場合は親族等の請求により家庭裁判所が選任する。2012（平成24）年4月より法人や複数人の選任が可能となった。未成年後見人の事務を監督する未成年後見監督人も指定・選定できる。

民法
私人の日常生活に関する財産関係と家族関係の一般

原則を定める法律（明31・7・16施行）。①権利能力平等の原則、②所有権絶対の原則、③私的自治の原則、④過失責任の原則を基本原理とし、民法総則・物権・債権・親族・相続の5編に分類して規定されている。後見制度は、民法の一部を改正する法律（平11法第149号）の施行（平12・4・1）に伴い大幅に改正された。

申立て［成年後見制度］

成年後見制度を受けるにあたり、要保護者が住民登録している地域の家庭裁判所に対し、申立権者が開始の審判ないし任意後見監督人の選任について請求する手続。必要書類は、申立書類（申立書・申立事情説明書・財産目録・収支状況報告書・後見人等候補者事情説明書）と、本人についての書類（戸籍謄本・住民票・後見登記されていないことの証明書・成年後見用の診断書）となる。審判の申立権者は、①本人、配偶者、4親等内の親族、検察官、他の類型の法定後見人・監督人、②任意後見受任者、任意後見人、任意後見監督人、③市町村長（福祉を図るため特に必要があると認めるとき）となっている。

申立ての概況

2016（平成28）年度成年後見関係事件の概況では、申立件数は全体で3万4,249件、うち後見2万6,836件、保佐5,325件、補助1,297件、任意後見監督人791件で、年々増加傾向にあったが、2013（平成25）年度以降、後見がやや減少したことで全体もわずかに減少傾向に転じた（保佐のみ増加傾向）。終局事件3万4,346件中、95.5％が認容となっており、審理期間は2ヵ月以内が全体の約77.4％、4ヵ月以内が約94.7％で、2013（平成25）年度以降長らく続いた短縮傾向が転じ、前年よりも若干長期化した（これらの数値は、ここ数年余り変動していない）。申立人と本人との関係は、子が全体の約29.1％で最多（ただし減少傾向）、次いで市区町村長が約18.8％で、その他の親族（12.8％）、兄弟姉妹（12.6％）が続く。申立ての動機は、預貯金等の管理・解約（2万8,254件）、次いで身上監護（1万2,768件）、介護保険契約（6,619件）が多い。

索引

(太字で表示した頁には用語解説があります)

あ～お

アカウンタビリティ（説明責任）	211
悪意／善意	31
アクセシビリティ	212
旭川学テ事件	22
朝日訴訟	11, 26, **252**
あっせん	198
アドボカシー（代弁）	211
アルコール依存	232
アルツハイマー型認知症	222
あんしんの3点セット	206
異議申立て	**252**
育児支援家庭訪問事業	88
違憲審査基準	15
移行型	148, **252**
遺言	149, **252**
遺言執行者	159
遺言制度	142
遺言取消しの方式	58
遺言の抵触	58
遺言の取消し	58
遺産分割	54
遺産分割協議	54
意思	144
医師	184
意思能力	138
慰謝料	44
遺贈	57
一事不再理の原則	21
一審制	10
一身専属権	155
一身専属的権利	53
一般概括主義	70
医的侵襲行為	140, 155
委任／準委任	**252**
委任契約	36
遺留分	51, 53, 58, **252**
遺留分減殺	58
遺留分の放棄	59
医療行為の同意権	127, 155
医療扶助	236
印鑑登録	113
姻族	39
インターベンション（介入）	211
インフォーマル	250
請負契約	36
氏	42
宴のあと事件	24
運営適正化委員会	84, 195, 205, **252**
営造物責任	69
ADR	199
ADL（日常生活動作）	238
NPO団体	236
NPO法人（特定非営利活動法人）	**252**
NPO法人PASネット	195
エンパワメント	153
延命治療の許否	140
親子	45
親なきあと問題	156
オンブズマン	199

か～こ

外国人と社会法	**253**
介護支援専門員	228
介護等事実行為	146, 155
介護保険制度	4, 99
介護予防・生活支援事業	172
介護予防・地域支え合い事業	172
解任	128, 129
学習権	22
確認	64
隠れた瑕疵	35
家事事件手続法	190
家事審判	**253**
瑕疵担保責任	35, **253**
家事調停委員	190
家事調停官	190
過失責任主義	69
過失責任の原則	37
過失相殺	38
家族信託	154
割賦販売法	7
家庭裁判所（家裁）	99, 123, 190, **253**
家庭裁判所調査官	123, 190

家庭支援専門相談員（ファミリーソーシャルワーカー）……88
下命……63
環境権……24
監護権……44
監査機関……62
間接適用説……16
完全補償説……20, 70
鑑定……102, 109, 124, 184, **253**
鑑定書……185
管理権喪失……**259**
基幹型社会福祉協議会……167
機関訴訟……74
危機介入アプローチ……212
棄却……72, 76
危険負担……34
基礎的な地方公共団体……193
北九州市権利擁護推進会議……207
寄託契約……36
基本的人権……**253**
基本的人権の限界……**253**
基本的人権の私人間効力……**253**
基本的人権の尊重……2
義務違反に対する制裁……66
義務教育……22
義務付け訴訟……74
却下……72, 76
救護施設……237
求償権……8, 69
QOL（生活の質）……146
教育権……22
教育の機会均等……22
教育を受けさせる義務……23
協議離婚……42
教示……76
教示制度……72
行政救済三法……66
行政強制……65
行政計画……65
行政契約……65
行政行為（＝処分）……63, **254**

行政行為の効力……**254**
行政事件訴訟……**254**
行政事件訴訟制度……10, 73
行政事件訴訟法……10, 66, 73
行政事件手続……**254**
行政指導……65, 67, **254**
行政書士……**254**
行政処分……9
行政争訟制度……9
行政争訟二法……66, 73
行政訴訟……66
行政庁……62
行政手続……66
行政手続法……67
行政不服審査制度……10, 70
行政不服審査法……10, 66, 73
共同相続……53
共同相続人……54
共同遺言の禁止……56
共有財産……42
許可……63
虚偽表示……31
居住用不動産……103, 108, 153
居住用不動産処分……**254**
居所指定権……134
寄与分……54
禁止……63
近親婚の禁止……41
金銭消費貸借契約……8
禁治産制度……98, **254**
金融商品販売法……7
勤労の義務……23
クーリングオフ……7, 139, **254**
クーリングオフ制度……229
グループホーム……231
経済的、社会的及び文化的権利に関する国際規約（国際人権Ａ規約）……2
経済的虐待……91, 137, 230
形式的平等……25
契約……**255**

契約自由の原則……6, 33, 37
契約締結審査会……166, 195
契約の解除……35
契約の効力……**255**
契約の種類……**255**
欠格事由……111
血族……39
決定……72
検閲の禁止……18
「厳格な合理性」の基準……19
現業員……236
権限分掌……156
健康で文化的な最低限度の生活……3, 25
検索の抗弁権……8
検察官……**255**
現存利益……105
限定承認……55, 154
見当識……224
検認……58
顕名主義……31
権利能力……30
権利擁護……191, 229
権利擁護事業……226
権利擁護センター「ぱあとなあ」……182, 204
権利擁護センター「らいと」……207
子……134
合意解除……6, 158
行為能力……112, **255**
公益社団法人日本社会福祉士会……204
交換契約……35
公共の福祉……2, 15
後見……184
後見開始等申立書……139
後見開始の審判……102
後見監督……128
後見監督人……103
後見支援……226

項目	頁
後見事務	125
後見審判	239
後見制度支援信託	125, 130, 131, 141, 255
後見登記等に関する法律	255
後見登記等ファイル	99
後見命令	125
後見類型	255
抗告訴訟	74
公示の原則	33
公示方法	99
公証	64
公証事務	192
公証人	183, 196, 256
公証役場	256
公信の原則	33
公正証書	149, 184, 197
公正証書遺言	56
構造改革	237
構造改革のための経済社会計画	3
公定力	10, 64
公平・迅速・公開の裁判	21
候補者質問票	139
公務員	196
公務員の政治活動	23
公務員の労働基本権	23
「合理的関連性」の基準	18
高齢者 NGO 連絡協議会（高連協）	185
高齢社会 NGO 連携協議会（新・高連協）	206
高齢者虐待	91, 137
高齢者虐待対応専門職チーム	182
高齢者虐待防止法（高齢者虐待の防止、高齢者の養護者に対する支援等に関する法律）	91, 138, 256
高齢者・障害者の権利に関する委員会	202
高齢者年 NGO 連絡協議会（旧・高連協）	206
高齢消費者・障害消費者見守りネットワーク連絡協議会	198
高齢消費者見守りネットワーク協議会	198
国際高齢者年	206
国際人権 A 規約（経済的、社会的及び文化的権利に関する国際規約）	2
国際人権 B 規約（市民的及び政治的権利に関する国際規約）	2
国政参加権	21
国民健康保険団体連合会	199
国民主権	2, 14
国民生活センター	197
国民の権利及び義務	2
個人情報取扱事業者の義務	256
個人情報保護法（個人情報の保護に関する法律）	256
個人の尊厳の保持	82
国家賠償	9, 66
国家賠償法	23, 66, 68, 256
国家補償	9
国庫帰属	56
子の利益のため	134
雇用契約	36
婚姻	41, 256
婚姻年齢	41
婚姻費用の分担義務	42
婚氏続称	44
こんにちは赤ちゃん事業	88
コンプライアンス（倫理責任・倫理遂行性）	211

さ～そ

項目	頁
罪刑法定主義	21
裁決	72
裁決取消訴訟	74
債権	33
債権者主義	34
催告権	139
催告の抗弁権	8
再婚禁止期間	41
財産管理	125, 187, 256
財産管理権	103, 108, 111, 135
財産管理者	125
財産管理センター	203
財産管理等委任契約	132
財産管理等任意代理契約	148
財産分与	44
財産目録	139
祭祀の承継	53
再審査請求	10, 71
裁判離婚	42
裁判を受ける権利	21, 23
債務者主義	34
錯誤	31
差止め訴訟	74
詐術	139
三審制	10
参政権	21
残存能力の活用	98
参与員	190
参与機関	62
支援センター	202
支援費制度	5
資格制限	113
事件	246
自己契約	32
自己決定権	24
自己決定の尊重	98
自己情報コントロール権	24
事後的救済	66
死後の事務	154
自己破産	8, 257
指示書	131, 142
事実行為	257
事実婚	45
事情裁決	72
私署証書	184
自然人	15, 30
思想の自由市場	18
市町村社会福祉協議会	164

市町村長申立て
　……99, 172, 194, 222, 240, 249, **257**
執行機関……………………………62
執行不停止の原則……………71, 75
実子……………………………………45
実質的平等……………………………25
指定管理者制度……………………198
私的自治の拡張および補充………31
私的自治の原則………………………6
児童虐待……………………………87
児童虐待防止法（児童虐待の防止
　等に関する法律）…………85, **257**
児童相談所……………………87, 234
児童の探索…………………………87
児童福祉法……………………………5
児童保護施設………………………87
辞任…………………………………129
自筆証書遺言………………………56
支部…………………………………190
司法書士………………………181, **257**
市民後見推進事業…………………186
市民後見人………111, 185, 194, **257**
市民的及び政治的権利に関する
　国際規約（国際人権B規約）…2
諮問機関……………………………62
社会権………………………………**257**
社会福祉基礎構造改革………………4
社会福祉協議会………205, 206, **257**
社会福祉士…………………………181
社会福祉事業のあり方に関する
　検討会………………………………3
社会福祉事業法………………82, 194
社会福祉の増進のための社会福祉
　事業法等の一部を改正する法律
　………………………………………4
社会福祉法……………4, 82, 164, 194
借家保証……………………………**258**
宗教的行為の自由…………………17
自由権………………………………**258**
重婚の禁止…………………………41
私有財産の保障……………………20

自由選挙……………………………21
自由選択主義……………………10, 73
重要事項説明書…………………150
取材源秘匿の自由…………………18
取材の自由…………………………18
授産施設……………………………243
出張所………………………………190
受理…………………………………64
準委任／委任………………………252
準禁治産制度……………………98, **258**
障害者虐待防止法………………92, **258**
障害者虐待防止法の虐待防止施策
　…………………………………**258**
障害者支援センター………………240
障害者支援費支給制度……………173
障害者自立支援法……………5, 173
障害者総合支援法…5, 173, 232, **258**
障害相談支援事業所………………242
障害年金………………………238, 242
使用者責任………………………38, **258**
肖像権………………………………24
使用貸借……………………………36
承諾…………………………………34
承認…………………………………55
消費者基本法………………………198
消費者金融業者……………………8
消費者契約法………………………7, **259**
消費者相談センター……………**259**
消費者相談対応窓口………………228
消費者保護基本法…………………198
消費生活センター……………197, 240
消費貸借……………………………36
情報公開…………………………**259**
情報公開請求権……………………18
将来型……………………………148, **259**
職業許可権…………………………134
食糧管理法違反事件………………26
ショートステイ……………………222
処分取消訴訟………………………74
所有権絶対の原則…………………37
所有の意思…………………………32

自力執行力…………………………65
自立訓練……………………………233
事理弁識能力………………96, 102, **259**
知る権利……………………………18
新オレンジプラン…………………215
信教の自由…………………………17
親権…………………………44, 134, **259**
人権規定の私人間効力……………15
親権と離婚………………………**259**
親権の喪失・停止、管理権喪失
　…………………………………**259**
人権擁護……………………………192
人権擁護委員………………………193
信仰の自由…………………………17
審査請求…………………………10, **260**
審査請求前置主義（不服申立て
　前置主義）……………………10, 73
人事訴訟……………………………191, **260**
身上監護………………49, 127, 187, **260**
身上監護権…………………………134
身上配慮義務……………129, 187, **260**
心神耗弱（状態）………………**260**
心身障害者（児）共済年金……231
心身障害扶養共済…………………242
心神喪失（状態）………………**260**
申請…………………………………67
親族…………………………………39, **260**
親族後見人…………………………131
親族後見人の不祥事………………141
親族の代替性………………………231
身体障害者福祉法……………………5
身体的虐待……………………87, 91
信託…………………………………130
信託契約……………………………141
診断書………………………………185
親等…………………………………40
審判手続……………………………191
審判の確定…………………………124
審判の申立て………………………102
審判前の保全処分…………………124
審判離婚……………………………42

心理的虐待……………… 87, 91
心裡留保………………………31
ストレス……………………… 225
生活困窮者自立支援法………… **260**
生活支援員（日常生活自立支援
　事業）　　　166, 167, 195, **260**
生活支援専門員（日常生活自立
　支援事業）………………… 167
生活の質（QOL）…………… 146
生活福祉資金貸付制度………… 220
生活扶助義務………………… 136
生活保護……………………… 233
生活保持義務……………42, 136
請願権……………………………23
政教分離…………………………17
制限行為能力者………30, 112, 135
性質説……………………………14
精神障害者………………………98
精神保健及び精神障害者の福祉に
　関する法律（精神保健福祉法）
　……………………………………5
製造物責任法（PL 法）…………7
生存権………………… 22, 25, **261**
性的虐待…………………… 87, 91
成年擬制…………………………41
成年後見…………………… 102, 248
成年後見関係事件の概況……… **261**
成年後見監督人………… 128, 130
成年後見監督人等の職務……… 130
成年後見監督人・保佐監督人・
　補助監督人………………… **261**
成年後見制度
　…………95, 180, 182, 210, 215, 246
成年後見制度の利用者………… **261**
成年後見制度利用支援事業
　……………………… 172, 250, **261**
成年後見制度利用促進基本計画…94
成年後見制度利用促進法（成年後
　見制度の利用の促進に関する法
　律）…………94, 111, 140, 221
成年後見センター・リーガル

サポート……………………… 203
成年後見登記………………… 192
成年後見登記事項証明書… 138, 139
成年後見登記制度…………… **261**
成年後見等登記済通知書…… 222
成年後見人………………… 93, 135, **261**
成年等登記ファイル………… 139
成年被後見人………………… 102
成年被後見人等の欠格事由… **261**
成年被後見人等の資格制限… **262**
成年被後見人等の職務の終了… **262**
政令指定都市………………… 193
世界人権宣言……………………2
責任能力…………………………30
説明責任（アカウンタビリティ）
　…………………………………… 211
セーフティネット……………… 237
セルフアドボカシー…………… 153
セルフネグレクト……………… 239
善意………………………………31
善意／悪意………………………31
善管注意義務………… 37, 129, 140
全件送致主義………………… 191
全国社会福祉協議会………… 205
専門員 [日常生活自立支援事業]
　………………………… 195, **262**
専門職後見人…… 130, 139, 180, **262**
相続……………………… 50, 142, **262**
相続欠格…………………………52
相続財産管理人…………………55
相続分……………………………53
相当因果関係………………… 37, 38
相当補償説…………………… 20, 70
双方代理…………………………32
双務契約…………………………34
贈与契約…………………………35
即時抗告……………………… 124
ソーシャル・インクルージョン
　……………………… 82, 214, 250
ソーシャルワーカー………… 230
訴訟上の和解・請求の認諾による

離婚………………………………42
措置…………………………… 239
措置制度…………………………5
即効型（即時型）………… 148, **262**
即効の任意後見……………… 226
損益相殺…………………………38
損失補償…………………………9
損失補償制度……………………69
尊属………………………………39

た～と

第三者後見人………………… 139
第三者のためにする契約………34
代襲相続…………………………51
代理………………………………64
代理権…100, 103, 108, 110, 227, 248, **262**
代理権付与の審判………… 108, 111
代理権目録………………… 152, **262**
諾成契約…………………………34
単純承認…………………………55
地域支援事業………………… 172, 174
地域自立支援協議会………… 240
地域生活支援事業………… 173, 174
地域福祉権利擁護事業（→日常生
　活自立支援事業）
　……… 126, 164, 195, 240, 249, **263**
地域福祉の推進…………………82
地域包括支援センター
　……… 168, 176, 186, 215, 220, 240
地域連携ネットワーク……… 221
小さな政府………………………3
知的障害者………………………98
知的障害者授産施設………… 230
知的障害者の権利宣言……… **263**
知的障害者福祉法………………5
地方裁判所…………………… 190
地方法務局…………………… 192
嫡出子……………………………45
懲戒権………………………… 134
調停前置主義……………… 43, 191

調停手続……………………191
調停離婚……………………42
聴聞…………………………67
直接選挙……………………21
直接適用説…………………15
直系…………………………39
賃貸借………………………36
追加信託……………………142
追認（追認権）………104, 106
通所施設……………………242
通信の秘密…………………19
通知…………………………64
通謀虚偽表示………………31
定期交付金…………………141
定義づけ衡量論……………18
DV 防止法（配偶者からの暴力の防止及び被害者の保護に関する法律）……………………89
典型契約……………………34
同意……………108, 109, 111
同意権……………106, 248, **263**
同意権付与の審判…………109
登記……………………124, 150
登記事項証明書…………139, **263**
東京都品川区社会福祉協議会… 206
東京法務局後見登録課………192
同居・協力扶助の義務………42
当事者訴訟…………………74
当事者の支援………………191
同時存在の原則……………51
同時履行の抗弁権…………34
糖尿病………………………236
投票価値の平等……………22
特定遺贈……………………57
特定商取引法………………7
特定の法律行為……108, 109, 111
特定非営利活動法人（NPO 法人）
　……………………………**252**
特別縁故者…………………56
特別受益………………54, **263**
特別代理人…………………103

特別方式遺言………………57
特別養護老人ホーム（特養ホーム）
　……………………………237
特別養子……………………46
特有財産……………………42
土地工作物責任……………38
特許…………………………64
都道府県・指定都市社会福祉
　協議会……………………164
都道府県社会福祉協議会………84
取消権…………104, 106, 110, 155,
　　　　　　227, 248, **263**
取引の安全…………111, 139
奴隷的拘束の禁止…………20

な～の
内縁…………………………45
内閣総理大臣の異議………75
内容証明郵便………104, 139, 229
難民条約……………………14
ニィリエ
　Nirje, Bengt……………210
「二重の危険」の禁止………21
二重の基準論………………15
二審制………………………10
日常家事債務の連帯責任…42
日常生活自立支援事業
　………126, 164, 195, 240, 249, **263**
日常生活動作（ADL）………238
日用品の購入その他日常生活に
　関する行為……105, 107, 110, 139
日本国憲法……………2, 14
日本司法支援センター（法テラス）
　………………139, 215, 221
日本司法書士連合会（日司連）
　……………………………203
日本ソーシャルワーカー協会社会
　福祉士部会………………204
日本弁護士連合会（日弁連）…202
乳児院………………………87
任意後見……………………184

任意後見監督人………150, 197, **263**
任意後見契約…………148, 197, **263**
任意後見契約に関する法律……**263**
任意後見制度…………100, 197, **263**
任意後見人…………………**264**
任意後見の契約……………226
任意後見優先の原則………151
任意整理……………………8
任意代理契約………………**264**
任意代理権…………………103
認可…………………………64
認証…………………………184
認知…………………………46
認知症高齢者………………98
認容………………………72, 76
ネグレクト……………87, 91
ねずみ講防止法（無限連鎖講防止法）………………………7
年金管理支援………………239
年金搾取の問題……………137
納税の義務…………………23
ノーマライゼーション
　………………94, 98, 147, 210

は～ほ
配偶者………………………39
配偶者からの暴力の防止及び被害者の保護に関する法律（DV 防止法）………………………89
配偶者暴力相談支援センター……89
売春防止法…………………90
廃除…………………………52
配達証明……………………104
売買契約……………………35
長谷川式簡易知能スケール……224
発信主義……………………34
バンク-ミケルセン
　Bank-Mikkelsen, Neils Erik
　……………………………210
判決…………………………76
判断能力……………………98

PL法（製造物責任法）……… 7	主義）………………… 10, 73	保佐人の代理権………… 108
比較衡量論………………… 15	不法行為………………… **264**	保佐命令………………… 125
被疑者…………………… 180	扶養………………… 136, **264**	保佐類型………………… **265**
被告人…………………… 180	扶養義務………………… 136	補助………… 109, 184, 224, 248
被相続人………………… 51	プライバシー権………… **264**	保証契約………………… 8
卑属………………………… 39	不利益処分……………… 67	保証人…………………… 8
非嫡出子………………… 45	プログラム規定説……… 25	補助開始の審判………… 109
非典型契約……………… 34	平和主義………………… 2	補助監督人……… 130, 138, **261**
BBSの活動……………… 234	弁護士…………… 180, **264**	補助機関………………… 63
秘密証書遺言…………… 57	弁護士会………………… 202	補助人…………………… **265**
秘密選挙………………… 21	偏執症様認知症………… 224	補助命令………………… 125
表見代理………………… 32	片務契約………………… 34	補助類型………………… **265**
表現の事前抑制………… 18	弁明の機会の付与……… 67	補足性の原則…………… 137
表現の自由……………… 18	包括遺贈………………… 57	堀木訴訟………………… 26
平等選挙………………… 21	包括的な代理権………… 102	本庁……………………… 190
ファミリーソーシャルワーカー	放棄……………………… 55	本人の財産……………… 129
（家庭支援専門相談員）… 88	傍系……………………… 39	本人の同意……………… 102
夫婦間の契約取消権…… 42	報酬………………… 99, 129	本人申立て……………… 230
夫婦同氏………………… 42	報酬付与の申立て……… 129	
フォーマル……………… 250	法人後見………… 98, **264**	**ま〜も**
不可争力……………… 10, 64	法定解除………………… 6	マクリーン事件………… 14
不可変更力……………… 65	法定後見制度…… 99, 146, **265**	未成年後見人…… 99, 135, **265**
不完全履行……………… 35	法定後見の3類型……… 248	未成年者の行為能力…… 135
福祉サービス…………… 153	法定相続人……………… 51	三菱樹脂事件…………… 16
福祉サービス利用援助事業… 164	法定相続分………… 51, 53	身分行為………………… 113
福祉事務所………… 87, 194	法テラス（日本司法支援センター）	見守り……… 104, 108, 129, 148
複数後見………… 98, 241, **264**	………………… 139, 215, 221	身元保証人……………… 223
複数後見人……………… 98	報道の自由……………… 18	民衆訴訟………………… 74
複数選任方式…………… 142	法務局…………… 192, 197, **265**	民生委員………………… 228
不作為の違法確認訴訟… 74	訪問介護員……………… 228	民法……………………… **265**
付従契約………………… 34	法律行為……… 98, 104, 138, **265**	無過失責任主義………… 37, 69
婦人相談所………… 89, 90	補完性の原理…………… 193	無限連鎖講防止法（ねずみ講防止
婦人保護事業…………… 90	保険契約………………… 153	法）………………………… 7
婦人保護施設…………… 91	保健師…………………… 220	無効等確認訴訟………… 74
負担付贈与……………… 58	保護観察………………… 234	明確性の基準…………… 18
普通選挙………………… 21	保護司…………………… 234	明白かつ現在の危険…… 18
普通地方公共団体……… 193	保護命令………………… 90	明白の原則……………… 20
普通方式遺言…………… 56	保佐…………… 105, 184, 248	面会交流（面接交渉）… 44
不服申立て………… 66, **264**	保佐開始の審判………… 105	免除……………………… 63
不服申立制度…………… 10	保佐監督人……… 130, 138, **261**	申込み…………………… 34
不服申立前置主義（審査請求前置	保佐人…………………… **265**	申立て[成年後見制度]……… **266**

申立件数…………………194	センター「みると」…………207	離婚……………………………42
申立手続……………………114	郵便物等の管理………………126	離婚原因………………………43
申立人………………………247	有料老人ホーム………………224	立証責任の軽減………………37
申立ての概況…………………**266**	養育費…………………………44	立証責任の転換………………37
申立ての費用…………………114	養子……………………………45	リビング・ウィル……………155
目的・効果基準………………17	養子縁組………………………47	療育手帳…………230, 240, 242
目的二分論……………………19	要式行為………………………149	リレー方式……………………142
文言説…………………………14	養親子関係……………………46	臨検……………………………87
	要物契約………………………34	臨時保佐人……………………138
や〜よ	要保護者………………………82	臨時補助人……………………138
約定解除…………………6, 158		令状主義………………………21
八幡製鉄事件…………………15	**ら〜ろ**	連帯保証人………………………8
遺言能力………………………56	ライフプラン…………………147	老人短期入所施設……………92
遺言の方式……………………56	利益相反………………………103	労働基本権……………………23
遺言の要式行為性……………56	履行遅滞………………………35	労働三権………………………23
有限責任中間法人北九州成年後見	履行不能………………………35	

福祉臨床シリーズ編集委員会

小林光俊　　（こばやし　みつとし）　　学校法人 敬心学園　理事長、全国専修学校各種学校総連合会　会長
久門道利　　（くもん　みちとし）　　　元 日本福祉教育専門学校　校長
坂野憲司　　（さかの　けんじ）　　　　帝京科学大学医療科学部　教授
東　康祐　　（ひがし　やすひろ）　　　日本福祉教育専門学校社会福祉士養成学科　専任講師
福田幸夫　　（ふくだ　さちお）　　　　いわき明星大学教養学部　教授
柳澤孝主　　（やなぎさわ　たかしゅ）　いわき明星大学教養学部　教授

責任編集　　　　　　　　　　　　　　　　　　　　　　　　　　　　　　　　　執筆分担

福田幸夫　　（ふくだ　さちお）　　　　いわき明星大学教養学部　教授……………………………はじめに、
　　　　　　　　　　　　　　　　　　　第1章1・2節・コラム、第5章、第8章、第9章、第10章3・5節・
　　　　　　　　　　　　　　　　　　　コラム、第12章3-5節・コラム、第13章、第14章5・7-9節、第15章
森　長秀　　（もり　ながひで）　　　　日本大学生物資源科学部　教授……………………………第1章3-5節、
　　　　　　　　　　　　　　　　　　　第3章1-3節、第4章、第10章1・2・4節、第12章1・2節

執筆者（五十音順）　　　　　　　　　　　　　　　　　　　　　　　　　　　　執筆分担

菅野昌史　　（かんの　まさし）　　　　いわき明星大学教養学部　教授……………………………………第11章
衣笠葉子　　（きぬがさ　ようこ）　　　近畿大学法学部　教授…………………………………………………第2章
篠木　潔　　（しのぎ　きよし）　　　　弁護士法人翼・篠木法律事務所　代表弁護士…………………第6章
瀧川修吾　　（たきがわ　しゅうご）　　日本大学危機管理学部・日本大学大学院総合社会情報研究科　准教授
　　　　　　　　　　　　　　　　　　　…………………………………………………………………国家試験対策用語集
田原豊治　　（たはら　とよはる）　　　しょうがい者支援施設大地の森　事業部　部長　兼　特別養護老人ホームこ
　　　　　　　　　　　　　　　　　　　とぶきの森　管理者……………………………………………第14章11節
永田啓造　　（ながた　けいぞう）　　　柳川市役所生活支援課生活困窮者自立支援事業　相談員
　　　　　　　　　　　　　　　　　　　……………………………………………………………第14章2-4・6・10・12節
福山良弘　　（ふくやま　よしひろ）　　福山司法書士事務所　司法書士…………………………………第7章
布施憲子　　（ふせ　のりこ）　　　　　布施法律事務所　弁護士…………………………………第3章4・5節・コラム
山口千恵　　（やまぐち　ちえ）　　　　一般社団法人 そーしゃる・おふぃす　代表……………………第14章1節

権利擁護と成年後見制度［第4版］
――権利擁護と成年後見　民法総論
【社会福祉士シリーズ19】

2009(平成21)年4月30日	初　版1刷発行	
2013(平成25)年2月28日	第2版1刷発行	
2015(平成27)年2月28日	第3版1刷発行	
2018(平成30)年2月15日	第4版1刷発行	
2019(平成31)年3月15日	同　　2刷発行	

編　者　福田幸夫・森　長秀

発行者　鯉渕友南

発行所　株式会社　弘文堂　101-0062　東京都千代田区神田駿河台1の7
　　　　　　　　　　　　　　TEL 03(3294)4801　振替 00120-6-53909
　　　　　　　　　　　　　　http://www.koubundou.co.jp

装　丁　水木喜美男
印　刷　三美印刷
製　本　井上製本所

© 2018　Sachio Fukuda, et al. Printed in Japan

JCOPY 〈(社)出版者著作権管理機構　委託出版物〉
本書の無断複写は著作権法上での例外を除き禁じられています。複写される場合は、そのつど事前に、(社)出版者著作権管理機構（電話 03-5244-5088、FAX 03-5244-5089、e-mail: info@jcopy.or.jp）の許諾を得てください。
また本書を代行業者等の第三者に依頼してスキャンやデジタル化することは、たとえ個人や家庭内の利用であっても一切認められておりません。

ISBN978-4-335-61188-9

平成21年度からスタートした新たな教育カリキュラムに対応。

社会福祉士シリーズ

全22巻 好評発売中!

20年ぶりの社会福祉士養成のカリキュラム見直しが、真に時代の要請に応えるものになるよう、編集しています!

福祉臨床シリーズ編集委員会編

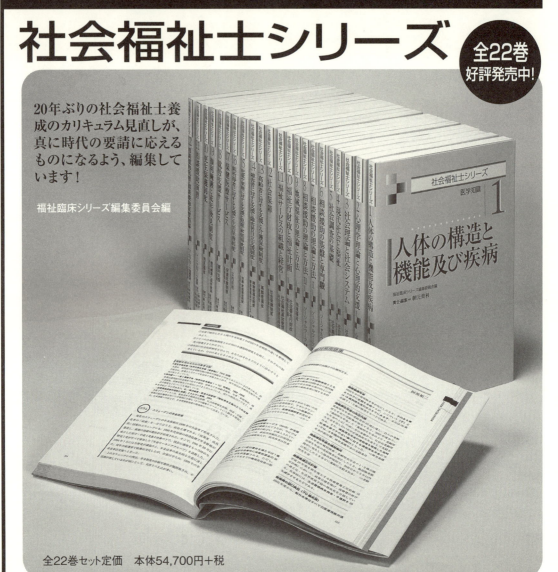

全22巻セット定価　本体54,700円+税

社会福祉士シリーズの特徴

　今日の社会は、大きな変動に見舞われています。人々が生活している社会環境および自然環境は、世界全体の社会経済的な動きと連動しながら激変しつつあります。それらの一端は、少子高齢化の進行、地域社会の崩壊と家庭の変質などの現象として現れています。これらの変動にともなって、人々の生活上の問題は噴出し、社会福祉の担う使命は、拡大しつつあるといえます。

　本シリーズの目標は、第一に、たえず変動し拡大する社会福祉の臨床現場の視点から、対人援助のあり方、地域福祉や社会福祉制度・政策までをトータルに把握し、それらの相互関連を描き出すことです。そのことによって、社会福祉を学ぶ者が、社会福祉問題の全体関連性を理解できるようになることを意図しています。

　第二に、社会福祉士の新カリキュラムに合致した科目編成により、社会福祉問題の拡大に対応できるマンパワーの養成に貢献することを目標としています。20年ぶりの社会福祉士養成のカリキュラム見直しが、真に時代の要請に応えるものになるため、本シリーズは社会福祉の臨床現場の視点に焦点を合わせ続け、教育現場と臨床現場との乖離を埋めることを意図しました。

　本シリーズが、臨床現場の矛盾や葛藤・魅力を伝えることができ、社会福祉士の専門性の向上に寄与できれば幸いです。

編集者一同

国家試験科目全巻に「国家試験対策用語集」を収録。

福祉臨床シリーズ編集委員会編

◉ = 2019年1〜2月　改訂

1. **人体の構造と機能及び疾病**［第4版］… 朝元美利 編　252頁　定価（本体2500円+税）
   ― 医学知識 ―
   ISBN978-4-335-61184-1

2. **心理学理論と心理的支援**［第3版］… 岡田　斉 編　288頁　定価（本体2500円+税）
   ― 心理学 ―
   ISBN978-4-335-61185-8

3. **社会理論と社会システム**［第3版］… 久門道利・杉座秀親 編　296頁　定価（本体2500円+税）
   ― 社会学 ―
   ISBN978-4-335-61190-2

◉ 4. **現代社会と福祉**［第5版］… 福田幸夫・長岩嘉文 編　264頁　定価（本体2500円+税）
   ― 社会福祉・福祉政策 ―
   ISBN978-4-335-61192-6

◉ 5. **社会調査の基礎**［第4版］… 宮本和彦・梶原隆之・山村　豊 編　244頁　定価（本体2500円+税）
   ― 社会調査・社会福祉調査 ―
   ISBN978-4-335-61193-3

6. **相談援助の基盤と専門職**［第3版］… 柳澤孝主・坂野憲司 編　260頁　定価（本体2500円+税）
   ― ソーシャルワーク ―
   ISBN978-4-335-61186-5

7. **相談援助の理論と方法 I**［第2版］… 柳澤孝主・坂野憲司 編　202頁　定価（本体2400円+税）
   ― ソーシャルワーク ―
   ISBN978-4-335-61161-2

8. **相談援助の理論と方法 II**［第2版］… 柳澤孝主・坂野憲司 編　276頁　定価（本体2500円+税）
   ― ソーシャルワーク ―
   ISBN978-4-335-61162-9

9. **地域福祉の理論と方法**［第3版］… 山本美香 編　288頁　定価（本体2500円+税）
   ― 地域福祉 ―
   ISBN978-4-335-61177-3

10. **福祉行財政と福祉計画**［第3版］… 池村正道 編　240頁　定価（本体2500円+税）
    ― 社会福祉行財政・福祉計画 ―
    ISBN978-4-335-61174-2

◉ 11. **福祉サービスの組織と経営**［第3版］… 三田寺裕治・西岡　修 編　288頁　定価（本体2500円+税）
    ― 社会福祉運営管理・社会福祉施設経営 ―
    ISBN978-4-335-61194-0

◉ 12. **社会保障**［第6版］… 阿部裕二 編　288頁　定価（本体2500円+税）
    ― 社会保障制度・社会保障サービス ―
    ISBN978-4-335-61195-7

◉ 13. **高齢者に対する支援と介護保険制度**［第5版］… 東　康祐・原　葉子 編　296頁　定価（本体2500円+税）
    ― 高齢者福祉・介護福祉 ―
    ISBN978-4-335-61196-4

14. **障害者に対する支援と障害者自立支援制度**［第4版］… 峰島　厚・木全和巳・冨永健太郎 編　300頁　定価（本体2500円+税）
    ― 障害者福祉制度・障害者福祉サービス ―
    ISBN978-4-335-61187-2

15. **児童や家庭に対する支援と児童・家庭福祉制度**［第3版］… 平戸ルリ子 編　244頁　定価（本体2500円+税）
    ― 児童・家庭福祉制度・児童・家庭福祉サービス ―
    ISBN978-4-335-61180-3

◉ 16. **低所得者に対する支援と生活保護制度**［第5版］… 伊藤秀一 編　264頁　定価（本体2500円+税）
    ― 公的扶助 ―
    ISBN978-4-335-61197-1

◉ 17. **保健医療サービス**［第4版］… 佐久間淳・幡山久美子 編　272頁　定価（本体2500円+税）
    ― 保健医療制度・医療福祉 ―
    ISBN978-4-335-61198-8

18. **就労支援サービス**［第3版］… 桐原宏行 編　200頁　定価（本体2400円+税）
    ― 雇用支援・雇用政策 ―
    ISBN978-4-335-61182-7

19. **権利擁護と成年後見制度**［第4版］… 福田幸夫・森　長秀 編　296頁　定価（本体2500円+税）
    ― 権利擁護と成年後見・民法総論 ―
    ISBN978-4-335-61188-9

20. **更生保護制度**［第3版］… 森　長秀 編　216頁　定価（本体2400円+税）
    ― 司法福祉 ―
    ISBN978-4-335-61183-4

21. **相談援助演習**［第3版］… 谷川和昭・柳澤孝主 編　276頁　定価（本体2500円+税）
    ― ソーシャルワーク演習 ―
    ISBN978-4-335-61191-9

22. **相談援助実習・相談援助実習指導**［第3版］… 早坂聡久・増田公香 編　258頁　定価（本体2500円+税）
    ― ソーシャルワーク現場実習・ソーシャルワーク実習指導 ―
    ISBN978-4-335-61189-6

新しい教育カリキュラムに添ってどう教えるか

実践的な問題提起の書 〜社会福祉を好きになる学生がおおぜい生まれるために〜

社会福祉士養成教育方法論

川廷宗之 編

定価（本体4200円+税）
B5判　約300頁

今回の社会福祉士法の改正が大幅であるために平成21年4月からどのように教育を行うか、社会福祉士養成教育の現場で混迷状態が生じる可能性があります。

本書は、新カリキュラムに添いつつ従来の社会福祉士養成教育を乗り越える「新しい枠組み」を提示する、革新的な社会福祉士養成教育法の書です。新しい社会福祉士の養成課程に示されている内容は、従前に比べて一層実務的かつ専門的な項目が並べられており、このままではさらに過度の詰込み型教育が行われ、社会福祉を好きになれない学生を大量に生み出す危険性があります。目の前にいる学生の実力とメンタリティを考慮し、「授業を情報伝達の場ではなく、学生の学習支援の場としてとらえる」という考え方から、「各回の授業計画」や「指導案」という表現法で、学習支援の方法を詳しく具体的に提示、教員必携の教育指南書としても役立ちます。

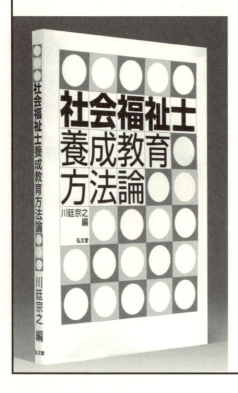

【本書の構成】

第1章　「社会福祉士養成教育」の課題
　　　　川廷宗之

第2章　社会福祉士養成教育における基礎教育のあり方
　　　　柿本誠・鈴木敏彦・他

第3章　人・社会・生活と福祉の理解に関する知識と方法
　　　　杉山克己・志水幸・岡田斉・他

第4章　総合的かつ包括的な相談援助の理念と方法に関する知識と技術
　　　　武田加代子・他

第5章　地域福祉の基盤整備と開発に関する知識と技術
　　　　高橋信行・坪井真・他

第6章　サービスに関する知識
　　　　笛木俊一・杉山克己・鎮目真人・桐原宏行・他

第7章　実習・演習
　　　　宮嶋淳・川廷宗之・他

第8章　社会福祉士としての巣立ちのための教育のあり方
　　　　志水幸・川廷宗之・他

付　録　シラバスの内容と想定される教育内容の例・他